KB156330

인공지능 시대의 소마틱스 건강관리

소마지성을 깨워라

Awakening Somatic Intelligence

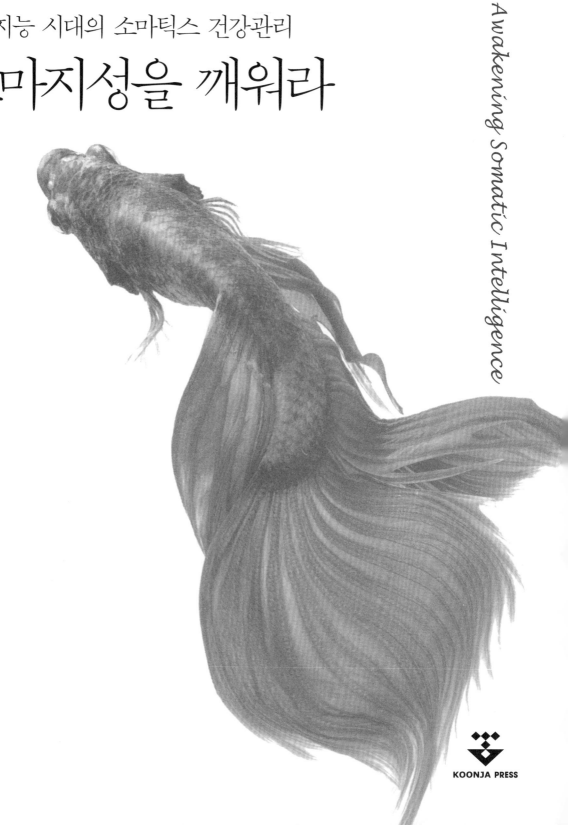

리사 카파로 지음 최광석 옮김

KOONJA PRESS

이 책에 대한 찬사

모든 사람들은 '신체를 지니고 있다'는 사실과 '자신이 누구인가'라는 생각 사이에서 '긴장' 하고 있다. 이제 이 둘을 통합시키려는 도전적인 책이 나왔다. 카파로 박사의 책은 이러한 통합을 이룰 수 있게 해주는 안내서이며, 몸과 마음이 전체적으로 하나임을 자각할 때 얻어지는 열매를 맛보게 해준다. 그녀의 헌신에 진심으로 감사한 마음을 전한다.

다비드 슈타인들 라스트(David Steindle-Rast)
_베네딕투스 수도자, gratefulness.org 공동 설립자,
『Gratefulness, the Heart of Prayer: An Approach to Life in Fulness』의 저자

카파로 박사의 모든 연구와 체득은 단지 척추를 신장시키는 데 그치지 않고, 인간 건강에 지대한 영향력을 발휘할 것이다. 특히 카이로프랙터들이 그녀의 연구에 대해 큰 관심을 가져야 한다. 이 책은 카파로 박사의 개인적인 치유 여정에서 시작되며, 결국 몸과 마음이 하나로 통합되는 경험을 할 수 있도록 안내해준다. 여기서 제시하는 핵심적인 가치를 습득하고 깨어있을 수 있다면 치유를 통한 신체 변형을 이루고, 몸을 인지하는 능력을 개선시킬 수 있을 것이다.

로버트 제이 로웬(Robert Jay Rowen)
_의사, 〈Second Opinion Newsletter〉의 편집장

카파로 박사의 '깨어있음'에 대한 열정과 신경 시스템에 대한 지식이 결합되어 삶의 새로운 지평을 찾는 사람들에게 실질적으로 도움이 되는 멋진 방법들이 나오게 되었다. 감각 인지 기법과 소마지성을 깨우는 수련은 뇌의 피질층과 피하층을 통합시켜 신체를 하나로 정렬시키고 '깨어있음'을 '체화'시킬 수 있도록 해준다. 카파로 박사가 삶의 체득을 통해 개발한 소마학습은 최근에 이루어진 과학적 성과와도 일치하는 부분이 있으며 수많은 사람들에게 도움을 줄 것이다. 그녀는 인류 전체에 공헌하고 있다.

이 책은 치유와 변형에 관심 있는 사람들에게 놀라운 선물이다. 카파로 박사의 헌신과 진실한 마음, 그리고 수십 년간 탐구의 결실이 담긴 책이다. 이 책이 많은 사람에게 전달되어 도움이 될 수 있기를 기원한다.

카파로 박사는 진실로 독창적이고 천재적인 결과물을 내놓았다. 이 책은 신체 구조를 '안에서 밖으로' 변형시키는 놀랄만한 힌트를 제공한다. 여기서 제시하는 것에 버금갈 만큼 깊이 있는 신체적 경험을 또 다시 접하기는 쉽지 않을 것이다. 이 책은 심리학, 신경학, 생물학, 그리고 마음챙김 명상 분야의 최첨단에 놓여있다.

카파로 박사는 마음챙김을 기반으로 하는 수련을 통해 정교한 신체 피드백을 이루고, 이를 통해 건강하게 살아갈 수 있는 방법론을 제시한다. 그녀의 열정과 헌신에 의해 설득력을 갖춘 책이 세상에 나왔다. 이 책은 카파로 박사의 발견과 통찰을 집대성하고 있다. 그녀는 통증에 시달리는 사람들이 스스로를 치유하고 사랑할 수 있는 구체적인 방법을 제시한다.

트루디 굿맨(Trudy Goodman)

_InsightLA의 설립 교사, 『Compassion and Wisdom in Psychology: Deepening Mindfulness in Clinical Practice』,
『Clinical Handbook of Mindfulness』, 『Mindfulness and Psychotherapy』의 기고 저자

카파로 박사의 소마학습은 내게 여전히 생소하지만, 이 방법이 육체와 영혼을 이어주는 '미싱링크'라는 사실을 곧바로 알아챌 수 있었다. 그녀야말로 육체와 영혼이 하나이며 '상호침투'를 이루고 있다는 사실을 이해할 수 있도록 내게 길안내를 해준 유일한 사람이다. 이 책에서는 철학적인 설명뿐만 아니라 실질적인 수련법까지 제시하며 몸을 탐구할 수 있는 지도를 제공한다. 그녀의 접근 방식은 매우 실험적이며 일반적인 영적 전통에서 벗어나 있다. 그렇기 때문에 영적인 깨우침은 동양과 서양의 종교 전통에서 태어난 것이 아니라, 본래 우리 안에 내재한 것임을 시사한다.

그녀를 통해 얻은 지식으로 '영적'인 것을 탐구하며 다양한 길을 찾던 나의 시야는 완전히 변화되었다. 내가 이미 지니고 있는 놀라운 아름다움을 직접적으로 체험하고, 내 존재의 기반을 이루는 믿기 어려운 '지성'에 감사하게 되었다. 난 생애 처음으로 무언가를 찾아 헤매지 않고 있다. 편안히 이완되어 깨어있는 과정을 신뢰하고 이를 음미하고 있다. 이러한 통찰로 잠재력이 살아나고, 실질적인 재능이 개발되고 있다. 그리고 내 전문분야에서의 창조력이 촉진되고 있다.

데미안 맥킨리(Demian Mckinley)

_소마치료사, 세계적인 명성의 요가 교사

신경가소성, 대인관계 신경생리학, 그리고 트라우마에 대한 감각운동/소마 치료 연구는 매우 최근에 발전한 분야이다. 카파로 박사가 30여 년에 걸쳐 발견한 소마학습 개념과 수련은 과학적인 도구로 증명할 수 있고, 반복해서 실험해도 같은 결과를 얻을 수 있는 최첨단 과학이다. 카파로 박사는 '선구자'로 불릴만하다. 그녀는 자신의 생각을 집대성해 신체변형과 치유를 통한 개인적인 재활뿐만 아니라, 임상적으로도 지속적이며 유효한 결과를 얻을 수 있는 접근법을 제시했다. 그녀의 방법은 매우 독창적이다.

스탄 프리드만(Stan Fridman)
_박사, 로스앤젤레스와 캘리포니아에 개인 클리닉을 운영하는 임상심리학자

이 놀라운 책을 통해, 리사 카파로 박사는 독자들에게 '삶의 바다를 항해하는 법'을 제시한다. 독자들은 책에서 제시하는 소마명상 수련법을 활용해 몸/마음을 이완시키고 이미 자신 안에 내재한 자유를 일깨울 수 있다. 이 책은 '순간에서 순간으로 현존'할 수 있는 실질적인 방법론을 제시한다. 그리고 신체의 미묘한 영역과 조우할 수 있는 삶의 비이원적 통합 속으로 우리를 안내해준다. 나는 이 지적이고도 독창적인 책을 여러분에게 강력 추천한다. 여러 번 정독해야 여기서 제시하는 지혜로운 가르침이 포괄하는 방대한 스펙트럼을 이해할 수 있을 것이다. 이 책은 그대를 영적 삶으로 인도하는 위대한 서적들 중 하나로 간직할만하다.

다비드 쿠퍼(David A. Cooper)
_랍비, 『God is a Verb: Kabbalah and the Practice of Mystical Judaism』의 저자

이 책은 몸/마음의 이원성을 치유하는 돌파구를 보여준다. 여기엔 몸과 마음의 내부를 탐험하게 해주는 놀랍도록 섬세하고 정교한 방법이 제시되어 있다. 이러한 방식은 질병을 자연스럽게 치유하는 훌륭한 치료제이자 더 큰 깨어있음으로 인도하는 안내자이다.

다나 울만(Dana Ullman)
_허핑턴 포스트The Huffington Post의 정기 기고가,
『The Homeopathic Revolution: Why Famous People and Cultural Heroes Choose Homeopathy』의 저자

Awakening Somatic Intelligence

The Art and Practice of Embodied Mindfulness

Transform Pain, Stress, Trauma, and Aging

Risa F. Kaparo, PhD

Forwords by Rick Hanson, PhD,
and James Oschman, PhD

소마지성을 깨워라

첫 째 판 1쇄 인쇄 | 2020년 12월 31일
첫 째 판 1쇄 발행 | 2021년 01월 11일

지 은 이 리사 카파로
역   자 최광석
발 행 인 장주연
출 판 기 획 한수인
책 임 편 집 이경은
표지디자인 양란희
편집디자인 양란희
일 러 스 트 김경열
발 행 처 군자출판사
        등록 제4-139호(1991.6.24)
        (10881) 파주출판단지 경기도 파주시 회동길 338(서패동 474-1)
        전화 (031)943-1888   팩스 (031)955-9545
        www.koonja.co.kr

Awakening Somatic Intelligence:
The Art and Practice of Embodied Mindfulness
Copyright © 2012 by Risa F. Kaparo, PhD
Korean Translation Copyright © 2021 by Koonja Publishing Inc.

Korean edition is published by arrangement with North Atlantic Books through Duran Kim Agency

ISBN 979-11-5955-630-2

정가 33,000원

디나Deanna와
앞으로 올 세대를 위해
그리고
반다 스카라벨리를 기억하며…

인류의 '깨어있음'을 위해,
그리고 선각자들에게
이 책을 바칩니다.

일러두기

- 본문의 역주는 역자가 첨가한 설명이지만 원저자가 책 뒤편 참조문헌에서 설명하는 개념을 참조하였다.
- 본문에서 원저자가 중요하게 생각하고, 새롭게 정의하는 개념들은 한글 옆에 영어를 같이 표기했다.
- 원저자가 inch와 pound로 제시한 길이와 무게 단위는 meter와 kg 단위로 환산해서 표기하였다.
- 본문에 나오는 인명과 지명은 외래어 표기법을 따르며 관행상 굳어진 표기는 그대로 실었다.
- 본문의 의학용어는 구용어와 신용어를 적절히 병기하였다.

감사의 글

사랑하는 친구이자 멘토인 다비드David Steindle-Rast는 나에게 '레저leisure'에 대해 다음과 같은 말을 해주었습니다.

> "레저는 사로잡힌 시간에서 탈출하는 것을 표현하는 말이다.
>
> 레저는 시간을 낼 수 있는 사람의 특권이 아니라,
>
> 자신이 행하는 모든 일에 이유 있는 시간을 투자하는 사람의 미덕이다."

베네딕투스 수도사이자 승려인 다비드는 첫 만남에서 나의 수련법에 대해 물었습니다. 1969년부터 불교 수행을 깊게 탐구했으며 1979년 지두 크리슈나무르티Jiddu Krishnamurti를 만나 대화를 나눈 후 나에게 변화가 많았다고 대답했습니다. 크리슈나무르티가 붓다의 말인, '너 자신을 비추는 빛이 되어라'라는 표현으로 나를 일깨워준 후 '길 없는 길'을 여행하며 나는 '나만의 길'을 걸어왔습니다. 수많은 분야의 지혜로운 분들께 깊은 영감을 받았지만, 이제 나는 어떤 종교적 전통도 따르지 않습니다. 하지만 내 삶은 '깨어있음'을 일깨우는 수련으로 매일같이 새롭게 진화하고 있답니다. 내 모든 행동, 내 모든 관계, 그리고 내 모든 품성이 '공간 속의 현존'을 깊이 있게 변화시키는 문이 되고 있습니다. 다비드는 내가 전통을 따르지 않는 것이 아니라고 했습니다. 오히려 더욱 오랫동안 지속되어온 전통, 바로 우주적 신비 전통을 따르고 있다고 해주었죠.

40여 년간 수많은 수행법들과 훌륭한 멘토들의 도움으로 열정적인 탐구를 지속해올 수 있었습니다. 내 삶에 깊은 영향을 끼친 앞서간 선생님들께 이 자리를 빌려 감사함을 전합니다. 그들은 나의 소마학습에 깊은 관심을 보이고 이를 개발하는 데에도 많은 영향을 끼쳤습니다.

우선 사랑하는 나의 소중한 가족들에게 무한한 감사를 전합니다. 그리고 동유럽 유대 전통을 이어온 내 조상들에게도 감사한 마음을 전합니다. 그들은 열악한 환경에서 생활하면서도, "세상 사람들이 받아들이지 않는다 해도 그들을 위해 무언가를 줄 수 있겠는가?"라는 훌륭한 질문을 남겼습니다. 그들의 용기를 기억하며 축복을 전합니다. 내가 지금 이 책을 통해 세상 사람들에게 무언가를 줄 수 있는 것은 모두 그들 덕분입니다. 내 딸 디나 Deanna에게도 감사를 전합니다. 딸에 대한 사랑으로 나는 모든 장벽을 넘어설 수 있었답니다.

내가 사랑하는 선구자들에게도 감사함을 전합니다. 그들이 체득을 통해 세상에 남겨놓은 유산은 나에게 보이지 않는 탯줄처럼 작용했고, 나를 감싸 안아 키우는 자양분이 되었습니다. 우선 붓다, 달마, 그리고 내가 배움을 얻은 불교 교단에 깊은 감사를 전합니다. 틱낫한, 사콩 미팜, 라마 째옹 시타, 아남 툼텐, 트류디 굿맨, 다니엘 브라운, 그리고 텐진 팔모 같은 불교 수행자들은 지난 40여 년간 내 수련에 영향을 끼친 멘토들입니다.

지두 크리슈나무르티는 선택 없는 인지choiceless awareness라는 가르침으로 내 수련을 변화시켜 주었습니다. 그의 친구이자 이론 물리학자인 데이빗 봄David Bohm은 치유와 변형,

그리고 인간 사고체계에 대해 과학적 기반을 제공해주고 깊은 이해를 할 수 있도록 도와주었습니다. 칼 로저스, 패트릭 데마리, 그리고 빌 아이삭스 같은 현대 대화 기법의 선구자들에게 영향을 받아 소마학습 기법 중 하나를 사회명상social meditation 형태로 개발할 수 있었습니다.

크리슈나무르티는 내게 그의 친구인 반다 스카라벨리Vanda Scaravelli를 소개시켜 주었는데, 그녀는 내 마음의 스승이 되었습니다. 그녀가 전한 따뜻한 마음에 무한한 감사를 전합니다. 난 그녀에게 중력과 시간의 관계를 변화시킬 수 있는 깊은 요가를 배울 수 있었습니다. 그녀의 가르침을 한마디로 정의하면 다음과 같습니다.

> "시간은 무한하니 갈망하지 마세요.
> 갈망하지 않으면 시간은 무한합니다."

요가를 배우던 초기에 강도 높은 수련으로 스스로를 혹사시키고 있었지만, 반다는 내가 '애쓰는' 것을 보고 많은 충고를 해주었습니다. '애써서 무언가를 하려는 태도'를 내려놓자 놀라운 일이 일어났습니다. 지구 중력이 나를 지지하는 힘을 받아들이고, 지구와 '상호침투'를 이루는 법을 배울 수 있게 되었죠. 나를 관통해 흐르는 파동을 감지하게 되고, 호흡할 때마다 무한한 공간 안에 '현존'할 수 있게 되었습니다. 약 25년간 그녀 곁에서 매일 몇 시간씩 함께할 수 있었던 행복한 시간을 돌아보며 무한한 감사를 느낍니다. 요가를 배운 후에는 다른 학생들을 소개시켜주며 나에게 끊임없는 가르침을 선사한 반다, 그리고 그의 스승인 아헹가BKS Iyenger, 데시카챠르TKV Desikachar, 그리고 이들의 스승인 크리슈나마챠라Sri T. Kirshnamacharya에게도 감사드립니다. 그들의 헌신적인 수행으로 훌륭한 가르침이 전승될 수 있었답니다.

유럽에서 돌아와 안식년을 보내면서 나는 에밀리 콘라드Emille Conrad와 게리 데이빗Gary David 박사, 이 두 명의 놀라운 인물들과 함께 생활하며 깊은 탐구를 할 수 있었습니다. 이들과의 우정은 말로는 다 표현하기 어렵습니다. 에밀리는 컨티뉴 댄스 명상Continuum Dance Meditation이라는 것을 개발한 사람입니다. 에밀리와 나는 '공간성'을 '체화'하는 수련에 대해 서로 마음이 맞았습니다. 우리가 탐구한 내적인 움직임은 종종 새로운 미개척의 바다로 우리를 인도하였죠. 그녀가 수행한 연구와 보여준 우정은 둘 다 내게 소중한 자산이 되었습니다.

게리는 인식론을 가르치는 매우 총명하고 창조적인 사람입니다. 인식론이란 의미를 만드는 인식에 대해 연구하는 학문으로 나는 그의 도움을 받아 '추상화 과정'에 눈을 뜨게 되었습니다. 게리와 그의 스승인 사무엘 보이스Samuel Bois, 그리고 또 사무엘의 스승이며 일반 의미론General Semantics의 창시자인 알프레드 코집스키Alfred Kozybski에게도 감사를 전합니다. 게리와 만나 대화를 나눈 것도 어언 30여 년이 다 되어갑니다. 그를 통해 나는 영향력과 스크립트 이론Affect and Script Theory에 대한 이해를 깊게 할 수 있었습니다. 게리의 다른 스승인 도날드 나탄손Donald Nathanson과 시반 톰킨스Sivan Tomkins에게도 감사를 전합니다.

내게 가르침을 준 특별하고도 놀라운 수많은 사람들에게 말로는 다하지 못할 감사함을 전합니다. 이제 여러분은 '소마지성'에 대해 이해하기 위해 지구 전체를 샅샅이 헤집고 다니지 않아도 됩니다. 소마 수련법과 위대한 지혜 전통에서 내려오는 것들을 결집하여 여러분에게 이 한 권의 책으로 전할 수 있어 무한한 기쁨을 느낍니다.

오, 편안함이여,

기분 좋은 친구와 함께 하는 편안함이여,

부담을 주지도 않고, 평가하지도 않네.

쭉정이와 알곡이 함께 쏟아지지만,

신뢰의 손 체로 쳐 필요한 것만 남기네.

친밀한 호흡으로 껍질은 날려버리네.

– 디나 마리아 크레이크Dinah Maria Craik의 시 "우정"

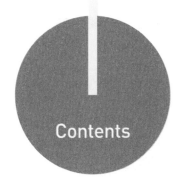

Contents

PART Ⅲ 언제 어디서나 할 수 있는 소마학습

PART IV 심화 수련

추천사 1

릭 핸슨(Rick Hanson) 박사

『붓다 브레인Buddha's Brain』 저자

서양 문화에는 몸을 이해하는 두 가지 대비되는 방식이 있다. 첫째는 몸을 즐거움의 원천으로 보고 이를 적절히 활용하는 방식이고, 둘째는 '고귀한' 마음과 구별되는 '죄'의 근원으로 몸을 바라보는 방식이다. 하지만 지난 수십 년간 일반 학문, 심리학, 그리고 영적인 영역에서 이 두 가지 방식을 좀 더 통합적으로 이해해보려는 다양한 시도가 있었다. 예를 들어, 철학자들과 신경과학자들은 모두 데카르트의 '심신이원론'을 넘어섰고, 심리학에서도 체화된 인지embodied cognition라는 영역이 탄생했다. 또한 많은 치료사들이 트라우마뿐만 아니라 다양한 인간 문제를 해결할 수 있는 강력한 '몸—마음' 치료법들을 개발하였다.

카파로 박사의 책은 뇌과학의 최근 성과와 지혜 전통 모두를 융합하여 이러한 발전에 기여하고 있다. 임상 심리치료사인 그녀는 복잡한 개념들에 질서를 부여하고, 이들을 단순하면서도 실질적인 수련법으로 정리하였다. 이 책을 읽는 사람들은 자신의 신체를 조금 더 지혜롭게 활용해 더 멋지고 나은 삶을 살아가는데 큰 도움을 받게 될 것이다. 나는 '재능 있다'는 말을 쉽게 사용하는 사람이 아니지만, 그녀는 몸에 대한 이해와 이를 언어로 표현하는데 있어 정말 '재능이 있다'.

지난 10여 년 동안 "마음에는 뇌 구조를 변화시키는 힘이 있다"는 사실에 대해 엄청난 분량의 연구가 이루어졌다. 카파로 박사가 이 책에서 제시하고 있는 연구에 의하면 집중과 명상이 사고와 감정을 통합시키는 영역인 대뇌 전측 대상회anterior cingulate cortex, 그리고 자기인지와 연민의 감정을 조절하는 섬엽insula에 있는 수백만 개의 신경시냅스를 증가시킨다고 한다. 이 두 영역은 대뇌피질을 '두껍게' 하는데 크게 기여하는 부위이다. 카파로 박사가 소개하는 소마명상somatic meditation 수련을 통해 자신과 타인에 대한 친밀감이 생기게 되면, 사랑과 유대감을 높여주는 신경전달물질이자 호르몬인 옥시토신의 흐름이 증가될 것이다.

카파로 박사는 신체가 지닌 자연치유력에 대해 열정적으로 소개하며 위대한 치료사가 되는데 필요한 힌트 또한 제공한다. 이 책은 통증을 치유하고 깨어있음을 체화시키는 상세한 안내서 역할을 해줄 것이다. 나 또한 그녀의 접근법을 통해 개인적으로 큰 도움을 받았다. 강력하게 추천한다.

추천사 2

제임스 오슈만(James L. Oschman) 박사

『에너지의학Energy』의 저자

움직임과 예술은 서로 영감을 준다.

자신의 움직임과 예술이 창조적으로 하나 되는 과정이

바로 자신의 삶이다.

– 바바라 민델Barbara Mindell

어렸을 때 나는 아무도 가보지 않은 곳을 탐험하는 사람들에게 열광했다. 내가 처음으로 도서관에 간 날 윌리암 비브William Beebe가 쓴 『심해로의 반 마일Half Mile Down』이란 제목의 책을 보게 되었다. 한 번도 본 적이 없고 상상 속에서나 존재하던 심해의 발광 생물에 대해 묘사해 놓은 대목은 나를 온통 사로잡았다. 나는 마치 그와 함께 심해 잠수구를 쓰고 깊고 어두운 바다 속에서 서식하며 빛을 내는 신비로운 바다 생물들을 관찰하고, 그가 느낀 경이로움과 놀라움을 함께 느끼는 것만 같았다.

동시대를 살아가는 진정으로 깊이 있는 탐험가들을 만나게 되면, 나는 윌리암 비브의 책에서 느꼈던 것과 유사한 흥분을 느낀다. 리사 카파로 박사가 바로 그런 사람이다. 그녀는 두려움 없는 영혼으로, 놀라운 용기와 지혜로 '인간'과 '관계성'에 대해 심해처럼 깊은 탐구를 하고 있다. 그녀의 탐구 여정은 나를 놀라게 하고 흥분시킨다. 그녀는 많은 시간을 헌신하며 자신이 발견한 인간과 지구의 감추어진 영역을 여기에 내보이고 있다. 카파로 박사가 탐구한 길을 따라가기 위해 심해 잠수구나 우주선, 또는 현미경 같은 도구는 필요치 않다. 단지 우리 모두가 지니고 있는 '몸'이라는 도구만 있으면 된다.

그녀만큼 인간의 신비로운 몸을 깊고 철저하게 그리고 사랑스러운 태도로 탐구해 들어간 사람도 그리 많지 않다. 이 놀라운 책에서 제시하는 여정을 따라 한 발짝씩 나아갈 때마다 전율이 일게 될 것이다. 그녀의 용기에 의해 활짝 열린 몸과 마음의 탐험로를 따라 가다 보면, 인간에 대한 그녀의 끝없는 사랑과 온기를 느낄 수 있을 것이다.

아내 노라Nora와 내가 탐구한 결과물이 카파로 박사가 가는 여정에 조금이나마 빛을 밝혀 주었다는 사실을 영광으로 생각한다. 이 책 안에서 카파로 박사가 인용하고 있는 과학적 연구 성과들은 다양한 학파의 수련법들에서 보이는 통찰의 결과물이다.

노라와 내가 발견한 과학적 사실의 핵심적인 부분이 바로 생명 매트릭스the living matrix의 상호연결성interconnectedness이다. 생명 매트릭스는 인간의 몸 전체에 퍼져있는 분자 구조물인데 전체론holism이라 부르는 것의 핵심을 이룬다. 생명 매트릭스는 아원자 입자에서부터 멀리 떨어진 별들에 이르기까지 우주에 존재하는 모든 것들의 뼈대를 이룬다. 그리고 인체 구조는 이렇게 연속성을 이루며 상호연결성을 지닌 우주를 그대로 닮아 있다. 생명 매트릭스 개념은 세포와 조직의 상호연결성을 연구하는 조직해부학 연구에서 비롯되었다. 이 개념은 접촉, 에너지, 그리고 움직임을 통해 인체와 상호작용하는 치료사들의 관찰과 통찰 속으로 융합되었다. 생명 매트릭스는 크든 작든 인체가 경험하는 모든 종류의 트라우마, 삶의 스트레스, 상처, 질병, 감정적인 태도, 선택, 그리고 습관을 기록한다. 신경 기능을 조용히 돕는 이 매트릭스 의식matrix consciousness은 '자신'이 겪는 내적/외적 경험의 기반을 이룬다. 이렇게 생명 매트릭스에 쌓인 '상처'들이 모이고 모여 '매트릭스 의식'을 만들고 결국 개인의 창조성, 기쁨, 그리고 수명을 결정하는 요소가 된다.

카파로 박사가 제시하는 소마학습Somatic Learning은 인체 구조와 기능 밑에 감추어진 방대한 저장고를 인지할 수 있도록 도와준다. 뿐만 아니라 인간이 태어나면서부터 지니고 있는 놀라운 통합 기능을 일깨워준다. 그녀가 이야기하는 자기재생self-renewal은 단지 문제를 해결하는 것뿐만 아니라 자기 안에 잠든 내적 완결성과 무한한 가능성을 회복하는 과정이다. 존재의 한 조각이 회복되어 생명력으로 가득하게 되면, 나머지 부분도 이러한 회복에 발맞추어 바르게 배열되면서 시너지를 이룬다. 후성유전학epigenetics의 등장으로 우리는 소마학습 수련의 결과가 생명 매트릭스 속으로 스며들어 DNA에 영향을 줄 수 있다는 사실을 알게 되었다. 당신이 어떤 분야의 치료사이든 상관없이 카파로 박사가 이 책에서 제시한 방법론을 통해 도움을 받을 수 있을 것이다.
생명 매트릭스는 원래 대부분의 사람들이 잘 모르고 있던 하나의 개념이었다. 하지만 카파로 박사는 이 개념에 생명력을 불어넣어 실질적인 결과를 끄집어냈다. 그녀의 수련법은 창조적이고 영감이 번뜩이면서도 매우 시적인 통합을 이루고 있다.

그녀는 기지the known의 세계와 미지the unknown의 세계를 매우 섬세하고 우아하게 연결시킨다. 카파로 박사가 현존presencing이라고 정의하는 길 위에서 넘어지지 않고 앞으로 똑바로 나아가기 위해서는 많은 용기와 깊은 자기 믿음이 필요하다. 여러분은 이 책을 읽어가면서 이를 배우고 마스터할 수 있게 될 것이다. 소마학습 여행을 하는 모든 사람들이 직접적인 체득을 통해 놀랄만한 통찰과 삶의 즐거움을 얻을 수 있길 기원한다.

역자 서문
PROLOGUE

꺼진 재에서 불꽃이 피어오르면,

그림자 속에서 빛이 솟구치리니;

부러진 칼이 새로워지면,

왕관 잃은 자 다시 왕이 되리라.

− 톨킨(J.R.R Tolkin; 1892~1973), 『반지의 제왕』 중

소마Soma는 '1자'가 '인지한 몸'이며, 바디Body는 '3자'가 '바라본 몸'이다. 소마틱스Somatics
는 3자가 외적으로 바라본 몸이 아닌 1자가 내적으로 인지한 몸을 다루는 학문이다.
3자는 '시각 인지'를 통해 '밖에서 안'을 본다. 재밌는 점은 1자 또한 시각 인지를 통해 이미
지화된 자신을 바라본다는 것이다. 3자도 나를 '이미지'로 바라보고, 1자도 이미지 투사를
통해 자신을 '대상/사물'로 바라본다. "어떻게 하면 1자, 즉 '나 자신I myself'이 시각에 의존
하지 않고도 '안에서 밖으로' 스스로를 인지할 수 있을까?"

　리사 카파로 박사는 이 질문에 대한 답을 펠덴크라이스, 알렉산더, 그리고 토마스 한나
와는 조금 다른 방식으로 제시한다.

토마스 한나(Thomas Hanna; 1928~1990)가 『소마틱스Somatics』라는 제목의 책을 1988년에 출

간하면서 본격적으로 소마틱스라는 영역이 세상에 알려지기 시작했다. 물론 이 책이 출간되어 나오기 전에도 다양한 형태의 '1자 관점 접근법'이 시도되었지만 하나의 독립된 학문으로 명명되어 대중의 기억 지평 위로 떠오른 것은 하나의 책이 나오면서부터라고 할 수 있다.

1자 관점의 '인지'가 3자 관점의 '관찰'보다 인간의 건강을 증진시키는데 큰 기여를 할 수 있다는 생각으로부터 토마스 한나의 소마운동somatic exercise과 리사 카파로의 소마학습somatic learning이 탄생한 것이다.

한나 이전에도 알렉산더(F. M. Alexander, 1869~1955)의 알렉산더 테크닉, 펠덴크라이스(Moshe Feldenkrais, 1904~1984)의 펠덴크라이스 메소드같은 선구적인 1자 관점 접근법들이 나왔다. 이외에도 컨티늄Continuum, 바디마인드센터링Body-Mind Centering, 로젠 메소드Rosen Method, 트레거 어프로치Trager Approach, 애스톤패터닝Aston-Patterning, 코어인지Core Awareness, 근육재훈련요법Muscular Retraining 등이 중요한 1자 관점 접근법에 해당된다.

뼈를 바르게 하는 카이로프랙틱, 근육/근막을 이완시키는 아이다 롤프(Ida P. Rolf, 1896~1979)의 롤핑 요법, 장부를 바르게 하는 내장기 도수치료Visceral Manipulation 등과 같이 인체의 구조를 이루는 요소를 직접적인 접촉을 통해 바르게 하는 3자 관점의 '구조적 접근법'과 비교해 소마틱스 영역의 1자 관점 접근법은 '기능적 접근법'이라고 부른다. 여기서 기능이란 신경계가 근육계를 통제하며 발생하는 '움직임'과 밀접한 관련을 맺고 있다.

같은 소마틱스 영역의 1자 관점 기법이라고 해도 토마스 한나의 접근법과 리사 카파로의 접근법은 차이가 있다. 토마스 한나가 감각인지와 운동통제를 통해 습관화된 긴장 패턴, 즉 감각운동기억상실증(Sensory Motor Amnesia, SMA)을 깨트리면 노화를 역전시킬 수 있다는 논지를 편다면, 리사 카파로는 호흡을 통해 천골의 움직임을 인지하고 천골을 통해 척추 전체로 파동을 펼치며 긴장을 완화시키는 방법을 제시한다. 중력기반 스캔, 상호침투, 자기촉진 등과 같은 독특한 개념의 고유수용감각 활용 기법 또한 소마학습의 매력을 부각시킨다. 구체적인 접근법에서는 서로 차이가 있지만 "내 안에서 답을 찾는다"는 관점은 동일하다. 삶에서 일어나는 다양한 문제를 3자의 손에 맡기지 않고 자신의 몸에 내재한 '고유수용감각'을 활용해 '감지'하고 '인지'해서 '자기구조화', '자기재생'을 이루고, 이를 '자기지속' 할 수 있도록 해주는 방법이 리사 카파로 박사의 소마학습이다.

책을 읽기 전에 다음 도표를 머릿속에 두고 접근한다면 도움이 될 것이다.

	3자 관점	1자 관점
몸	바디(body)	소마(soma)
접근	구조(structure)	기능(function)
중요	외형(shape)	체화(embodiment)
	형상(form)	인지(awareness)
		현존(presencing)
감각	시각(visual)	고유수용감각(proprioception)
행위	보기(seeing)	자기감지(self-sensing)
	관찰(observation)	자기인지(self-awareness)
결과	교정(adjustment)	자기구조화(self-organizing)
		자기재생(self-renewal)
		자기지속(self-sustaining)

소마학습은 소마지성을 체화시키는 다양한 소마명상 기법들로 이루어져 있다. 소마지성은 고유수용감각을 통해 '안에서 밖으로' 자신의 '현존'을 확장하는 과정에서 높아진다. 소마지성은 새롭게 얻는 능력이 아니라 인간이라면 누구나 태어날 때부터 가지고 있는 자기감지, 자기인지 능력이다. 그렇기 때문에 온몸을 긴장시키고 애써가며 얻을 수 있는 것이 아니며, 부드럽게 자신을 풀어놓고 '호흡 물결' 위에서 '중력 서핑'을 즐기게 된다면 누구나

자연스럽게 '발견'할 수 있는 능력이라고 리사 카파로 박사는 말한다.

내 안에 이미 삶의 다양한 문제를 해결할 수 있는 열쇠가 숨겨져 있다는 것을 알게 되면, 자기에게 일어나는 모든 일들은 '선물'이 될 수밖에 없다. 극심한 통증과 좌절을 겪으면서도 자기 안으로 탐험을 떠나 소마학습이라는 선물을 발견한 리사 카파로 박사의 이야기를 열린 마음으로 따라가다 보면 그녀가 말하는 '포용/포옹'의 기쁨을 발견하게 될 것이다.

소마학습, 소마지성, 현존, 고유수용감각, 차별화, 무한자, 포용/포옹, 자기감지, 자기구조화, 자기재생, 중력서핑, 현존 확장, 자기촉진, 액체 수정 매트릭스, 공의존, 상호침투 등과 같이 평소에 쉽게 접해보지 못했던 용어들이 나온다고 해도 우선은 책을 끝까지 읽길 권한다.

리사 카파로 박사가 머리말에서 이야기한 것처럼 '통찰'을 먼저 제시하고 이를 하나하나 풀어나가는 방식으로 글이 전개된다. 그녀의 이런 글쓰기 방식에 익숙해지는 가장 빠른 방법은 먼저 책의 전체 구조를 확인하며 통독하고, 다시 필요한 부분을 발췌해서 정독하며, 제시된 수련을 몸으로 '체화'하는 것이다. 하지만 여기에 나온 모든 수련법이 자신에게 맞진 않을 것이다. 사람마다 몸, 마음, 에너지 수준이 다르고 수련의 타이밍도 다르기 때문이다. 자신에게 안 맞는 수련에 억지로 집착할 필요는 없다. 그런 대목이 나온다면 과감하게 넘기면 그만이다. 책 안에 다양하게 소개되어 있는 과학적인 자료, 우화, 시, 체험기들은 어려운 용어의 숲을 헤쳐나가는 과정에서 발견하는 오아시스 역할을 해준다. 한두 번 읽어서 이해될만한 책이 아니며, '체화'가 동반되지 않는다면 그 효용이 반감될 수밖에 없는 그런 책이다. 정기신(몸, 에너지, 마음)이 모두 함께 책읽기 과정에 '현존'해야 한다. 불교 명상과 요가 수련, 서양의 뇌과학과 심리학, 동양의 기수련과 한문 고전에 대한 이해가 바탕에 있다면, 그녀가 펼치는 언어의 미로를 헤치고, 테크닉이 아닌 수련의 본질에 접근하는 데 큰 도움이 될 것이다. 그만큼 이 책에서 다루는 배경 지식의 폭이 넓다.

'깨어있음'이 '체화'되는 정도가 깊어질수록 그 맛이 다르게 다가오는 책이다. 명상에 관심이 많은 종교계나 정신세계 사람들에게도 여기서 제시된 소마명상은 도움이 될 것이다. 특히 1차 관점 접근법을 활용해 환자를 치료/치유 하는 업종에 종사하는 모든 전문가들이 두고두고 정독하며 '탐구'할 가치가 충분한 책이다. 개인적으로 이 책 2, 3부에서 소개하는 상호침투, 척추파동, 중력기반 스캔, 그리고 4부에서 소개되는 터치워크 파트는 내가 소마틱스 개념을 활용한 "자세체형 분석과 전략교정APSSA, Analysis of Postural-Somatotype and Strategic Adjustment" 강좌와 "소마코칭SOMA-Coaching" 강좌를 진행할 때 꼭 소개하는 개념이다.

원래 이 책은 2013년에 이미 국내에 번역해 출간했었다. 이번에 오탈자를 수정하고 문장을 다듬어 재출간하게 되었는데 7년 전 처음 번역할 때 느낌과 지금 느낌은 매우 다르다. 그동안 소마틱스 분야에서 계속 강의를 진행했고, 다양한 몸을 지닌 일반인과 전문가들에게 "소마틱스 관점의 교정"을 해주었다. 또 개인적으로 여러 형태의 소마틱스 분야 테크닉을 배우고 나서 재번역을 해보니 그때는 보지 못했던 숨은 그림들이 많이 보인다. 양서가 대부분 그렇듯 이 책도 읽을수록 깊은 맛이 우러나는 그런 책이다.

개인적으로 한국 선도仙道 수련(에너지명상)을 오랫동안 해온 명상 수련자 관점에서 봤을 때 이 책에서 소개하는 리사 카파로 박사의 소마명상 기법 모두에 동의하긴 어렵다. 하지만 그녀가 다양한 수련 전통의 핵심을 현대적으로 풀어서, 최대한 자신의 체험에 녹여내어 전하는 방식엔 찬탄을 금할 길이 없다. 그녀는 정말 말로 표현하기 어려운 영역의 지혜를 말로 표현하는 데 있어 '재능이 있다'.

리사 카파로 박사가 제시하는 소마학습 수련은 잠든 소마지성을 깨우는 수련이다. 이 수련 뿐만 아니라 소마틱스 영역에 관심을 가진 모든 이들이, 고유수용감각의 빛으로 '꺼진 재'처럼 어두워진 몸과 마음을 일깨워, 자신의 건강을 자기감지, 자기인지하고 자기조율할 수 있는 '새로운 칼'을 지닌 '왕'이 될 수 있길 기원한다.

하와이 섬 선조들의 지혜

하와이 카우아이 섬에 살면서 나는 수년 동안 멋진 태평양을 바라보며 옛 폴리네시아 사람들에게 영감을 받았다. 이들은 800년 전에 마르키즈 제도Marquesas Islands에서 하와이 제도로 건너왔다. 당신이 그들 중 한 명이라고 상상해보라. 카누 구멍 속에 무릎 꿇고 앉아 특별한 항해 도구도 없이 그 먼 바닷길을 찾아온 것이다. 우리네 조상들은 주변 3,000km 안에 어떤 것도 존재하지 않는 태평양의 이 작은 섬까지 건너왔다. 그들은 후류(slipstream, **빨리 움직이는 자동차나 배의 뒤에 생기는 흐름**)라는 것을 발견해 항해를 시작할 수 있었다. 하지만 카누 안에는 식량도 적고, 정확한 방향을 알려주는 항법 장치도 없었다. 조금만 잘못되어도 일가족이 생사의 기로에 접어들게 되는 상황에서 그들은 어떤 방법으로 정확히 바닷길을 찾아 배를 움직일 수 있었을까?

항해를 할 때 길잡이들은 다양한 방법으로 길을 찾았다. 하늘의 별, 불어오는 바람, 공기의 냄새와 맛, 그리고 해류의 온도 변화를 감지sensing하며 앞으로 나아갈 수 있었다. 그래서 기후의 변화는 예측불허이지만 어느 정도는 깊은 해류의 흐름을 감지할 수 있었다. 길잡이들은 자신의 고환(이 부위는 인간 몸에서 가장 민감한 부위이다)을 카누 바닥에 대고 해류의 느낌을 감지했다.[1] 해류의 흐름에 저항하며 노를 젓는 방식으로는 바다를 건널 수 없었기 때문에 섬세하고도 놀라운 인체의 감지 능력과 처리 능력, 그리고 방향 수정 능력을 개발해 태평양을 항해할 수 있었다.

옛사람들이 그랬던 것처럼, 당신도 깨어있음을 체화시키는 방법을 통해 '지금 여기'에서 새로운 생명으로 나아가는 항해를 시작할 수 있다. 인간 안에 내재한 소마지성을 활용하면 출산에서 죽음에 이르기까지 삶의 여정에서 발생하는 통증, 스트레스, 트라우마, 그리고 노화를 변형시킬 수 있다. 이를 통해 우리가 겪는 삶의 모든 사건들 가운데 내재한 기능장애를 극복할 수 있다. 소마지성으로 인해 행복, 열정, 그리고 사랑의 힘을 높이고 최대의 자유와 생명력을 얻을 수 있다.

인간은 목적을 달성하려고 집착하는 순간 인체가 보내는 '신호'를 무시하며 '조건화'의 덫에 걸리게 된다. 옛사람들은 '후류'를 놓쳤을 때 자신의 몸으로 전해지는 해류의 압력 변화를 감지하며 능숙하게 카누가 나아가는 방향을 수정했다. 우리의 몸도 배와 같다. 자신의 삶을 유지하는 '기쁨과 호기심'의 후류에 연결성을 상실하게 되었을 때 몸에서 전해지는 신호를 감지할 수 있어야 한다. 무언가를 성취하려고 바짝 긴장하고 있을 때 새로운 변화의 가능성은 대폭 줄어든다. 긴장하는 태도는 당신이 원하는 반대 방향으로 이끌 것이다. 그러니 자신을 압박하지 말라. 성취하려고 긴장하는 태도가 더 나은 결과를 가져올 것이라는 환상에서 벗어나라. 그대가 사랑하는 것을 있는 그대로 사랑하라. 여기에는 목적지도 없고, 달성해야 할 그 무엇도 없다. 그대에게 일어나는 모든 일들이 지금 이 순간 '깨어있음'으로 향한 '문'이다.

옛사람의 지혜를 확장시켜라

소마학습은 소마지성을 깨우는 수련이다. 이는 내 마음 깊은 곳에서 그대의 마음에 보내는 '초대장'이다. 인간은 원래 깨어있음을 체화한 상태로 태어난다. 이 자연스러운 지혜를 '포용'하게 되면 언제 어디서나 자신의 삶을 안내하는 나침반을 갖게 된다. 그대가 생각하고, 느끼고, 보고, 말하고, 읽고, 쓰고, 먹고, 치유하고, 운전하고, 아침에 일어나 저녁에 잠자리에 드는 그 순간까지, 그리고 다른 존재들과 연결되고, 이 지구와 관계 맺는 모든 일들이 깨어있음을 위한 재료가 된다. 우리가 서 있는 모든 곳이 무한한 공간 속으로 진입할 수 있는 완벽한 공부환경이다.

옛사람들이 배를 타고 바다를 건너듯, 우리는 몸이라는 배를 타고 삶의 바다를 항해한다. 그러니 몸이 보내는 신호를 감지할 수 있게 되면 영혼의 여행에 길안내를 받을 수 있다.

의식의 진화를 이루려면 '무한자'와 지속적인 연결성이 확보되어야 한다. 소마지성을 통한 감지능력을 조절하여 가능성의 '후류'에 자신을 맞추어라. 그러면 자신을 생성시키는 움직임에 올라탈 수 있게 될 것이다. 이러한 연결성 확보를 통해 우리는 새롭게 다시 태어난다. 이 책을 통해 그대는 '경계 없는 공간'을 '포용'하는 방법뿐만 아니라, 모든 것들에 감사하며 살아가는 방법도 발견할 수 있을 것이다.

'위급함'을 '중력'으로 바꾸어라

이 책에는 모든 존재에 내재한 무한한 원천에 즉각적으로 다가가 현존presencing할 수 있는 수련법이 제시되어 있다. 소마학습에서 현존이란, "소마지성을 일깨워 공간을 체화시킨다"는 의미를 지니고 있다. 현존 확장extending presence이란, "무언가를 꼭 붙잡으려고 애쓰지 않고 이완된 몸과 호기심 가득한 마음으로 미지의 세계에서 살아간다"는 의미이다. 투쟁하는 마음으로 제한을 두지 말고 자신의 몸-마음에서 무슨 일이 일어나는지 인지하며 살아갈 때 현존할 수 있다. 미지의 세계에서 살아가며 늘 깨어있을 수 있다면 무한자the infinite가 자신 앞에 드러나며, 그 순간 우리는 이를 즉각적으로 알아챌 수 있게 될 것이다.

사람들은 스트레스를 받고 통증이나 트라우마에 시달릴 때 '위급함'을 느낀다. 그리고 이 위급함은 소마학습과 같은 수련을 하는 동기로 작용한다. 수련을 통해 당신은 이러한 위급함에 조건반사적으로 반응하지 않는 법을 배우게 될 것이다. 소마지성을 일깨워 위급함을 중력으로 바꾸는 창조적이고 열정적이며 생명력을 불어넣는 수련을 체화시켜라. 우리가 쓸 수 있는 것은 오직 지금, 지금, 그리고 지금뿐이다. 몸과 마음을 치유하고 자신의 온전함을 자각하는 과정에서 생기는 모든 변화와 변형은 오직 지금 이 순간에만 일어난다. '더 나은 미래'를 기다리며 사는 삶에서는 아무런 변화도 일어나지 않는다.

처음부터 '아름다움'에서 시작하라. 지금 바로 시작하라

책을 읽으며 의미를 파악해가는 그 순간부터 소마학습 수련은 시작된다. 이 책은 테크닉을 모아놓은 '레시피'가 아니라, 하나의 '초대장'이다. 빗방울이 호수로 떨어지듯, 책에 쓰인 단어 하나하나가 그대의 경험으로 흡수되길 기대한다. 지나치게 분석하며 거리를 두는 태도로 읽지 말라. 의미가 물결처럼 그대를 적셔 '지성의 심연'까지 도달하면 권위 있는 설명에 경도되지 않고도 책과 '대화'를 나눌 수 있다.

사랑하는 스승인 크리슈나무르티는 '대화'를 두 명의 친구가 함께 정원을 거니는 것에 비유하곤 했다. 다리를 통해 전해지는 견고한 지면의 지지력을 느끼며, 피부를 따사롭게 적시는 햇살을 맞고 두 친구가 정원을 거닌다. 산들바람에 실려온 허브 향을 맡으며 '의미'를 전달하는 다정한 친구의 목소리 톤과 리듬을 느끼는 것이 '대화'이다. 이 책은 지난 40년 동안 내 기쁨과 호기심의 물결 위에서 '나 자신'과 '다른 이들'이 함께 나눈 '대화'의 결과물이다.

나는 말하듯 글을 써 내려갈 예정이다. 독자들은 글을 읽다가 마침표, 느낌표, 여백, 인용, 체험기, 갑자기 튀어나오는 시 등을 마주하게 될 것이다. 내가 사용하는 다양한 의미전달 방식을 통해 여러분은 소마학습을 뒷받침하는 중요한 개념들에 함축되어 있는 전체성으로 잠겨들고enfolding, 그 결과 삶의 새로운 통찰이 펼쳐질unfolding 것이다.

글을 읽다가 처음 본 단어 또는 익숙하지만 새롭게 정의된 개념들을 만나게 되면, 자신이 이미 알고 있는 '기지'의 세계를 벗어나는 느낌에 놀라고 혼란스러울 수도 있다. 나는 한순간에all at once 통찰을 표현하고, 이를 천천히 밝혀나가는 방식의 문체로 글을 쓴다. 따라서 처음에 잘 이해되지 않는 부분이 있더라도 호기심을 가지고 계속 읽어나가다 보면 의미가 명확히 다가올 것이다.

하와이 사람들은 달을 표현하는 28개의 단어를 가지고 있다. 남극이나 북극 또는 유럽의 사미족Sami은 수백 개의 단어를 활용해 눈snow을 표현한다.[2] 이렇게 표현을 차별화differenciation하면 자신이 처한 환경을 헤쳐나가는 나침반으로 활용할 수 있다. 미개척의 영역을 탐험하는 것도 이와 같은 방식의 도움을 받을 수 있다. 나는 '기지'의 세계를 마법처럼 뛰어넘기 위해 개념을 '차별화'하며 소마학습 수련을 소개할 것이다. 이상한 나라의 앨리스가 토끼 구멍으로 들어가 새로운 차원을 만난 것처럼, 일상적인 현실을 다르게 바라볼 수 있는 도구로써 개념을 차별화하여 '미지'의 세계로 들어가는 '굴/문'을 만들 것이다. 그러면 환원주의, 결정론, 기계론적 사고가 지배하는 현실을 뛰어넘을 수 있다.

내가 하는 말들을 모두 '붙잡으려고 애쓰지' 말라. 자신이 알고 있던 '기지' 세계의 지식과 경험으로 비교/판단할 필요도 없다. 구름 너머에 광활한 하늘이 펼쳐져 있듯, 개념 차별화는 단지 의미의 새로운 차원으로 안내하는 지표일 뿐이며, 온전한 그대를 향해가는 데 존재하는 나침반일 뿐이라는 것을 기억하라.

이 책을 어떻게 읽을 것인가?

이 책은 건강/피트니스 관련 서적이 아니라, '깨어있음'을 '체화'시키고 자신의 한계를 뛰어넘을 때 생기는 통찰을 일생동안 탐구할 수 있도록 해주는 책이다.

1부, "네 안에 잠든 소마지성을 깨워라"에서는 소마학습의 개념을 소개한다. 최신 과학의 진보에 기반을 둔 새로운 이론적 모델과 최첨단 연구 결과를 통해 소마학습을 설명한다. 그리고 다양한 치유 체험기를 통해 이 수련에 창조적으로 참여할 수 있도록 독자들을 고무시킨다.

1부 4장에서는 "라그넬과 거웨인" 이야기를 만나게 된다. 늙고 추한 노파가 젊고 아름다운 아가씨로 바뀌는 변형transformation의 과정을 통해 포용embrace이 만들어내는 자기재생과 내적 아름다움을 탐구한다. '있는 그대로 존재하는 것'을 사랑으로 '포용'하게 되면 단편적 사고('존재하는 모든 것들'과 자신이 분리되어 있다는 믿음)가 만드는 저주의 주문을 풀고 새로운 나로 다시 태어날 수 있다. 4장의 설명을 통해 상태-특이 효과(역주: 일시적으로 상태가 호전된 것처럼 **보이는 현상. 소마학습은 일반적인 접근법들과 달리 일시적 효과가 아니라 자기지속성을 유지하는 방법을 제시한다)** 의 일시성을 이해할 수 있을 것이다. 그리고 일시적 치유 효과를 주는 다른 접근법들과 소마학습의 통합적 접근을 통해 이루어지는 자기지속성과 자기재생 과정을 구별할 수 있게 될 것이다.

2부, "그대의 신체와 삶을 재구조화시켜라"에서는 소마명상somatic meditation의 핵심인 호흡에 대해 소개한다. 소마학습은 다양한 소마명상 기법을 활용하는 인지수련이다. 호흡은 수련 과정에서 길을 잃었을 때, 이를 자각하고 다시금 스스로를 인지할 수 있도록 길안내를 해주는 일차적인 도구이다.

7장의 "잠자리 수련"은 잠들기 전 의도intention를 세팅하고, 일어난 후 지구에 '뿌리내리기'를 할 수 있도록 에너지장을 만드는 수련이다. 하루 동안 겪은 일들을 그대로 방치한 채 잠자리에 드는 것보다, 자신의 모든 행동, 활동, 그리고 관계 주위에 명확한 '의도'로 에너지장을 형성하게 되면 삶이 조금 더 정합성coherence을 이루게 된다. 7장은 자율신경계를 이루는 교감신경계와 부교감신경계의 특징을 탐구하며 시작된다. 이를 통해 삶의 질과 웰빙을 단순한 방법으로 강력하게 증진시킬 수 있을 것이다.

8장의 "아침 수련"은 밤에 잠을 자며 몸을 충분히 쉬고, 배가 비워져 있어 마음이 상대적으로 고요한 아침에 하는 수련이다. 따라서 다른 어느 때의 수련보다 더 큰 효과를 볼 수 있다. 아침에 수련을 하면 몸 깊은 곳에서 재구조화가 일어나 온종일 열린 상태로 지낼 수 있다.

소마명상으로 하루를 시작하며 그날 일어나는 사건들에 '반사적'으로 반응하는 경향이 대폭 줄어들게 된다. 이렇게 '정렬'된 상태에서 생활하면 일을 조금 더 창조적으로 할 수 있고, 몸에 가해지는 위험을 예측할 수도 있다. 여러분이 반사적으로 생활할 때와 정렬된 상태로 살아갈 때의 차이를 인지할 수 있길 바란다. 한번 그 맛을 보면, 생존만을 위해 애써 무언가를 성취하려 자신을 긴장시키고 외부 환경 변화에 자동적으로 반응하던 태도를 멈추게 될 것이다. 아침 수련을 통해 하루를 시작하지 않으면 자신에 대한 '통제력'이 줄어든다. 따라서 다른 시간에 이를 보완하려면 더 많은 시간과 노력이 필요하다. 그렇다고 다른 시간에 수련할 수 없다는 말은 아니다. 언제 어느 때에도 수련을 통해 자신의 상태를 감지하고 더욱 더 정합적인 신체 기능을 유지할 수 있다. 생각과 행동이 표층에서 일어나는 사건이라면, 소마지성은 심층에서 발생한다. 이 둘이 하나로 '정렬'된다면 삶을 조금 더 즐겁고 행복하게 살아갈 수 있을 것이다.

3부, "언제 어디서나 할 수 있는 소마학습"에서는 말 그대로 언제 어디서나 할 수 있는 활용도 높은 소마명상 수련을 제시한다. 이 방법들을 배우게 되면 하루 종일 자기탐구를 지속해 나갈 수 있다. 처음엔 단순하게 보이는 수련이라도 매우 미묘하고 심오한 형태로 진보시킬 수 있다. 그리고 수련을 하면서 자신에게 가장 적합한 방법도 발견하게 될 것이다. 굳이 시간이 오래 걸리는 수련을 해야 할 필요는 없다. '인지'가 들어가면 한 호흡만으로도 긴장을 이완하고, 즐거움을 증진시키며, 자신을 재생시킬 수 있다.

12장 "자세 변화/패러다임 변화"에서는 한 자세에서 다른 자세로 바꾸는 법을 배운다. 대부분의 사람들은 자신의 몸을 감자 부대처럼 들어올리고 이동시켜 바닥에 내려놓으며 중력과 적대적인 관계로 움직인다. 불안정한 움직임은 무릎 관절 등에 엄청난 스트레스를 가한다. 가중된 부하를 지속적으로 받은 관절엔 결국 문제가 발생할 수밖에 없다. 여기서 제시하는 자세 변화 수련을 통해 부하가 걸리는 위험지대danger zone는 인지지대awareness zone로 변하게 된다. 물 흐르듯 우아하게 한 자세에서 다른 자세로 움직이는 법을 배우게 되면, 신체는 정렬되며 새로운 패러다임 변화가 일어난다. 다시 말해 중력과의 동맹 관계가 형성되어 구조와 기능이 통합되는 것이다.

4부, "심화 수련"에서는 자기촉진self-facilitation을 통해 수련을 확장시키는 통찰을 제공한다. 터치기법을 활용하면 몸을 이완시키는 피드백을 높일 수 있다. 터치를 통해 자기촉진하는 법을 배우게 되면 자신의 몸에서 일어나는 피드백을 증폭시킬 수 있을 뿐만 아니라 다른 사람이 자신의 '현존'을 확장시킬 수 있도록 도울 수도 있다. 결국엔 터치 없이 '인지' 만으로도 몸의 다른 부위의 감각을 느낄 수 있게 될 것이다. 우리 몸에는 직접적인 터치로 접근할 수 없는 부위가 있다. 하지만 터치기법을 받았을 때 느낌을 조율하여 '투명한 파트너'를 만들면 터치하기 힘든 부위도 얼마든지 촉진facilitation할 수 있다.

이 책을 처음으로 읽는다면 제시된 순서대로 수련할 것을 권한다. 각 장이 전개됨에 따라 차별화 수준이 점차로 높아진다. 따라서 소마명상의 설명을 순서대로 따라가다 보면 점차 차별화가 깊어지고 수련도 질적인 변형이 일어날 것이다. 다른 생명체들처럼 인체도 고정된 것이 아니다. 어떻게 바라보느냐에 따라 인간의 몸은 스스로 다른 모습을 드러낸다. 매일 수련을 통해 의식 상태가 달라지면 다른 몸을 '발견/발명'하게 될 것이다. 아주 짧은 시간에도 소마학습 수련을 즐길 수 있다. 언제 어디서나, 방 안에서나 밖에서나, 집이든 직장이든 상관없이 할 수 있는 것이 소마학습이다. 하루를 수련으로 시작한다면 깨어있는 의식으로 온종일 고요함을 누릴 수 있다.

이 책에는 '차별화' 기법이 단계적으로 제시되어 있다. 먼저 가장 기본적인 수련에서 시작해 복잡성과 미묘함이 조금씩 더해진다. 수련이 깊어짐에 따라 가능성은 무한히 열린다. 자신에게 과부하가 걸리지 않는 선에서 자기조율을 하며 새로운 '차별화'를 만들고 다양하게 응용해보길 권한다. 똑같은 것을 똑같이 반복하며 정체 상태에 빠지지 말라. 창조적으로 수련에 접근하면 똑같은 수련을 두 번 하는 일이 없을 것이다.

여러분이 발전함에 따라 수련도 깊어질 수 있도록 책을 구성하였다. 처음에는 책의 순서에 따라 그대로 해보는 것이 도움이 되겠지만, 나중엔 순서에 상관없이 수련해도 된다. 자신의 상황과 관심에 따라 수련 형태를 조절해보라. 처음 수련을 접할 때는 수련법에 대한 설명을 따르는 데에도 정신이 없을 것이다. 하지만 소마명상을 '마음으로' 받아들일 수 있게 되면 '현존'을 '기지'의 세계 너머로 확장시켜 매 순간 자신을 '재발견/재발명' 할 수 있게 될 것이다.

먼저 책 전체를 읽고 나서 자신에게 필요한 수련법, 설명, 그림을 취합하면 될 것이다. 소마명상에 대한 영어판 오디오/비디오 자료는 www.awakeningsomaticintelligence.com에서 확인할 수 있다.

이 책은 나무에 비유할 수 있다. 개념적인 설명은 이론적 구조를 제공해주며 나무의 몸통에 해당된다. 라그넬과 거웨인 같은 우화는 심미적인 아름다움과 풍부한 감수성을 전해준다. 이 둘은 나무의 심재와 변재(역주: 변재는 수분의 통로이며 나무의 생리적 기능을 담당하고, 심재는 나무 몸통 내부의 색이 짙은 부분으로 죽은 세포로 이루어져 있다)처럼 함께 성장하며 안정적인 구조를 만들어 나간다. 몸통에서 뻗어 나온 가지는 이 책에서 제시하는 다양한 영역을 나타낸다. 과학적 이론과 연구 성과, 시와 그림 자료, 소마학습을 통해 변형을 이룬 사람들의 이야기와 체험기들은 가지에 달린 잎사귀이다.

나무 아래에서 잎사귀로 덮인 윗부분을 바라보듯이 이 책을 읽어 보라.

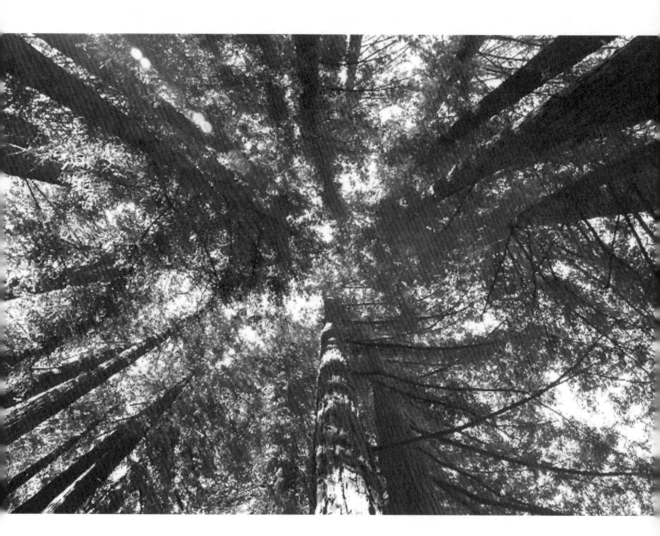

그러면 조금 다른 관점으로 독서 과정에 참여할 수 있을 것이다. 하지만 책을 활용하는 가장 좋은 방법은 이 새로운 학습법을 자신의 경험에 뿌리내리는 것이다. 소마명상은 자신 안에 잠들어 있는 소마지성을 깨우며 여기에 직접적이고도 즉각적인 연결성을 만드는 뿌리에 해당된다. 단지 참조 자료를 확보하기 위해 책을 읽지는 말라. 소마명상을 하면 '안에서 밖으로' 인지 확장이 일어나며 더 큰 차원의 나를 발견하게 된다. 그대 안의 고요함이 은은한 배경으로 작용해 의미 전체를 견지할 수 있도록 내버려 두어라. 이렇게 하면 '현존'을 위한 수련에 심미성이 부여될 것이다.

이 책은 소마지성을 깨우는 온전한 삶으로의 초대장이다.

여행을 즐겨라.

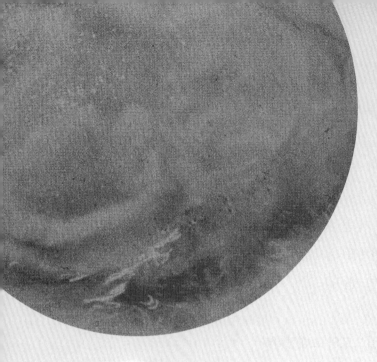

지난 30여 년 동안 전 세계에서 이루어진 의식의 본성에 관한 권위 있는 과학적 연구 성과에 따르면, 생각은 단순한 기계에서부터 말할 수 없을 만큼 복잡한 유기체에 이르기까지 모든 것들에 영향을 줄 수 있다고 한다. 이러한 과학적 증거는 인간의 생각과 의도가 실제로 세상을 변화시키는 놀랄 만한 힘을 지닌 '물리적인 그 무엇'이라는 것을 암시한다. 우리가 하는 모든 생각이 변형을 만들어 내는 힘과 에너지를 지니고 있다. 생각은 다른 사물에 영향을 주는 하나의 '사물'이다.

의식이 물질에 영향을 준다는 것이 이러한 연구의 핵심이다. 크고 가시적인 세계를 설명하는 고전 물리학과 극도로 미세한 세상을 연구하는 양자 물리학 사이의 양립하기 어려운 차이, 그 한복판에 이 생각이 놓여 있다. 고전 물리학과 양자 물리학 간의 차이는 물질의 속성과 영향을 받아 변화하는 방식에 따라 구분된다.

– 린 맥타가르트Lynn McTaggart

Part 1

네 안에 잠든 소마지성을 깨워라

원자를 구성하는 입자에서부터
우리의 세포, 조직, 신체를 포함한
모든 물질이 만들어졌다.
사실 이들은 물질이라기보다는 활동 패턴이다.

— 프리쵸프 카프라Fritjof Capra

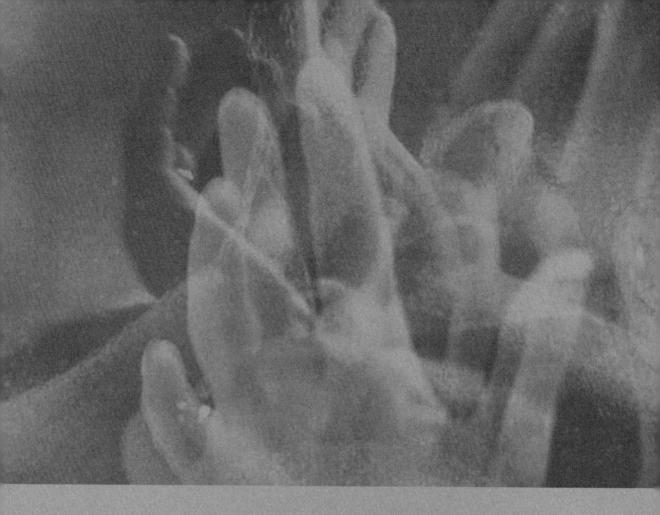

그대에게 주어진 드물고도 힘든 상황을

어떻게 버텨나가는가?

뼈 안에서 새벽이 시작된다네.[1]

– 리사 카파로

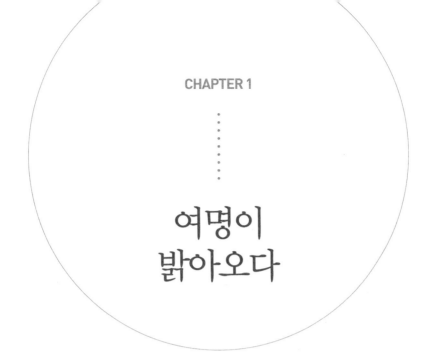

여명이
밝아오다

자유와 생명력을 최대로 누리고 싶은 사람, 주어진 대로 그냥저냥 살아가는 것이 아닌 창조적인 마음으로 자율성을 누리고, 열정어린 태도로 세상을 따스하게 바라보고자 하는 사람을 위해 이 책을 썼다. 바로 당신이 주인공이다.

아이러니하게도, 당신은 자신의 몸과 마음이 겪는 스트레스, 통증, 질병, 상처 그리고 외상과 같은 문제들을 해결해 보려고 이 책을 손에 들었을지도 모른다. 하지만 통증이야말로 사람들이 생명력 가득한 삶을 갈구하게 만드는 촉매다. 넓게 보면 인간이 겪는 모든 형태의 문제 상황이 축복이라고 할 수 있다. 괴로움 속에는 그대가 간절하게 찾는 선물이 내포되어 있는 것이다.

삼십 년이 넘도록, 나는 소마학습somatic learning을 가르쳐왔다. 이 기법은 소마지성 somatic intelligence을 일깨워 치유와 변형을 이루게 하는 혁신적인 접근법이다. 대부분의 사람들은 통증 때문에 나를 찾아온다. 의식적인 태도로 깊게 깨어있는 삶을 희망하며 찾아오는 것이 아니다. 그들은 상처로 괴로워하고, 몸의 구조가 틀어져서 생기는 문제, 또는 만성적인 질환을 앓고 있었다. 상실과 우울증 같은 슬픈 문제 상황에서 도움을 얻고자 내게 온 것이다. 하지만 이들은 내적으로 자신과 세상의 깊은 연결성을 찾고 싶어 했다. 나이가 들어가면서 겪게 되는 퇴행과 신체의 제한보다는 멋지게 성장할 수 있다는 가능성을 느끼고 싶어 하는 것이다. 어떤 이는 영혼의 성숙과 개인적인 진보에 관심을 가지고 있다. 하지만 이러한 것들이 최초에 그들을 움직여 나를 찾게 한 구동력이 아니었다. 그들이 원한 것은 통증에서 자유로워지는 것이었다.

당신이 어떠한 동기로 이 책을 읽든 여기서 제시하는 소마학습은 인지awareness를 통해 변형을 만드는 방법을 습득할 수 있게 도와줄 것이다. 이 방법은 긴장을 완화시키고 치유와 재생을 촉진한다. 그리고 그대의 삶이 지닌 우아함과 아름다움, 유쾌함을 일깨워줄 것이다. 소마지성은 당신을 치유해주고 자유와 생명력을 최대로 느낄 수 있게 각성시켜 준다. 그대 안에 내재한 소마지성이 깨어날수록 당신은 하늘(무한자, the Infinite)과 땅(지구, the Earth)에 깊게 연결되어 있음을 자각하게 될 것이다.

인간의 몸은 피드백 시스템을 활용해 놀라울 정도로 정교하고 생동감 넘치게 주변 환경에 반응하고 적응한다. 당신이 자신의 몸을 단지 '대상object'이나 사물로 대하지 않고, 지금 여기에 '현존現存'하는 '과정'으로 대한다면 몸이 들려주는 노래를 들을 수 있게 될 것이다. 이 때 그대의 몸은 음악이고, 악기이며, 연주자가 될 것이다.

움직임은 몸이 부르는 노래입니다. 그래요. 움직임이 발생하는

그 순간 노래가 흘러나옵니다. 중력 안에서 하체를 기반으로

상체의 자유로운 움직임이 생기고......

이게 바로 가볍게 움직일 수 있는 바탕이 됩니다.

몸은 움직임이라는 춤으로 자신을 표현합니다.

이 노래에 귀를 기울인다면 그 아름다움을 느낄 수 있답니다.

이는 자연스러운 일입니다. 인간은 행복할 때 노래를 부릅니다.

대양에서 파도가 출렁이듯 바로 그렇게 우리의 몸도 행복의 노래를 부릅니다.

– 반다 스카라벨리Vanda Scaravelli[2]

'Somatic'이라는 형용사는 고대 그리스어 'soma'에서 나왔다. 소마soma는 '몸'이라는 뜻이다. 영어에서 바디body는 대상object을 의미한다. 대상이란 바깥에서 관찰한 사물이라는 뜻이다. 다시 말해, 멀리서 '3자third-person가 바라본 그 무엇'이라는 의미가 '바디'라는 용어에 담겨있다. 내가 '바디' 대신 '소마'라는 용어를 사용하는 이유는 외부가 아닌 내부에서 느낄 수 있으며 안에서 밖으로 열려있는 인간의 삶 자체를 이야기하기 위해서다. 따라서 'somatic'이라는 단어에는 1자first-person, 지금 여기here-now, 체화된 지성embodied intelligence과 같은 의미가 내포되어 있다. 안에서 밖으로 내가 나 자신을 느끼고 이해해가는 과정을 'somatic'이라고 한다. 일정한 거리를 두고 '3자'가 관찰한 몸이 '바디'라면, '소마'는 거리감 없음no distance의 충만함 가운데 존재하는 몸을 뜻한다. 인간의 생각 체계는 이미지 레벨image level의 지도와 과정 레벨process level의 실재 세상을 잘 구분하지 못한다. 이러한 혼동이야말로 삶에 대한 모순된 이해를 만들어내는 근본적인 원인이다.[3,4]

체화體化가 그렇게도 중요한 까닭은 무엇인가? 그 이유는 바로, 인간의 배움이 피드백을 통해 이루어지기 때문이다. 우리는 이 피드백을 활용해 느끼고, 평가하고, 지적으로 반

응한다. 이 땅 위에 육체를 가지고 태어나 행하는 환경과의 피드백 자체가 인간에게 완벽한 배움의 장을 형성하는데, 이러한 피드백으로 인해 '대상'과 다른 나의 '정체성'을 찾게 되고, 무한한 의식을 지닌 '있는 그대로'의 나를 자각할 수 있게 된다. 이는 마른 땅에서 수영할 수 없는 것과 같은 이치다. 물이라는 저항이 있기 때문에 인간은 수영을 배울 수 있다. 지구의 중력장이 있기 때문에 땅이 우리를 떠받치는 감각을 느낄 수 있는 것과 동일하다. 소마지성은 그대가 상상할 수 있는 가장 정교한 피드백 시스템을 활용해 즉각적인 이해를 만들어낸다. 붓다는 이를 "몸을 통해 몸을 아는 것"이라고 표현했다. 이것이야말로 깨어있음의 네 가지 기반 중 하나이다.

두 갈래 길이 교차하는 그 순간을 인식할 수 있다면 우리는 아주 약간만 방향을 조절해도 원하는 길로 접어들 수 있다. I-80번과 I-580번 고속도로의 교차로에 접어들 때 조금만 부주의하면 한 시간 후에는 새크라멘토Sacramento나 샌프란시스코San Francisco 둘 중 한 곳에 가 있을 것이다. 교차로에서 행한 사소한 방향전환이 전혀 다른 목적지로 우리를 데리고 데리고 간다. 지나온 길이 멀수록 되돌리기 어렵다. 소마학습이 가치 있는 이유가 바로 여기에 있다. 소마학습은 실시간적인 피드백을 통해 우리의 인식을 변화시킨다. 이 자그마한 인식의 변화가 인생 경로를 바꾼다. 결과적으로 신체와 감정의 건강과 행복을 가져온다.

소마지성을 활용해 인생 경로에서 적절한 방향 설정을 하지 않는다면 원치 않았던 목적지에 도달한 후에야 잘못된 선택을 했다는 것을 깨닫게 될 것이다. 인간이 나이 들면서 겪게 되는 신체의 퇴행과 상처를 그대로 방치한다면 이 또한 마찬가지 결과를 가져온다. 우리는 태어날 때부터 가지고 나온 '바이오피드백 안내 시스템'을 깨워 고관절에 퇴행이 발생하거나 더 큰 질환으로 발전하기 전에 이를 조절할 수 있다. 팔과 다리에 생긴 문제도 마찬가지다. 이 책을 읽어가다 보면 소마학습을 통해 자기건강self-health을 증진시킨 놀라운 사례들을 만나게 될 것이다.[5]

종을 쳐라. 지금 울릴 수 있는 종을.

완벽한 순간은 없다네.

모든 것에는 틈이 있나니,

이 틈으로 빛이 스며든다네.

이 틈으로 빛이 스며든다네.

— 레오나르드 코헨Leonard Cohen

1. 나의 치유 여정: 고통을 넘어 자유와 생명력으로

소마학습과 소마지성의 힘을 소개하기 전에, 나 자신이 어떻게 이 치유의 여정을 걸어 왔는지 여러분과 함께 나누고 싶다.

소마학습은 특정한 책이나 스승에게 배운 것이 아니다. 나 자신의 신체와 의식적인 노력을 통해 체득한 것이다. 이 책을 통해 내가 체득한 그대로를 여러분에게 전달하려고 한다.

자신 안에 내재한 지혜와 신체 움직임에 주의 깊게 집중하려는 태도만으로도 온전함과 살아있음을 느낄 수 있다. 다른 스승이 꼭 필요한 것은 아니다. 놀라운 발견을 이끌었던 선각자들이 그랬던 것처럼 나의 이 여정도 '통증'으로부터 비롯되었다.

젊었을 때 나는 '바닥을 치는' 경험을 했는데, 이로 인해 내 삶은 급속도로 변화되었다. 당시 나는 정부지원을 받아 나바호족Navajo 거주지에 섬유예술(역주: 특수한 틀에 천연섬유나 합성섬유를 감거나 변형시켜 입체적인 작품을 만드는 예술)로 만든 건축물을 세우는 일을 하고 있었다. 입자가 가늘고 결이 고운 이판암은 드릴을 이용해 쉽게 작품을 만들 수 있는 재료였다. 하지만 우리가 작업하던 바위는 이판암이 아니라, 정말 단단한 바위였다. 당시 45kg 밖에 나가지 않던 내가 휴대용 압축 공기식 드릴로 이 견고한 바위를 뚫으려고 하니 몸이 마치 바람에 흔들리는 깃발처럼 펄럭였다. 이 과정에서 자궁내피임장치IUD가 망가져 자궁벽에 상처를 입게 되었다. 함께 작업하던 여섯 명의 제자들에게 불편을 주지 않으려고 통증을 참아가며 작업을 마치고 나서는 통증으로 꼼짝도 할 수 없게 되었다.

이 상처는 결국 염증으로 악화되어 임신을 할 수 없는 상황이 되었다. 자궁 내의 상처는 골반유착을 가져와 조금만 움직여도 자궁 내 조직이 찢겨 피가 났다. 걸어 다니는 것은 정말 참기 힘든 노동이 되었고 지속적인 통증으로 거의 침대에 누워 지내게 되었다. 상처를 방치하면 앞으로 절대 아이를 가질 수 없다며 의사는 '자궁절제술'을 해야 한다고 했다. 그렇지만 상처 부위를 열어서 확인하기 전에는 유착의 정도가 어느 정도인지 알 수 없다고 했다. 수술 후에도 자궁 내 출혈과 통증은 계속 있을 수 있다는 말까지 듣게 되었다.

통증이 생기면 그것을 억제하는 약을 복용하는 생활로 나는 정신이 하나도 없었다. 그래서 내 몸의 느낌을 멀리하려 했고, 거의 제대로 사고하기도 힘든 상황이 계속되었다. 약물을 장기간 복용하면 생기는 몽롱한 의식 상태가 지속되었고, 마치 물에 잠긴 것과 같은 끔찍한 상황에서 탈출해야만 했다. 내가 하는 작은 선택이 큰 결과를 가져올 수 있다는 사실을 알고 있었기에, 우선 수술은 피했다. 통증약을 먹지 않거나 줄이려는 노력만으로도 의식이 조금씩 안정되었다. 하지만 당시의 나는 통증을 없애고 끔찍한 수술을 하지 않을 수 있는 그 어떤 방법도 알고 있지 못했다.

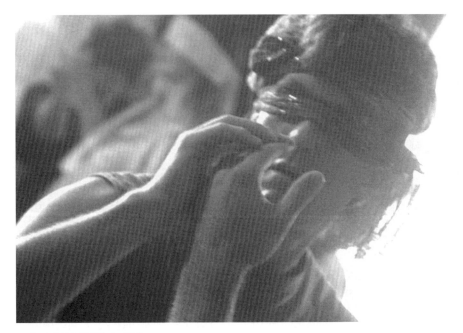

▲ 눈가리개를 활용한 소마명상

2. 눈을 감고 길을 찾다

이 사건이 있기 몇 년 전에 나는 맹인 학생들에게 그림을 그리고 조각하는 방법을 가르친 적이 있었다. 그 방법이 내가 통증을 통제하는 데 통찰을 제시했다. 내가 가르쳤던 학생들은 태어날 때부터 앞을 보지 못했거나 몇 명만이 세상이라는 곳에 대해 약간의 시각적인 기억을 가지고 있었다. 시각이 없는 이들이 어떻게 자신의 '팔'에 대한 경험을 할 수 있었을까? 난 이들에게 도움을 줄 수 있는 방법을 찾아야만 했다.

나는 먼저 눈가리개로 내 눈을 가리고 그들을 가르칠 수 있는 방법을 찾아보았다. 보이지 않는 세상에서 맹인 학생들이 어떻게 보는지 이해하는 것은 쉬운 일이 아니었다. 얼마 안 되어 나는 내가 세상을 이해하는 방법이 주로 시각임을 알 수 있었다. 어둠 속에 앉아서 내 머릿속에 기록된 이미지와 기억을 더듬고 있었던 것이다. 나는 기억 속에 있는 내 몸의 이미지를 나로 이해하고 있다는 것을 깨닫게 되었다. 이것은 마치 거울에 비친 이미지를 나로 착각하는 것과 별반 다름이 없었다. 머릿속에 시각 정보로 기억된 이미지가 아닌 실재하는 내 신체 시스템을 통해 세상을 느끼면서 나는 한 발 앞으로 나아가게 되었다. 시각 영역 밖에서 나를 경험하게 된 것이다. 예를 들어, 시각이 아닌 감각으로 내 '팔'을 느끼게 되면 그것은 더 이상 대상object이 아니다. 단지 머릿속에 기억된 팔의 이미지가 아닌 실시간으로 느껴지는 움직임 가운데 움직임movement within movement으로 내 팔을 인지하게 되는 것이다.

어느 날 나는 머리에 극심한 통증을 느끼며 깨어났다. 하지만 어디에서 그 통증이 비롯되는지 알 수 없었다. 이러한 통증에도 불구하고 눈가리개로 생활하는 것을 계속해나갔다. 얼마 후 나는 고동치는 움직임을 느낄 수 있었다. 하지만 이를 느껴보려고 하자 고동치며 두근거리는 느낌의 형태가 변하기 시작했다. 점차 약한 요동으로 바뀐 것이다. 계속해서 느낌에 집중하자 점차 그 강도가 줄어들며 결국엔 파도가 밀려가듯 줄어들기 시작했다. 이에 따라 머릿속의 통증도 줄어들었다. 하지만 이번에는 머리의 극심한 통증이 줄어든 대신 칼로 가볍게 찌르는 통증이 왼쪽 눈과 귀에서 느껴졌다. 이 날카로운 통증에 감각을 열고 느껴보려고 하니 또 다시 그 모양이 일정한 파동 형태로 바뀌었다. 마침내 이 파동 형태의 통증도 사라졌다. 조금 더 추적해 들어가자 입 왼쪽 아랫부분에 위치한 단 하나의 이빨에서부터 통증이 시작되는 것을 느낄 수 있었다. 내가 감각을 집중하고, 몸 전체를 열고, 이리저리 의식을 이동시킴에 따라 통증 파동 또한 움직임 경로를 따라 움직이고 있었다. 마침내 이빨 사이의 통증마저 모두 사라지게 되었다.

이때까지 나는 눈가리개를 하고 겪은 경험과 인간의 인지 사이에 어떠한 연관이 있다는 생각을 하지 못했다. 하지만 머리의 통증이 사라지는 체험을 하면서 나의 경험이 잠재적으로 통증 치유에 영향을 미친다는 것은 알 수 있었다. 그래도 여전히 왜 이런 현상이 일어나는지는 이해하지 못했지만 '움직임 가운데 움직임'을 내부에서부터 느끼게 되면서 엄청난 자유와 생명력을 감지할 수 있게 되었다.

상대적으로 고정되고 단단한 것처럼 보이던 나의 몸이 사실은 서로 연계되어 움직인다는 것을 깨닫고 깜짝 놀랐다. 내 몸에서 느껴지던 통증은 그 모양과 강도, 리듬과 파동을 이리저리 변화시키다가 사라졌는데 이러한 움직임들은 정말 다양하게 나타났다. 때로 그 움직임은 불안정하고 혼돈스러웠고, 때로는 오케스트라 연주처럼 질서정연하고 일관된 흐름이 있었다. 나는 곧 내 감각이 이렇게 다르게 퍼져 나오는 리듬에 동조되는 것을 느낄 수 있었고 이에 따라 움직임은 좀 더 조화를 이루게 되었다. 마치 오케스트라가 연주를 하기 전 악기를 조율하면서 불협화음을 내지만 이는 곧 멋진 연주가 시작됨을 알리는 신호와도 같은 것처럼 말이다.

『빛이 있었다There Was Light』라는 책을 저술한 쟈크루세린Jacques Lusseyran은 매우 심오한 감수성을 지닌 사람이다. 그는 내가 경험한 것과 비슷한 소마인지somatic awareness에 대해 〈눈감고 하는 접촉경험The Experience of Touch in Blindness〉이라는 제목의 장에서 다음과 같이 표현하고 있다.

> 눈을 뜬 채 바라보면 내 손가락은 딱딱하고 그 끝은 반쯤 죽어 있고,
> 물건을 집어 올리는 용도 외에는 별 쓸모가 없어 보였다. 하지만 이제 나의
> 손가락들은 하나하나 자신의 길을 나아가기 시작했다. 각자 독립적으로
> 사물을 탐구하고, 그 용도를 변화시키고, 가볍고 무거움을 느끼게 되었다.

> 대부분의 사물이 한 지점에 고정되어 있는 것이 아니기 때문에 손가락
> 하나하나가 방해받지 않고 움직이는 것은 엄청나게 중요한 일이다.

죽어 있는 것처럼 보이는 돌조차도 살아 있었다. 이들은 진동하고 꿈틀댄다. 내 손가락은 이러한 진동을 명확하게 느낀다. 손가락 자체에도 진동이 있으며 이러한 진동이 멈추면 그 즉시 사물을 만지는 감각 자체도 줄어들었다. 하지만 내 안에서 흘러나오는 교감신경의 진동을 통해 대상에게로 나아가면 내 손은 사물을 바로 인지한다.

움직임보다 더 중요한 것은 압력이다. 압력을 주지 않고 테이블을 만지면, 나는 단지 그것이 거기에 있다는 사실만을 알 뿐이다. 눈을 감은 상태에서 사물을 만지려고 한다면 압력을 주어야 한다. 놀라운 일은 내가 가하는 이러한 압력에 테이블이 응답한다는 것이다. 눈가리개를 하고 무언가를 인지하려면 내가 사물에게로 나아가야 한다고 여겼지만 내 생각과는 반대로 그들이 나에게로 다가왔다. 반걸음도 나아가기 전에 우주가 나의 의도에 동조해 움직이기 시작하는 것이다.

눈을 감고 둥그런 사과를 들어 올리면 처음엔 내 손이 무거운 건지 사과가 무거운 건지 알기 어렵다. 심지어 내가 사과를 만지는 건지 사과가 나를 만지는 건지도 알 수 없다. 내가 사과의 일부가 되어갈수록, 사과 또한 나의 일부가 되었다. 이런 방식으로 나는 점차 사물의 '존재'를 이해하기 시작했다.[6]

침대에 꼼짝없이 누워 몸 내부의 통증에 시달리는 대신, 맹인 제자들을 가르쳤던 경험을 반추해보았다. 내가 그 수업을 통해 얻었던 교훈을 통해 이 통증을 탈출할 통로를 찾을 수 있을 것만 같았다. 그래서 통증을 피하려고 발버둥 치는 대신, 통증감각 안에서 그 통증을 느껴보았다. 이 과정에서 통증이 고정되거나 변할 수 없는 그 어떤 것이 아니라는 사실을 깨달았다. 오히려 내 몸의 조직과 기관을 통해 퍼져나가는 율동을 느끼게 된 것이다.

내가 신체 조직을 통해 전달되는 움직임을 느껴보려 하자, 그 움직임 또한 느끼려고 하는 나에게 반응하기 시작했다. 이것은 나무가 태양 빛에 반응하는 것과 같다. 형상과 구조를 지닌 대상이 무한한 인지의 빛에 마음을 여는 것이다. 공간이 나에게로 열리면서 난 더 이상 통증이 나에게 가하는 압력을 느낄 수 없게 되었다. 마침내 이 모든 통증은 줄어들었다. 나는 더 이상 나를 딱딱한 '바디'로 느끼지 않고, '움직임 가운데 움직임'으로 느끼게 되었다.

하지만 침대에서 일어나 움직이려 하자, 통증과 출혈이 또 다시 찾아왔다. 이를 통해 나는 편히 쉬는 자세에서 경험했던 유동성을 움직이면서도 느낄 수 있도록 '학습'해야 한다는 것을 깨달았다. 이 과정을 이해하기 위해 나 자신을 관찰하는 연습을 하면서 나는 통증과 이에 연관된 감각들을 피드백으로 활용하는 법을 익힐 수 있었다. 이로 인해 의식이 세포 집단을 실시간으로 구조화 하는 하는 것을 느낄 수 있게 되었다.

나는 습관 중에서 끊임없이 몸을 긴장시키는 요소를 찾아냈다. 이 긴장 습관이 내 삶에서 다양한 형태로 모양을 바꿔가며 나를 괴롭히고 있었다. 이러한 긴장, 또는 수축 현상이 처음에는 나를 보호하고 도움을 주기 위해 발생했었을 수도 있다. 하지만 당시의 나에겐 오히려 해를 끼치고 있었다. 내가 이러한 현상에 열린 상태가 될수록 통증을 흘려보내는 능력이 인위적인 '노력'이라기보다는 오히려 무언가 더 큰 존재와의 연결성을 통해 확보됨을 알게 되었다. 정말 나에게 도움이 되는 태도는 과거에서부터 쌓아왔던 나에 대한 제한된 이미지, 습관, 조건화 그 너머에 있었다. 이 무한함 속에서는 그 위도, 그 아래도 없다는 것을 그리고 그 어떤 타인도 없다는 것을 알게 되었다. 이 온전함wholeness이 스스로를 새롭게 만드는 통일된 움직임만이 존재하고 있었다. 나중에 나는 이러한 경험을 키싱백 kissing back, 또는 현존presencing으로 부르기 시작했다.

3. 현존이 주는 치유력

스스로를 새롭게 느끼는 법을 배우기 위해서는 단지 인식을 조금만 바꾸면 된다. 이것만으로도 나의 의식 상태를 변화시킬 수 있었고 질병의 진행도 막을 수 있었다. 몸의 변화를 느낀 것이 전부가 아니었다. 내 몸 전체의 실질적인 기능이 변화하기 시작했던 것이다. 내 몸을 작동시키는 시스템 전체가 다르게 기능하기 시작하며 치유와 재생이 일어났다. 이로 인해 통증을 탈출해 평안을 찾은 것은 물론 새로운 삶의 방식이 생겨나기 시작했다. 나 자신을 소마로 느끼는 능력으로 인해 치유와 재생이 일어난 것은, 과정 레벨에서 보면 인지의 생명력이 용솟음치며 완벽한 치유를 만들어내는 것과 같았다.

얼마 후 나는 다시 생리를 시작하게 되었다. 그리고 일 년 후에는 자연 임신을 하게 되었으며 임신이라는 축복이 주는 놀라운 경험을 하며 집에서 황홀한 출산을 하게 되었다. 나중에 나는 내가 배운 것을 사람들에게 가르치기 시작했다. 이 방법은 누구나 자신을 변화, 변형시키는 자기지속self-sustaining 학습이다.

내가 겪은 트라우마를 다른 누구도 겪지 않기를 바란다. 그리고 이제야 하는 말이지만 내 문제 상황을 탈출해 이렇게 이야기할 수 있음을 진심으로 감사한다. 내가 익힌 것은 단지 질병을 치유하는 것에 국한되지 않는다. 나의 치유 여정은 나에게 하나의 전환점이 되었으며, 완전히 새로운 존재로 거듭나는 문이었다. 당신이 이 책을 읽어가는 과정에서, 나는 지속적으로 당신이 갖고 태어난 당연한 권리를 상기시킬 것이다. 상상 이상의 정교하고 섬세한 피드백 시스템을 그대는 이미 지닌 채로 이 땅에 태어났다.

당신의 몸이 시간이 갈수록 둘러싼 환경과 시간이 가하는 충격으로 망가져가는 기계라는 생각을 버려라. 지금 이 순간 최상으로 조율된 학습 환경에서 있는 그대로의 흐름을 느끼고 움직이는 법을 배우고 익힐 수 있는 '몸'을 지니고 있다는 것을 기억하라. 인지의 힘에 반응하며 살아서 끊임없이 변화하는 몸이야말로 변화를 창조하는 학습의 핵심적인 요소이다. 깨어있음의 체화를 통해 지금까지 '자신'이라고 믿어왔던 한계 그리고 현실의 탄탄한 기반이라고 믿어왔던 제약을 벗어나 완전히 새로운 '현실'을 발견하고 창조할 수 있다. 이렇게 새롭게 개발된 신체 기능으로 인해 자기감지self-sensing, 자기구조화self-organization, 자기재생self-renewing을 가능하게 하는 있는 그대로의 놀라운 '나 자신'이 깨어 나게 된다. 소마학습Somatic Learning을 통해 우리는 제한된 상황을 뛰어 넘어 새로운 가능 성의 세계를 발명invent하고 발견discover할 수 있다.

내가 스스로를 치유해 왔던 과정은 매우 깊이 있는 것이었다. 나는 이 경험을 다른 사 람들과 함께 공유함으로써 소마지성이 일으키는 치유와 깨어있음에 대한 놀라운 가능성 을 발견할 수 있었다. 내가 발견한 것은 우리의 경험 체계를 변형시켜주어 생명력 그 자체 를 상승시키는 인지의 역할에 대한 것이다. 인지의 힘이 가지는 이런 결정적인 역할은 단 일한 측면에 국한되지 않는다. 일상적인 생활에서부터 명상이나 요가 그리고 사람들 사이 의 대화에도 이 방법을 활용할 수 있다. 이 힘은 우리 몸의 전기화학적이고 신경근적인 변 화에 반영되며, 지각, 사고, 행동, 기억, 환경과의 상호작용 등 다양한 영역에 영향을 미친 다.[7] 나는 소마지성에 대한 통찰이 다음과 같은 영역에서 일하는 사람들에게 특별히 더 큰 도움이 될 수 있다고 생각한다.

- 소마 심리요법가
- 다양한 분야의 수기요법 전문가
- 명상, 요가 전문가
- 무용동작치료 전문가

- 대화법으로 사회를 치유하는 전문가
- 시인
- 작가
- 공연가

소마지성을 활용한다면 이러한 분야에서 활동하는 사람들이 유의미한 결과를 창출하 는 데 큰 도움을 받을 수 있다. 그리고 소마지성이 가져오는 통찰은 이 모든 분야의 깊이 를 증진시키는 원리로 작용한다. 내가 소마학습을 가르치면서 발견한 것은 누구든지 자신의 현존, 즉 자신의 '생성 과정'에 참여할 수 있으며 그로 인해 치유와 변형을 이룰 수 있다는 것이다. 통증을 피하려 하고, 우리의 약함을 그 무엇으로 보상compensation하며, 한계 상황과 트라우마에 적응adaptation하는 것은 자신을 위축되게 한다. 하지만 정확히 이와 반대되는 결과를 이룰 수 있다. 우리는 주어진 환경을 활용해 상상 이상으로 더 큰 내가 될 수 있도록 열린 상태가 될 수 있다. 내가 가르친 수많은 학생들이 이를 증명하고 있다. 우리는 깨어있음이 주는 놀라운 선물로 우리의 삶 자체를 개혁할 수 있다. 이 책을 읽어가면서 당신은 소마학습으로 도움을 받은 사람들이 하는 이야기를 들을 수 있을 것이다. 이들의 말은 '길 없는 길' 위에 뿌려진 빵조각처럼 당신에게 영감을 불어넣을 것이다. 그리고 그대가 겪고 있는 통증과 당연시하고 있는 제한이 사라지게 되면 다음과 같은 질문이 순차적으로 따라올 것이다.

내 삶의 즐거움을 증진시키기 위해 무엇을 할 수 있을까? 인지를 조금만 바꾸어도 그토록 심오한 변화가 생기며 이로 인해 더 이상 이전과 같은 신체, 이전과 같은 환경에서 살지 않아도 된다는 것이 정말 가능한 일인가? 만일 우리의 건강과 자유에서 가장 중요한 변화를 이루게 만드는 요소가 동일한 것이라면, 그리고 자유가 특정한 노력이나 의지 없이도 가능하다면 어떤 일을 할 것인가?

소마학습은 실질적인 변화와 심오함 사이에 있는 교차점이다. 소마학습을 통해 그대의 내적지성innate intelligence은 더욱 깊게 정렬될 것이다. 자기감지self-sensing, 자기구조화self-organizing, 자기재생self-renewing은 소마지성의 세 가지 근본적인 특징이다. 이들이 기능함으로써 자기지속성self-sustainable의 새로운 질서로 나아가게 된다.

레리 Larry 이야기:
가족 치유

내 목뼈 중 세 개의 척추 마디가 붕괴되고 두 개의 디스크에 문제가 생겼으며, 주변 신경이 압박받아 팔에 통증과 무감각 현상이 지속되고 있었다. 이건 아마 과도한 운동습관 때문일 것이다. 난 수상스키 마니아인데 이 운동은 뼈 전체에 엄청난 압력을 가한다. 스노우스키를 타다 갈비뼈가 세 개나 부러지고 폐가 붕괴된 일도 어느 정도 이에 영향을 미쳤을 것이다.

난 두 명의 재활의학과 전문의에게 찾아갔는데 그들은 각기 다른 두 명의 정형외과의사에게 나를 넘겼다. 나를 진단한 정형외과 의사들은 붕괴된 척추 마디를 하나로 융합시키는 수술을 하지 않으면 팔을 사용하지 못할 수도 있다고 진단했다. 수술을 한다면, 우선 내 몸 앞쪽을 벌리게 된다. 흉곽을 열고 식도를 옆으로 밀어낸 후 한 쌍의 스테인리스 금속으로 해당 척추 마디 사이에 박아 넣는다. 이 과정에서 내 몸 다른 부위에서 뼈를 적출해 와서 이 사이 공간에 넣어 붕괴된 척추를 융합시킨다. 이 모든 작업이 끝나면 쇠심으로 고정하고 마무리한다. 운이 좋으면 다시 말을 하고 생활하는 데 큰 문제가 없게 되지만 이렇게 척추를 융합한 후에는 융합한 부위 좌우 양쪽에 더 큰 압력이 가해지고 목의 유연성은 떨어질 수밖에 없다. 필연적으로 수술 후유증이 따른다. 별로 훌륭한 방법이라는 느낌은 안 들었지만 내 팔을 움직일 수 있기 위해서 더 나은 방법도 없어 보였다.

그러던 어느 날 내가 사장으로 있는 하이테크 기업의 컨설턴트를 만나게 되었다. 그는 내가 목에 보조기를 차고 있지 않으니까 목이 괜찮으냐고 물었다. 나는 "전혀 그렇지 않다. 오히려 반대다. 이제 수술하러 갈 예정이다. 목에 보조기 차는 것도 못할 짓이다. 전혀 도움이 안 된다"하고 불퉁스럽게 대답했다. 그러자 그는 수술받기 전에 카포라 박사를 찾아가 보라고 권했고, 나는 그렇게 했다.

카포라 박사에게 몇 회의 세션을 받은 후 팔은 훨씬 좋아졌다. 움직임이 놀랍도록 향상된 것이다. 세션을 계속 받으면서 아침에 일어났을 때, 그리고 저녁에 잠자리에 들기 전에 박사가 가르쳐준 '서서 앞으로 몸 기울이기'와 '급속 척추 이완법'이라는 기법을 지속해나갔다. 얼마 안 가서 팔의 감각은 모두 다 돌아왔고 다시는 수술을 받지 않아도 될 정도로 회복되었다. 가끔씩 경주용 차를 운전할 때면 목에 다시 문제가 발생해 저린 감각이 되살아나곤 했지만 나는 바로 카포라 박사에게 찾아가 세션을 받고 두 가지 기법을 시행한 후 원래대로 회복되었다.

난 카포라 박사가 내 아내에게도 도움이 될 수 있을 거라는 생각이 들었다. 아내는 학교 선생님인데 몇 년째 두통을 앓고 있었다. 아이러니한 것은, 아내는 개인 트레이너까지 고용해서 날씬한 몸매와 건강을 유지하려고 지속적으로 노력하고 있었다는 것이다. 이러한 노력에도 불구하고 그녀의 만성 두통은 악화되기만 했다. 하지만 아내가 카포라 박사를 만나고 얼마 지나지 않아 그녀의 습관적인 움직임을 교정할 수 있었다. 척추의 신장을 통해 몸의 상태가 개선되었고 인지운동을 통해 두통을 완전히 없앨 수 있었다.

아내와 나는 이번엔 척추증으로 인한 통증으로 학교 수업에 집중하기 어려워하던 딸을 카포라 박사에게 데려가기로 결심했다. 또 다시 우리는 기적 같은 결과를 만나게 되었다.

몇 년간 O자 다리로 고생하며 보조기를 차고 다니던 다른 딸아이도 카포라 박사의 세션을 받게 했다. 이전에 딸에게 보조기를 채워 준 것은 전혀 도움이 되지 못했다. 다리 교정을 위해 피겨스케이트도 몇 년 시켜봤지만 그것도 그다지 큰 도움이 되지 못했다. 하지만 박사의 세션을 한 번 받고 나서 딸은 눈에 띄는 발전을 이루었다. 딸의 다리뿐만 아니라 허리에도 치유가 일어났다.

나는 수 년 간 여러 사람에게 소마학습을 추천했는데 그들 대부분이 이 기법을 통해 자신의 건강을 회복하는 모습을 볼 수 있었다.

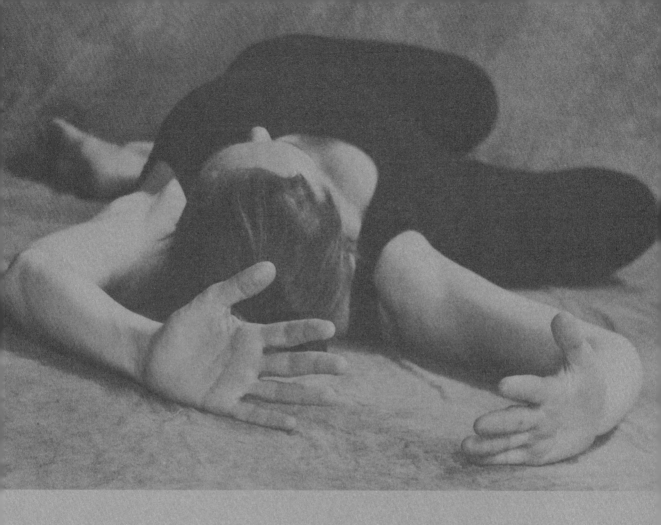

자신을 비추는 빛이 되라.

– 붓다의 마지막 말

CHAPTER 2

. . . .

소마학습의
원리

수련practice을 '특정한 기술이나 결과를 얻는 과정'으로 볼 수 있지만 이 정의는 매우 협소하다. 이 책에서 말하는 수련은 시간을 들여 무언가를 성취하려고 노력하는 것이 아니라, 오히려 결과 수준result level에서 시작하는 행위이다. 다시 말해, 우리의 지성intelligence이 지금 여기now here에서 활용 가능한 것이라는 의미가 수련이라는 단어에 담겨있다. 우리는 단지 '잠겨드는' 법을 배워 스스로를 드러내기만 하면 된다. 이 지성의 표현expression이 어떤 것이든지 '지금 여기'에서 온 존재가 참여하는 것이 수련이다.

온전한 체화embodiment란 자신을 통해 표출되는 것이 무엇이든 이를 감싸 안기 때문에 어떤 면에서 '궁극의 수련'이라고 할 수 있다. 우리가 무한의 존재를 마시게drink in 되면, 현존이 이루어지며, 광대한 공간성spaciousness을 확보하게 된다. 이를 통해 우리의 존재 전체가 다른 모든 존재들 사이에 스며있는 '의식'과 하나로 결합하게 되는데 이를 키싱백

kissing back이라고 부른다. 이러한 '키싱백'이 일어나면 진정한 향기가 흘러넘치게 되어 사랑의 참 빛으로 이루어진 공간을 가득 채우게 된다. 나의 호흡, 나의 뼈, 나의 피처럼 친밀한 연인을 껴안듯 무한자를 감싸 안는 것, 그리고 이러한 포용 능력을 깊게 하는 것이야말로 황홀한 수련ecstatic practice이라고 할 수 있다.

비이원적 인지nondual awareness는 삶의 모든 순간 속으로 스며들 수 있다. '비이원적'이란 단어는 둘로 나눠진 것이 아니라 참된 친밀감, 통합성이 있다는 뜻이다. 이 말은 '이원성', '분리', '다중성'과 대비된다. 분리되지 않았을 때 오히려 명료하게 드러난다.

소마지성을 활용하면 삶의 자기지속성을 유지해주는 따뜻한 마음, 평화 그리고 행복에 의식이 깨어있게 된다. 이 책의 차별화된 부분은 '깨어있음의 체화'를 통해 치유를 만들어내는 방법을 제공한다는 점이다. 소마학습은 통증, 스트레스, 트라우마, 심지어는 노화 문제까지 도움을 주어 삶의 변화를 이루게 해주는 매우 체계적인 접근법이다. 이 책은 그대의 내면세계 안내 시스템인 소마지성을 활용해 제한된 인식으로 조건화된 경험체계를 넘어 탐험을 계속할 수 있게 해주는 나침반이다.

전통적인 의학은 요통환자의 문제를 해결하기 위해 기계적인 운동, 수술, 약물 등을 활용한다. 이러한 접근법들을 통해 통증으로 인한 불쾌한 감각을 감소시키려 한다. 하지만 소마학습 관점에서는 오히려 불쾌한 감각을 피드백 요소로 활용한다. 개방적인 학습 시스템을 활용해, 조금 더 자기인지, 자기구조화를 이룰 수 있게 만든다. 이로써 신체의 구조와 기능이 변화하게 된다. 유쾌하지 못한 압박감이 풀리고 신체 시스템 전체가 자연치유, 자기재생의 방향으로 조율되면서 신체를 고정fixation시키고 있던 요소들이 제거된다. 이러한 과정은 처음부터 '결과 수준'에서 진행된다. 그대가 더 큰 자유와 더 큰 생명력을 체화하게 될수록 걷기, 달리기, 구부리기, 들어올리기 등과 같이 일상적인 모든 움직임이 제한과 고정 없이 이루어진다.

요통처럼 흔한 문제들은 말 그대로 '위험한 기회'이다. 통증이 신체에게는 위협을 가하는 사건이지만, 이 통증을 피드백 요소로 활용하면 '무한한 지성'의 외적인 표현인 '현존'을 깊게 만들 수 있다.

소마학습은 특정한 가르침, 방법론 또는 전통을 따르지 않는다. 오히려 붓다가 이야기한 것처럼 소마지성의 체화와 표현을 통해 여러분 스스로 '자신을 비추는 빛'이 될 수 있게 한다. 그대 안에 이미 '경계 없는 지성'이 함께 하고 있으며 이 친밀한 생명의 춤 속에서 그대와 무한자는 하나이다. 소마학습은 '그대에 대한' 것이 아니다. 그대의 가장 깊숙한 내면에서 느껴지는 감각 안에서 '개인'이란 존재하지 않는다. 무無를 제외하고, 무한자 안에서 일어나는 모든 일들은 서로가 연계되어 있으며 '체화'라는 독특한 방법을 통해서 감지될 수 있다.

> 이전에는 이와 같은 것을 만져보지도 못했다오.[1]
>
> – 리사 카파로의 시 '잠의 장막Veils of Sleep'에서

여기서는 과학, 심리학, 그리고 영적인 수행 등 다양한 분야에서 이루어진 연구와 개념들을 통합해 변화의 과정을 맹목적인 형태가 아닌 좀 더 타당한 모습으로 제시할 것이다. '체화된 깨어있음', '차별화', '현존', '고유수용감각', '내재감각', '신경가소성', '학습-습관화 사이클' 등과 같은 개념의 근본 원리를 이해함으로써 이 책에서 제공하는 수련을 활용할 수 있는 개념적인 기반을 구축하게 되면 통증, 스트레스, 노화를 넘어 행복, 사랑, 건강한 장수로 나아갈 수 있다.

소마학습을 가르칠 때 나는 소마명상에서부터 시작해 점차 과학적인 근거를 탐구할 수 있도록 유도한다. 이 과정에서 나는 언제나 내 학생들이 자신의 직접적인 경험을 참조할 수 있게 한다. 하지만 책을 통해 이를 전할 때는 정반대의 경로를 따를 수밖에 없을 것 같다.

이 책의 앞부분에서 제시하는 개념들이 비록 난해하게 느껴지더라도 결과적으로 이러한 학습이 실제 수련 과정에서 그대의 체화를 깊게 하는 데 이바지 할것이다. 그리고 복잡한 개념들을 소개하면서도 이러한 개념들이 어떻게 당신의 직접적인 경험을 이해하는 데 도움을 줄 수 있는지 지속적으로 상기시킬 예정이다.

우리가 사용하는 언어 구조 자체가 '주체/객체' 형태로 되어있기 때문에 비이원적 관점에 대해 설명한다는 것 자체가 난해한 작업이다. 내가 설명하는 원리들 또한 제한된 언어를 통해 전달된다. 하지만 기지既知의 차원이 아닌 미지未知의 차원, 그리고 유위有爲의 차원이 아닌 무위無爲의 차원을 그대에게 전달하려 한다는 것을 알아주기 바란다.

이 책을 읽어가면서 때론 혼돈스러울 수도 있다. 하지만 이런 경우 판단을 보류하고, 의미를 애써 파악하려는 노력을 내려놓음으로써 일어나는 일들을 있는 그대로 믿기 바란다. 처음엔 이상하게 느껴지고 합리적인 판단이 어려울 수도 있다. 하지만 현존現存하기 위해서는 집착을 내려놓고, 이완되고 호기심 가득한 상태로 미지의 차원에서 살아가야 한다. 예를 들어, 누군가 당신의 손 위에 꽃을 올려놓았다고 가정해보자. 꽃의 아름다움을 만끽하기 위해서는 손을 펴고 있어야 한다. 만약 손을 오므려 꽃을 꾹 누르면 이 아름다운 선물을 잃게 될 것이다. 당신이 꽃을 이해하고, 또 꽃이 당신을 이해하는 열린 대화를 원한다면 손을 펴고 있어야 한다. 마찬가지로 당신의 몸과 마음이 보내는 진동을 느끼며, 마음이 무언가를 감싸려는 유위의 투쟁을 내려놓고 열린 상태가 되어야 한다. 이러한 태도가 바로 진실한 대자연의 실체를 직접적으로 인지하는 문을 열어줄 것이다.

> 그대 자신의 본질을 알고자 한다면 그대 스스로 알아내야 한다.
>
> 그 어떤 대단한 존재를 통한다 해도 불가능한 일이다.
>
> 그대의 본질을 드러내줄 수 있는 그 어떤 권위도 존재하지 않는다.
>
> – 크리슈나무르티Krishnamurti[2]

1. 신경가소성

우리의 몸과 마음에 걸린 조건화를 풀고 변형을 이루게 해주는 것이 바로 주의 깊은 인지이기 때문에, 우리는 이러한 인지력을 높이는 기술과 수련법을 최대한 섬세하게 개발시켜야 한다.

신경가소성Neuroplasticity에 대한 최근 연구는 "마음으로 뇌를 변화시킬 수 있다"라는 명제를 증명하고 있다. 연구에서는 이러한 변화가 단기효과뿐만 아니라 장기적이고 지속적인 변화를 가져올 수도 있다고 전한다.

캐나다의 유명한 심리학자인 도날드 헵Donald Hebb에 의하면 "신호전달을 함께 시작한 신경들은 하나로 묶이며 집단화된다"고 한다.[3] 우리 마음이 어떻게 내가 속한 삶의 환경과 사건들에 반응하느냐에 따라, 뇌의 고차원적 통합 능력이 변화를 만들어내는 형태가 달라진다는 뜻이다. 신경회로가 개선될수록 소마지성을 표현하고 체화시키는 신경기능 자체가 증진될 수 있다. 또 다른 연구는 인지의 변화가 몸과 마음의 변화를 최적으로 기능하게 한다는 것을 보여준다. 이는 진화의 방향이 생존surviving에서 번영thriving으로 이루어졌음을 암시한다.

최근 연구에 따르면 명상 수련법이 신체적, 정신적인 측면뿐만 아니라 일상적으로 이루어지는 인간관계에도 심오한 변화를 가져온다는 것을 알 수 있다.
명상을 통해 심혈관계, 내분비계 그리고 면역계 기능이 개선되었다.
또한 연민, 동정심 등과 같은 인간관계에 필요한 감정도 개선된 것처럼 보인다.
판단을 내려놓고 지금 이 순간에 집중하는 능력을 높이면
몸과 마음의 웰빙뿐만 아니라 정신적인 면도 개발된다.

– 다니엘 시겔Daniel J. Siegel, MD[4]

인간은 약 35억 년 진화의 산물이다. 진화생리학자들은 인간이 만족감보다는 두려움에 더 쉽게 자극받는다고 말한다. 잠재적인 위험을 파악하기 위해 바짝 긴장하는 태도는 엄청난 생리학적 이득을 준다. 인간은 두려움을 매우 잘 감지한다. 이런 능력이 우리를 위험한 상황에서 깨어있게 해준다. 하지만 이 두려움이 지나치면 분노와 스트레스로 발전한다. 인간은 자신을 위협하는 자극을 놓치게 된다면 전혀 살아갈 수 없을지도 모른다.

최근 연구에서는 인간이 책임감, 자유 같은 덕목보다 무기력과 절망에 더 쉽게 빠진다는 결과를 내놓는다. 이러한 인간의 속성은 우리의 몸과 마음이 행복, 사랑, 체화된 기쁨, 생명력 가득한 상태에서 통합된 채로 '현존'하기 어렵게 만든다. 하지만 연구를 통해 신경 네트워크를 조금 더 긍정적인 방향으로 자극할수록 이를 점점 더 강화시킬 수 있다는 것도 알게 되었다. 따라서 우리의 뇌를 '기쁨 상태'로 조율할 수 있게 된다면, 행복한 모습으로 살아갈 수 있을 것이다.

2. 깨어있음을 체화시켜라

> 연구에 따르면 자신의 몸을 더 많이 인지할수록 MRI 상에서 뇌의
> 섬엽insula이 더 밝게 빛나는 것으로 나타났다. 섬엽이 활동적인 사람일수록
> 다른 사람에게 더 많은 연민을 지니게 되는데,
> 이것이 바로 동정심과 사랑, 친절함의 기반이 된다.
>
> — 릭 핸슨, 리차드 멘디우스 박사Drs. Rick Hanson and Richard Mendius[5]

섬엽은 신체의 내부 상태를 인지하는데 관여하는 뇌의 중요한 부분이다. 소마지성을 일깨우는 것은 이 부위를 활성화시키는 데 매우 긍정적인 영향을 주게 될 것이다.

핸슨 박사와 멘디우스 박사가 섬엽과 거울뉴런mirror neurons이 어떻게 연민이라는 감정에 관여하는지 밝혀놓은 다음 글을 읽는다면 도움이 될 것이다.

무언가 깊은 감정의 요동을 겪고 있는 사람을 보게 된다면
당신 뇌의 섬엽에 있는 동일한 감정 세포가 이에 반응하게 된다.
이러한 방식으로 다른 사람이 겪는 감정을 당신 또한 겪게 된다.
당신이 다른 사람을 보면서 느낀 감정을 형성하는 데 관여하는 뉴런의
약 10퍼센트가 당신의 내부 감정을 형성하는 데에도 관여하는 것처럼 보인다.[6]

이러한 연구가 인간의 감성적인 측면, 집단지성과 연관 행동, 그리고 사회 구성원들 사이에서 이루어지는 신경생물학적인 현상에 명백한 타당성을 부여한다. 소마지성을 일깨우는 작업은, 따라서 실질적이고 지속적이며 깊이 있는 변화를 이끌어 낸다는 것이 이러한 뇌과학 연구 성과를 통해 명료하게 제시되고 있다.

우리 몸의 내부 상태를 인지하는 내재감각interoception과 연민의 감정, 면역기능, 그리고 웰빙을 느끼는 정도 사이에는 밀접한 연관성이 존재한다. 핸슨 박사와 멘디우스 박사의 말을 더 들어보자.

명상을 하면 우리의 뇌는 행복한 상태가 되며 이를
지속하게 된다. 이때 시상과 뇌간에서는 행복을 느끼게 하는 호르몬인
옥시토신, 그리고 도파민과 노르에피네프린 같은 신경전달물질이
분비되어 뇌의 다른 부위에 전달된다.

명상 상태에서 마음은 뇌와 동반 상승작용을 일으키며

도달하고자 하는 목적지인 '긍정적인 내적 상태'를 구축하는 데

이바지한다. 이것은 마치 당신이 뇌를 훈련시켜 점차 행복으로

이끄는 것과 같다.[7]

3. 체화가 주는 선물

어떻게 하면 삶의 행복과 즐거움을 증진시킬 수 있을까? 사람들은 행복이 밖에서 오는 것이라고 생각한다. 다른 사람과 사물이 우리에게 행복을 가져다준다고 여기는 것이다. 내가 여기에서 이야기하는 것은 '인지' 안에서 발생하는 사건들이다. 우리는 숨을 쉴 때마다 무한자를 받아들인다. 모든 별들, 그리고 알려진 우주의 모든 것들이 지금 우리가 쉬는 호흡에 기여하고 있다.

크게 숨을 들이쉬고 그 숨의 맛을 느껴보라. 무슨 일이 일어나는가? 감각을 당신과 무한자가 융합되어 있는 공간으로 확장시켜 보라. 숨이 조금 더 '맛있게' 느껴지는가?

현존이란 '축복받은 자'로 남는 것이다. 이는 마치 고양이가 자신의 몸을 훑어주는 손길에 기대는 것과 비슷하다. 기쁨에 겨운 고양이가 그르렁 거리는 소리를 내는 것을 들을 수 있듯이, 무한자에게 기댈 때 여러분의 감각은 좀 더 깊어진다.

소마학습을 통해 당신은 자신의 삶에 새롭게 참여하는 방식을 배울 수 있다. 이를 통해 체화가 주는 선물을 받아들이게 되면 내가 진정 누구인지 하는 문제에 깨어있을 수 있게 된다. 그리고 우리의 몸을 단지 대상으로 보는 것이 아니라 '공간성의 체화'로 보게 될 것이다. 우리의 삶은 지금 여기서 꽃을 피우고 있는 것이다.

여기서 제시하는 수련은 이러한 순간을 맛보는 하나의 방편이다. 현재 일어나는 것들

을 느끼며, 우리의 감각을 확장하는 법을 배우고, 무한자에 기대고 이를 맛보는 것이 수련이다.

우리가 이미 알고 있는 세계의 경계를 느끼게 되면, 이 경계를 넘어서 현존을 확장하고 무한한 열림을 수용할 수 있게 된다.

이는 마치 사원의 종소리를 따라가는 것과 같다. 종의 진동이 미치는 곳까지 당신의 청각도 확장된다. 명상하고 있는 곳 주위에 있는 나무와 풀 너머로 감각이 확장되어 장미가 시듬불과 바위가 구르는 언덕을 넘어갈 수 있다. 일상적으로 이미 알고 있는 한계를 넘어 당신의 현존이 확장되면 무한히 열린 상태가 된다. 소리가 끝나고 침묵이 시작되는 언어 너머의 세계까지 말이다. 이때에 '경계 없는 의식' 또한 당신과 함께 할 것이다.

매튜 샌포드Matthew Sanford는 13세 때 사고로 전신마비를 앓았던 남성이다. 소마지성을 일깨우는 수련을 통해 효과를 본 뒤 남긴 그의 글은 이 기법의 유용성을 멋지게 소개하고 있다.

내 안에서 느껴지는 에너지를 믿기까지 엄청난 노력이 필요했다. 내 다리를 보면... 수의적인 움직임, 근육의 긴장, 다리의 굴곡. 이런 것들을 상실했는데, 그렇다면 도대체 남은 게 뭘까? 저기에 테이블이 놓여있듯이 내 다리 또한 이곳에 놓여있다. 물리적으로는 이미 정지된 상태로 존재하고 있다. 그런데 무슨 일이 일어난 거지? 내가 경험하고 있는 이 새로운 형태의 감각은 무얼까? 정상적인 감각은 아닌 것 같다.

이 감각은 즉각적으로 반응하지 않는다. 예를 들어 손으로 내 다리를 꼬집으면 충격파가 바로 뇌로 전달되는 것이 아니다. 사실 내 다리는 자신을 둘러싸고 있는 바지의 질감, 양말의 부드러움 따위엔 전혀 관심이 없다. 대신 뭔가 웅웅거리는 에너지 잡음을 내보낸다. 이 잡음은 마치 우리가 피곤한 하루를 마치고 침대에 몸을 뉘었을 때 느껴지는 그런 웅웅거림과 비슷하다.

때로 이 잡음은 그 강도가 세지고, 어떤 때는 찌르는 느낌으로도 전달된다. 다리의 온도가 차가워지면 그 '색깔'을 바꾸는 것처럼 느껴지기도 한다. 더욱이 내가 귀기울여 들으려 하는 정도에 직접적인 영향을 받는다. 명상을 통해 집중력을 높이면 그 강도는 더 높아진다. 하지만 사람들과 이야기를 나누고 나면, 마치 락콘서트의 시끄러운 소음이 대화를 못하게 만들듯, 내 안에서 들리는 이 웅웅거리는 느낌은 저만치 물러난다.

에너지 잡음은 지속적으로 진동하고 움직이며 이리저리 퍼져나간다. 이는 내 신체 상태가 변화하는 것과 연관성을 지니고 있다. 예를 들어, 내 방광에 오줌이 가득 차 그걸 비워내야 할 필요가 있을 때면 요동치는 느낌으로 다가온다. 고열이 생겨 신체 시스템에 통증이 발생하면 스파크가 이는 느낌이다.

내가 요가 자세를 취할 때면 이 에너지 잡음은 내 마음 상태에 반응한다는 사실이 매우 중요하다. 내 신체가 바르게 정렬될수록 그 소리는 커진다. 반면 마음이 닿지 않는 신체 부위는 뭔가 '암흑' 상태에 빠져있는 것 같다.

내가 진심을 다해 들으려고 하면, 난 움직임 이전에 존재하는 것을 들을 수 있다. 하지마비로 인해 내 다리와 몸통을 둘러싼 외층의 감각은 사라졌다. 노력이나 특정한 행위 이전에, 나의 의지로 세상에 나오기 전에 존재했던 것만이 지금 나에게 남아있다.

나는 아티쵸크artichoke(역주: 지중해 연안이 원산지. 엉겅퀴 과의 다년초로 꽃봉오리는 그 육질이 담백하고 영양가가 풍부해 식용 또는 약용으로 이용됨. 잎을 한 장 씩 벗겨내며 먹는다. 중간의 연한 부위를 artichoke heart라고 한다. 채식주의자들이 선호)의 운명과 내 몸이 비슷하다는 느낌을 받는다. 녹색 잎 한 장을 벗긴 후 또 한 장을 벗겨가며 먹는 아티쵸크처럼 근육 한층 한 층이 벗겨지면 최초의 고요함을 간직한 내 심장만이 남는다.

열세 살 때 얻은 사고는 나에게 무언가를 선사했다. 아티쵸크의 심장과 같이 내면에 현존하는 의식을 조금 더 직접적으로 만나게 된 것이다. 비록 정상적인 일상생활이란 게 나에게는 어딘가 멀리 떠나있는 것처럼 보이지만, 나는 더욱 더 강력한 내적 통찰을 얻게 되었다. [8]

물리적이든 아니면 또 다른 그 무엇이든 그대에게 한계처럼 보이는 것을 '선물'로 받아들이게 되면 당신은 '현재'와 온전하게 마주친 것이다. 내면에 잠든 소마지성을 깨우게 되면 그대의 현존은 그 차원을 확장해 존재하는 모든 것과 양자결맞음quantum coherence(역주: **미시 세계에서 일어나는 양자적 차원의 한 현상**)을 이루며 우주의 공동창조에 더불어 참여하는 존재co-creative participant가 된다.

하지만 소마지성을 깨우는 일을 어디서부터 시작하면 좋을까? 경계 없는 공간을 받아들이고 이를 감지하는 데 호흡만한 것이 없다. 호흡이야말로 즉각적인 경험을 만드는 시작점이다.

우리가 깨어있음을 체화하게 되면 '무한자', 또는 '비이원적 인지'가 우리의 직접적인 경험에 뿌리내리게 된다. 이때에 감각, 느낌, 사고 같은 우리의 경험을 이루는 요소들은 '조건화되지 않음', '상호 상승'을 일으키는 요소로 감지된다.

오래된 선禪의 경전들을 보면 그 모서리에 작은 배가 그려져 있다. 이 배는 무한자를 향해 가는 도구이다. 우리가 이미지image 또는 대상object을 현실의 기반으로 여기지만 이런 것들은 존재의 변형을 향해 가는 작은 배와 같이, 단지 도구일 뿐이다.

유기적인 몸이라는 이 놀랍도록 정교한 피드백 시스템을 통해 체화가 주는 선물을 받아들이게 된다면 그대는 자연스럽고도 기분 좋은 웰빙을 누리게 될 것이다. 소마지성이란 그대 안에 이미 존재하는 지혜이다. 자기감지, 자기구조화, 자기재생이 소마지성을 구성하는 요소이다. 깨어있음이 체화될수록 이러한 지혜는 명료해진다. 깨어있음을 체화시키면 자유가 물결치는 공간 안에 온전히 살아있는 존재로 현존한다. 결국 즐거움을 누릴 수 있게 하는 완벽한 학습 환경이 구축된다.

4. 고유수용감각

고유수용감각은 '나 자신을 느끼는 감각'이다. 우리의 고유수용감각 시스템으로는 세 가지 형태의 정보가 들어온다. 첫째가 운동감각kinesthesia이다. 이 감각에는 우리 몸 전체의 근골격계로부터 전달되는 움직임 정보뿐만 아니라 통증, 공간 안에서의 방향, 시간의 추이, 그리고 리듬 등이 포함된다. 둘째가 내장피드백visceral feedback이다. 이 감각은 내장기가 받는 다양한 형태의 압력 신호의 집합이다. 귓속의 달팽이관은 공간 속에서의 위치와 균형에 대한 감각을 담당한다. 이를 미로/전정피드백Labyrinthin/Vestibuar feedback이라고 하며 고유수용감각을 이루는 세 번째 요소이다.

> 그 시작점부터, 양수에서 형태가 나타나기 이전부터, 움직임이 생긴다.
> 자궁에서 유영하는 태아에게 있어 감각과 인지의 발달은 움직임의 발달과
> 분리해서 일어나는 것이 아니다.
>
> — 루이스 스타인만Louse Steinman[9]

생리학에서는 고유수용감각을 '고유수용기를 통해 받아들인 정보를 느끼고, 평가하고, 반응하는 능력'으로 정의한다. 고유수용기는 근육, 관절, 그리고 인대 조직에 위치한 신경이다. 이 신경들은 뇌와 끊임없이 정보를 교환하면서 우리 몸의 움직임, 위치, 긴장 상태

를 감지한다. 바깥세상의 정보를 받아들이는 오감과 달리 고유수용감각은 우리의 내부 세계에 대한 정보를 받아들이는 여섯 번째 감각이다.

물리학자인 데이빗봄David Bohm은 고유수용감각 지성proprioceptive intelligence이라는 표현으로 자기감지, 자기교정, 자기조직화 하는 인지의 최고 상태를 표현한다. 이 상태에서는 우리의 모든 지성이 통합된 형태로 기능하며 삶의 변화하는 상황에 합리적으로 관여한다.

반대로 우리가 시각 정보에만 전적으로 의존하게 되면 눈에 보이는 모습 그대로를 삼차원 세계의 실체로 착각하기 쉽다. 예를 들어, 인간은 1미터 떨어진 곳에 있는 일들을 거울을 통해 보면 그것이 지금 눈앞에서 일어나는 것으로 착각한다. 소마지성의 통합 기능이 없다면 우리는 제한된 '자기 정체성'을 가질 수밖에 없다. 이미지로 제한된 세상 밖에서 살아가는 진정으로 커다란 나를 축소하게 되는 것이다. 안에서 밖으로, 경계 없는 삶 그 자체를 느끼며 자유와 생명력 가득하게 살아가는 것이 우리네 삶이다. 지금 여기서 거품처럼 몽글대고, 축포를 터트리며, 꽃을 피우는 의식이 바로 당신이다.

소마학습을 수련할 때조차 사람들은 시각 정보에 의존하곤 한다. 고유수용감각을 통해 내부에서 감지되는 그대로를 느끼는 것이 아니라, 밖에서 보이는 자신의 이미지를 안으로 투사시키며 수련을 한다. 이러한 태도는 몸과 마음에 대한 단편적인 이해를 가져온다. 그리고 이러한 이미지로 인해 다양한 문제 상황이 발생한다.

매튜 샌포드의 이야기를 조금 더 들어보자.

4가지 요가 동작을 하는 것만으로도 충분히 흥미로운 일이 일어났다. 내 몸은 비록 하지마비 상태이지만 겉으로 보기엔 정확한 요가 동작을 취하고 있다. 바닥에 앉아 손으로 다리를 움직여 양 발바닥을 붙이고 앉는다. 그 다음 손으로 발목을 잡고 상체를 세운다. 겉모습은 볼만한다. 이 '나비자세'를 스냅 사진으로 찍어서 다른 수련생들의 동작과 비교해보면, 어쨌든 겉모양은 비슷하게 보인다. 나도 얼마든지 이런 동작들을 할 수 있다.

대부분의 수련생들이 이렇게 완벽한 동작을 취하는 것을 요가의 핵심으로 생각하지만 이는 착각이다. 물리적으로 완벽한 동작을 취하는 것은 신체를 의도한 모양으로 정렬시켜 외형을 그럴듯하게 만드는 것일 뿐이다. 이는 실내 체조나 곡예와 흡사하다.

마비된 하체로 인해 이러한 동작을 하게 되면 나도 똑같은 한계에 맞닥뜨리게 된다. 내가 나비자세를 하려고 하면 상체 근육이 먼저 움직이며 긴장된다. 하지만 하체는 아주 고요하다. 다리를 펴고 구부리는 과정에서 균형이 바뀌면, 이것이 나에게 뭔가 힌트를 제공한다. 이때의 내 인지는 주로 바깥에서 안으로 진행된다.

이 느낌은 마치 전신 거울 속에서 나를 보는 것과 비슷하다. 바깥에서 거울에 비친 자신을 보면 그 모습에 시선이 고정되어 '내부'에서 느껴지는 나와의 연결성을 잃게 된다. 다리를 펼 때의 감각을 느끼지 못하는데 다리를 펴고 있는 나의 모습을 발견하면 깜짝 놀란다.

무릎이 펴질 때 느껴지는 감각을 느끼지 못하고 단지 거울에 비친 자신의 모습만을 보며 살아간다고 상상해보라. 이게 하지마비를 가진 사람들이 느끼는 것과 비슷할 것이다. 내가 요가 동작을 할 때 나의 하체는 단지 하나의 이미지일 뿐이다. 하지만 무언가 변했다. 요가 동작을 할 때 내부에서의 감지 수단을 얻었다. 근육을 수축하지 않고도 삼차원적인 깊이로 이런 일이 가능해졌다. 에너지 감각이 깨어난 것은 마비되지 않은 상체만이 아니다. 마비되어 침묵을 지키던 내 하체에도 무언가 심오한 일이 일어났다. [10]

루세린Lussyran과 샌포드Sanford의 이야기는 장애disablility(이 주제에 대해서는 5장에서 스핀드리프트Spindrift의 연구를 소개하며 더 깊게 탐구할 것이다)를 겪는 상황에서도 그 어둠을 밝힐 수 있음을 감동적으로 보여준다. 깨달음enlightenment이나 고유수용감각의 빛proprioceptive illumination(이 개념은 2장 뒷부분에 좀 더 자세히 기술되어 있다)은 소마지성이 깨어나는 것을 나타내는 표현이다. 소마지성이 깨어나 빛을 발하면 가능성의 신세계로 가는 문이 열린다. 자기감지, 자기조직화, 자기재생의 멋진 세상으로 인도하는 문이 '지금 여기' 열려있다.

5. 새로운 생물학

생물학자들은 인지 또는 내부 의식을 현실의 일차원인primary causative reality으로 이해하기 시작했다. 유전자가 현재의 우리를 만든 결정적인 요인이라고 믿는 것이 '오래된' 생물학이라면 '새로운' 생물학은 이를 반박하는 연구를 내놓는다.

브루스 립톤Bruce Lipton의 연구는 이 분야의 첨단에 서 있다. 새로운 생물학에는 후성유전학Epigenetics이라는 영역이 있다. 이 분야의 연구에 따르면 인지와 믿음이 주된 요인으로 작용하며, 이에 자극 받은 유전자가 현재의 우리를 만드는 데 영향을 준다고 한다. 다시 말해, 유전자가 인간의 결정적 요인이 아니라 단지 하나의 지표에 불과하다는 것이다. [11]

새로운 생물학은 인간이 '의미를 창출하는' 존재라고 주장하는 인식론 기반의 과학epistemological science이다. 이 분야는 인간이 '현실'에 의미를 부여할 뿐만 아니라, 우리가 인지하는 현실 세계를 창조하는 데 직접적으로 관여하는 의미-창출자meaning-maker라고 이야기 한다.

브루스 립톤은 『믿음의 생물학The Biology of Belief』이라는 책을 통해 믿음이 어떻게 우리의 생물학적인 몸을 형성하는지 잘 보여준다. 그의 몇 가지 사례는 내가 제시하는 수련에 타당성을 부여한다.

인도에서는 코끼리가 크게 자라기 전에 다리를 작은 밧줄로 묶어 나무나 기둥에 메어 놓는다. 이 어린 코끼리는 처음에 묶인 밧줄을 풀려고 발버둥치지만 이러한 노력이 성과를 내지 못한다는 것을 깨닫고 며칠 후엔 탈출을 포기한다. 이제 이 코끼리의 머릿속에는 "밧줄이 다리에 묶여 있으면 벗어날 수 없다"는 믿음이 각인된다. 이 코끼리는 성장한 후에도 프로그램 된 믿음을 계속 지니게 된다. 다 큰 코끼리는 밧줄이 묶인 나무와 기둥을 넘어뜨리고 심지어 그 밧줄을 끊을 수도 있다. 하지만 밧줄이 다리에 묶이는 순간 이를 벗어나려는 노력 자체를 하지 않게 되는 것이다.

인간도 어린 시절 무의식에 이 코끼리 다리의 밧줄과 같은 요소가 프로그램된다. 5세에서 6세까지 인간의 두뇌는 주로 세타, 델타, 알파 상태에서 작동한다. 이는 최면상태에 가깝다. 의식적으로 사고하는 것이 아니라 프로그램을 그대로 흡수하는 데 적합한 상태이다. 코끼리처럼 인간도 어린 시절에 프로그램된 것이 나이 들어 더 이상 쓸모없는 기억이 되어서도 그대로 작동하며 의식과 끊임없이 충돌을 일으킨다.

> 과거는 죽지 않았다. 사실, 그것은 더 이상 과거가 아니다.
>
> — 노벨상 수상자, 윌리암 폴크너William Faulkner —

여기서 기억해야 할 점은 마음의 의식 영역이 우리 뇌의 극히 일부인 전전두엽pre-frontal cortex을 주로 활용한다는 것이다. 이 부위는 초당 약 40비트의 정보밖에 처리하지 못한다. 반면에 마음의 무의식 영역은 뇌의 나머지 부위를 모두 활용해 초당 약 4천만 비트의 정보를 처리하게 된다. 즉, 무의식은 의식보다 초당 약 100만 배 이상의 정보를 더 처리한다는 것을 알 수 있다. 이러한 사실은 왜 무의식 층에 프로그램된 정보가 우리의 삶과 신체에 더 강력한 영향력을 발휘하는지 잘 설명해준다.

립톤은 또 다른 예를 들어 이러한 일들이 어떻게 작용하는지 설명한다. 아마도 많은 사람들이 무대 위의 최면술사가 누군가를 최면 상태에 빠지게 하는 것을 보았을 것이다. 최면술사는 피시술자에게 탁자 위의 물 컵이 1톤의 무게라고 암시를 걸고 나서 그 물 컵을 들어보라고 지시한다. 아무리 애를 써서 물 컵을 들어 올리려고 해도 암시받은 사람은 물 컵을 들어 올리지 못한다. 이러한 최면에 걸리게 되면 물 컵을 들어 올리는 데 관여하는 근육들이 작동하면서 반대 방향에서 저항하는 근육도 함께 작동하게 된다. 물 컵이 어마어마하게 무겁다는 믿음이 이러한 결과를 만들어 낸 것이다. 이 사람의 무의식에 각인된 믿음이 그에 적합한 현실을 창조하며 복잡한 행동으로 나타난 것이다. 그 결과 물 컵을 들어 올리려는 근육과 이 근육에 저항하는 근육이 등척성수축isometric contraction을 이루어 물 컵을 조금도 움직이지 못하게 만든다.

이와 마찬가지로, 우리가 지닌 믿음은 그것이 어떤 종류의 것이라 할지라도 이에 맞는 생물학적 구조를 만들어낸다. 따라서 우리는 의식적인 사고를 하기 이전에 프로그램 되었던 제한된 믿음을 벗겨 내야만 한다. 현재 내가 지니고 있는 의식적인 사고와 의도에 합당한 형태로 우리의 믿음을 개선시키고, 발전시켜야 하는 것이다.

● 오래된 패러다임

대다수의 사람들이 어려서, 또는 어머니 뱃속에서 나오기 전후 일련의 트라우마를 경험하게 된다. 이 트라우마는 독특한 믿음 패턴을 두뇌에 각인시킨다. 우리의 뇌에 각인된 대부분의 프로그램은 집단적인 믿음에서 비롯된다. 다수의 사람들이 '현실'이라고 동의하는 패러다임이 이러한 프로그램에 영향을 미친다. 지금도 여전히 우리 발을 묶고 있는 밧줄 역할을 하는 믿음은 다음과 같은 것들이다.

1. 인간은 상대적으로 고정된 대상object이다.
2. 인간은 다른 것들과 분리되어 있다.
3. 중력은 애써 극복해야 할 힘이다.

이러한 믿음은 아리스토텔레스 논리와 뉴턴 물리학에서 파생된 과학적 패러다임의 산물이다. 환원주의, 물질주의, 결정론이 바로 이러한 믿음의 구성 요소들이다. 하지만 20세기 후반에 들어서면서 과학자들과 철학자들은 양자 물리학과 전체론 철학에 기반을 둔 새로운 패러다임을 제시하였다.

● 새로운 패러다임

이 새로운 패러다임은 오래된 패러다임과 비교해 좀 더 합리적으로 보인다. 우리에게 힘을 불어넣는 믿음은 다음과 같은 것들이다.

1. 인간은 자기감지, 자기조직화, 자기재생을 하는 에너지체energy being로 기능한다.
2. 인간은 존재하는 모든 것들과 서로 연결되어 있다.
3. 중력은 우리의 습관화된 긴장 패턴을 감지하고 여기서 자유로워질 수 있는 기회를 제공한다.

소마학습은 소마지성을 일깨워 깨어있음mindfulness을 우리의 삶에 체화embodiment시키는 데 최적화된 방법론이다. 이를 통해 우리 마음의 의식과 무의식이 서로 열린 대화를 하게 된다. 이 대화는 지금 여기서 우리 내면의 고요함을 느끼게 해주고 오래된 믿음을 갱신하게 해준다.

우리의 몸과 마음이 중력장 안에서 피드백 하는 것을 감지하게 되면, 자신을 제한하고 있던 오래된 믿음이 아닌 새로운 믿음으로 살아가는 법을 배울 수 있다. 오래된 프로그램은 지워지고, 습관화된 긴장은 이완되어 좀 더 생명력 있고 통합된 기능으로 발전하게 된다. 소마명상은 자기 자신에 대해 고차원적이고 차별화된 책임의식을 갖게 한다. 이는 소마학습의 특징인 자기감지, 자기구조화(자기교정), 자기재생이 만들어내는 진보된 능력이다.

6. 현존: 무한자를 체화시켜라

오래된 프로그램을 지우고 미지의 세계에서 살아가는 법을 배우게 되면 무한자가 우리에게 드러난다. 우리는 이를 느낌으로 알 수 있다. 미지의 세계에서 살아가며 이를 체화하는 과정을 나는 현존presencing이라고 부른다.

우리가 무한자에게 열려 있다면, 호흡을 할 때마다 무한자가 자유롭게, 그리고 별다른 노력 없이 우리에게 들어옴을 느낄 수 있다. 우리는 기쁨과 흥미로움의 물결을 타고 그것을 마시게 된다.

무한자와의 소통은 단순한 현상 유지가 아니라 변형이 따른다. 나는 이를 두 개의 서로 다른 강물이 만나 하나로 합쳐져 새로운 흐름을 형성하는 것에 비유하곤 한다. 따로 흐르던 강물이 만나 이전에 존재했던 것과는 완전히 다른 새로운 흐름이 생겨나는 것이다. 이렇게 새로워진 삶은 소마지성의 세 속성인 자기감지, 자기구조화, 자기재생을 이룬다.

오직 그대의 직접적인 경험을 통해 나온 것만이 모든 것을 변화시키는 힘을 지닌다. 그대의 '몸'과 '세상'은 그대의 경험 안에 존재한다. 일반적으로 사람들은 자신의 경험이 몸과 세상 안에서 일어난다고 잘못 생각하고 있다. 이 경험을 어떻게 열린 형태로 받아들이느냐가 현재 당신의 구조, 감각, 화학적인 상태, 감정, 사고, 기억 그리고 행동을 변화시킨다. 이것을 생성의 생물학biology of becoming이라고 부른다.

'현존'과 '차별화'는 소마학습의 핵심이 되는 두 요소이며, 애써서 행할 필요가 없는 것들이다. 사실 이 둘은 '이곳'과 '저곳'이 분리되지 않음을 명확히 보여주는 '과정'이다.

인간을 단지 '이미지/대상'으로 간주하게 되면 이러한 제한된 경험 안에서 우리는 무언가를 성취하기 위해 더 열심히, 더 긴장하며 추구追求하게 된다. 이러한 행위가 진실로 무용無用한 것임을 자각하며 인위적인 '추구'를 멈추게 되면 깊은 내면에서 울리는 소리를 들을 수 있는 문이 열리게 된다.

깊어진 내면과 소마지성(지금-여기, 모두-함께, 거리-없음을 느끼고, 감지하고, 알아채는 지성)을 통해 우리의 현존은 우리에게 익숙한 한계의 세상을 넘어 새로운 의식 차원으로 확장된다.

움직임은 우리가 느끼는 방식에 반응한다. 양자 역학에서 이야기 하듯이 자연은 관찰하는 방식에 따라 자신을 드러낸다. 빛이 좋은 예이다. 빛은 파동이며 입자다. 어떤 방식의 실험을 하느냐에 따라 빛은 입자로도 보이고 파동으로도 보인다.

이와 마찬가지로 '깨어있음의 체화' 과정에서 받아들이는 것들은 우리가 그것을 어떻게 인지하느냐에 따라 즉각적으로 피드백을 이룬다.

인간의 신체 기능은 우리의 의식 상태를 반영한다. 소마명상의 아름다움은 이러한 피드백을 통해 드러난다. 우리는 우리의 사고와 의식 상태가 어떻게 신체 반응으로 나타나는지 확인할 수 있다. 명상 상태에 빠진 사람들이라 할지라도 꼬리에 꼬리를 물고 나타나는 생각의 미로에 빠질 수 있다. 애써 무언가를 하려는 노력이 오히려 길을 잃게 만든다. 상대적으로 고정된 대상 수준의 신체object-level body가 만들어 내는 한계의 덫에 쉽게 붙들릴 수 있다.

빛이 한 점에 모이듯 두려움은 우리가 알고 있어야 한다고 여기며

우리를 안전하게 지켜 준다고 '생각'하는 것, 우리에게 진리의 느낌을 선사하는 것,

우리가 생각한 대로 세상이 유지되어야 한다는 형태로 사고를 협소하게 만든다.

인간은 자신이 익혀온 언어를 통해 인식의 장 또는 프레임을 형성한다.

이 프레임이 우리의 감각을 무디게 하고 '알 수 있는 것'을 '안다고 생각'하는

틀 안에 가둔다. 신경계에는 복잡한 세상을 그럴듯하게 구조화 시키는

'인식 기계cognitive contraptions'가 있어 우리가 창조해 낸

바로 그 구조 안에 자신을 가둔다.

–다니엘 시겔Daniel J. Siegel, MD[12]

제한된 의식이 만들어내는 문제를 억지로 수정하려고 하는 행위는 그게 어떠한 것이든 오히려 그 문제를 고착시키는 요소로 작용한다. 문제가 형성되는 수준에서 그 문제에 접근하는 태도는, 문제를 지닌 삼차원적인 '대상/바디'가 비록 상대적으로 고착의 정도가 덜하다 할지라도, 결과적으로는 그 문제의 복잡성을 증가시킨다. 아인슈타인Einstein은 이를 다음과 같은 말로 지적한다.

우리가 마주치는 문제를 그 문제가 형성된 시점의

사고 수준으로 풀기란 불가능하다.[13]

소마학습은 문제를 해결하는 접근법이 아니다. 문제를 해결하려고 애쓰는 것은 최초에 발생한 문제에서 파생된 단편성을 오히려 더욱 고착固着시키게 된다. 소마학습은 '깨어있음'을 다룬다. 우리는 '인지'를 통해 겉으로 드러난 문제의 밑에 놓여 있는 생각과 느낌의

과정, 즉 의식 상태에 빛을 비출 수 있다. 이 빛은 의식층과 무의식층 모두에 전해진다.

소마학습은 깨어있음을 체화시키는 자연스러운 과정이다. 깨어있음이 체화되어 생동감 넘치는 '지성'을 노라Nora와 제임스 오슈만James Oschman은 '진동하는 메시지가 시연하는 최고의 교향악'이라고 표현한다. 그들이 말하는 연속체 대화 모델Continuum Communication Model에는 다음과 같은 메시지가 내포되어 있다.

유기체는 국소적인 부위에서 일어나는 일들을 다른 부위에서도 알아챌 수 있다.
우리가 의식consciousness이라고 부르는 것은 이러한 진동의 총체이다.
질병, 장애, 통증은 진동 연속체vibratory continuum의 정보 흐름이
제한된 곳에서 발생한다. 제한은 국소적이다. 왜냐하면, 감염, 상처,
그리고 감정적 트라우마는 기본 구조의 속성이 변해서 생겨나기 때문이다.

생명 매트릭스는 자신에게 가해진 자극 정보를 기억하고 있다. 진동이 조직을
통과해 지나가면, 그 조직에 기록된 정보에 의해 신호가 변한다. 이러한
방식으로 우리의 의식과 선택은 연부조직에 기록된 정보에 영향을 받는다.[14]

소마지성은 자기감지, 자기구조화, 그리고 자기재생을 근간으로 하며 우리가 살아온 과정에서 쌓아온 통증과 트라우마의 잔여물을 제거해준다. 소마지성은 우리를 과거의 속박에서 벗어나게 하며, 유전자가 가하는 제한, 어린 시절에 받은 상처를 치유해 더 큰 자유와 생명력으로 나아갈 수 있도록 길 안내를 해준다. 소마학습으로 우리의 인지가 자유로워지면 가능성의 신세계가 우리 앞에 문을 열게 될 것이다.

인지는 '새로운' 형태의 감각운동현상Sensory-motor phenomena을 창출한다.

감각인지와 운동통제 수준을 높이는 것이 인지의 작용이다. 오직 인지의

이러한 기능을 통해서만이 '불수의적 움직임'이 '수의적 움직임'으로,

'미지未知'의 것이 '기지既知'의 것으로, '불능'이 '가능'으로 변할 수 있다.

인지는 의식적이고 수의적인 통제를 높이는 재료이다.

소마학습은 인지를 미지의 것에 집중함으로써 시작된다.

이렇게 능동적으로 주의집중 하는 행위를 통해 이미 의식적으로

알고 있던 경로와 연관성을 지니고 있던 미지의 영역이 서로 연계되기 시작한다.

수의적인 의식 집중 과정을 통해 미지the unknown는 기지the known가 되며,

미숙함the unlearned은 숙련the learned으로 변한다.

– 토마스 한나Thomas Hanna, 소마틱스somatics 영역의 창시자[15]

7. 차별화

어떻게 해야 소마soma를 깨어나게 할 수 있을까? 차별화differentiation는 소마가 깨어나게 하는 하나의 방편이다. 나는 차별화를 단순하게, '변화 또는 움직임을 알아채는 것'으로 정의한다. 인지를 차별화 할 수 있게 되면 '신체', '지면' 등과 같이 상대적으로 고정되어 있고 딱딱한 것으로 여기던 것들이, 이제 끊임없이 변화ever-changing하는 움직임 가운데 움직임movement within movement으로 자신을 드러내게 된다.

차별화하는 법을 한 가지 더 배울 때마다, '기지'의 경계가 변화하게 된다. 이상한 나라의 앨리스가 토끼를 따라 들어갔던 구멍과 같은, 가능성의 신세계wonderland of possibility로

더욱 더 깊게 들어가게 될 것이다.

지금 감지하고 느끼는 것들을 '현실의 기반'이라고 생각하는 것은 우스운 일이다. 이제 이 '기반'이 그대 앞에 새로운 문을 연다. 그대는 이 제한 없는 공간의 경계에 서서, 이전에 겪어본 적 없던 친절한 '초대'를 받고 있음을 느끼게 될 것이다. 그 초대를 받아들이게 된다면 그대의 현존은 실제로 확장되어 '기지'와 '미지' 사이에 새로운 경계를 만들게 된다.

걸을 때면 하늘과 땅이 그대를 통해 서로 소통한다. 마치 두 개의 강이 하나로 합류하듯 당신뿐만 아니라 이 우주 전체도 재생하고, 재구조화 된다. 또한 자신이 가하는 접촉에 반응해 온 우주가 무한히 열리는 것을 느낄 수 있을 것이다. '고유수용감각의 빛'을 통해 이런 일들이 가능해진다.

8. 고유수용감각의 빛

고유수용감각의 빛proprioceptive illumination은 루미Rumi가 이야기 하듯, 기지와 미지의 두 세계가 만나는 경계를 밝혀준다. 이 빛은 우리의 인지를 제한하던 이미지 경계를 없애고 자신self을 보다 유동적으로 변화시킨다. 미지의 세계에서 경험하는 순간순간이 기지의 세계를 보다 일관성 있게 이해할 수 있는 시야를 넓혀준다.

현존이 확장되어 미지와 하나가 되어 있다면, 이때에 '자신'을 도대체 무엇으로 규정할 수 있겠는가? '자신'이라는 것은 어디에 위치해 있는 걸까? '자신'은 그 시작과 끝이 어디인가?

바닷가 모래성처럼 '자신'이라는 개념 또한 특정한 목적을 위해 만들어진 건축물이다. 하지만 '의식'은 바다 그 자체이다. 우리가 '해방'되면 더 이상 '자신'이라는 고정된 이미지에 사로잡히지 않게 된다. 경계 없는 의식이 체화되는 것이다.

쇼사나 ~Shosanah 이야기:~ 루비 슬리퍼

자신과 가족의 문제를 극복하기 위해 오랫동안 건강에 관심을 가져왔던 쇼사나는 소마학습을 통해 섬세하고 깊이 있는 치유사로 변모하였다. 그녀의 치유 능력은 급성 또는 만성 문제를 지니고 있던 수많은 사람들의 삶을 변화시키고 더 나은 방향으로 인도하고 있다.

네 살짜리 아들에게 도움이 될 것을 찾는 과정에서 소마학습을 알게 되었다. 장에 문제가 생겨 심각한 수술을 받은 후, 내 아들은 자가면역질환auto-immune disease이라는 진단을 받게 되었다. 하지만 베온Beorn은 수술 후에도 극심한 장의 통증을 겪어야만 했다.

나는 이 진단 결과를 손쓸 수 없는 문제로 보지 않았다. 그래서 다양한 다이어트, 해독, 동종요법, 영양 보충제, 수기요법 등과 같은 것들의 정보를 모으고 또 직접 테스트해보았다. 베온의 변화는 많은 사람들에게 가능성의 문을 열어준다. 그가 받은 진단은 오랫동안 어떻게 할 수 없는 종류의 문제였기 때문이다. 베온은 현재 건강하며 또 행복하게 살고 있다. 소마학습은 베온을 치유한 핵심적인 도구가 되었다.

카파로 박사의 접근법은 단지 베온의 장만을 치유한 것은 아니다. 그 영향은 훨씬 크고 놀랍다. 어렸을 때 베온은 매우 난폭하고 무모한 성격이었다. 이게 바로 사고를 부른 원인이기도 했다. 카파로 박사는 수차례 베온의 뼈와 근육, 인대가 바르게 정렬될 수 있도록 도움을 주었다.

나이가 들면서 베온은 점점 지혜로워지고 그의 신체 조정 능력은 모험심 가득한 정신을 따라잡게 되었다. 스케이트보드 위에서 바이올린을 연주하는 것과 같이 예술과 운동을 하나로 결합해서 하는 것이 그 대표적인 예이다.

첫 세션에서 카파로 박사는 베온의 신체를 손으로 감지했고, 베온은 자신의 내적 지성을 활용해 긴장된 방광을 이완시켰다. 근육의 긴장을 풀고 치유의 과정이 진행되었다. 베온의 통증이 줄어들면서 소마학습과 우리 가족 간의 연대감이 생겨나기 시작했다.

베온은 세션과 세션 사이의 빈 시간에도 도움을 받고 싶어 했고 카파로 박사는 이에 동의해 나에게 소마학습을 가르쳐주었다. 내가 배운 방법으로 베온에게 치유를 하는 동안 나에게도 치유가 일어났다. 내 몸에 오랫동안 누적되어 있었던 어마어마한 긴장을 알아채게 된 것이다.

난 이십대 때 척추측만증이라는 진단을 받았다. 그땐 이미 치료하기에 너무 늦은 상태였다. 세 번의 임신은 이 문제를 더욱 악화시켰다. 솜씨 좋은 치료사를 찾아가 치료를 받는 대신 나는 소마학습을 배우기 시작했다. 그 때가 2000년이었는데 이 당시 난 끊임없는 통증에 휩싸여 있었다. 심지어 등을 바닥에 대고 누웠는데도 근긴장이 발생하곤 했다. 소마학습에서 배우는 요가를 통해 이를 개선시키는 데는 오랜 시간이 걸렸다. 나의 내부와 외부가 대화를 나누기까지 지난한 과정이 필요했다. 때로는 테이블과 다른 장소에서도 소마학습을 지속해 나갔다. 척추가 펴지면서 내 키는 조금 더 커졌다. 50대인 지금 예전보다 약 1인치 이상 커진 것 같다.

새로운 구조를 창조하는 것은 놀랍고 때론 아픔을 동반하는 과정이지만 이를 유지하는 것보다는 더 쉬운 일이다. 내 몸은 세션을 하고 있을 때는 바른 구조를 유지하고 있다가 스트레스 가득한 일상생활로 돌아오면 다시 틀어지곤 했다. 내 몸에 기록된 척추측만증 정보가 고유수용감각 시스템에 작용해 예전 상태로 다시 돌아가게 하는 것이었다. 이 과정에서 통증이 다시 나타났다.

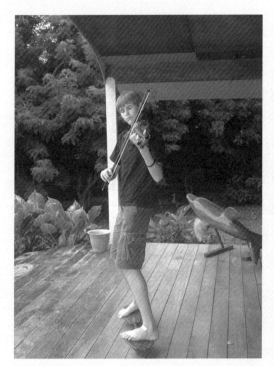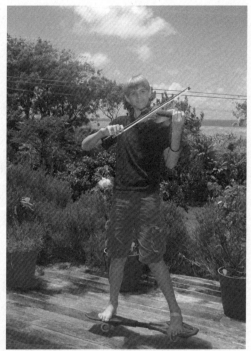

▲ 소마학습으로 몸이 좋아진 베온

소마학습은 평생을 함께 가는 과정이다. 따라서 내 몸을 통합하거나 이러한 변화를 재창출하는 방법을 배우는 것이 훨씬 더 중요한 일이다.

최근에 내 몸은 더 이상 누워 있을 때나 서 있을 때 예전의 틀어진 상태로 되돌아가지 않게 되었다. 등을 바닥에 대고 누운 상태에서 다리를 하늘로 들어 올리는 동작을 할 때, 내 등과 양팔은 바닥에 닿아 있다. 그리고 천천히 다리를 내 머리 뒤쪽의 바닥에 닿게 한다. 이 동작을 처음 배울 때 난 두려움을 느꼈었다. 하지만 내 다리가 바닥에 닿을 수 있게 된 순간 놀라움의 탄성을 질렀다. 와우!
날이 갈수록 나는 더 많은 움직임을 할 수 있게 되었고 과거의 제한을 넘어 신세계를 발견하는 기분을 만끽하게 되었다. 내 존재의 중심에서 일어나는 움직임을 깊은 인지 상태에서 탐험할 수 있게 된 것이 나에게는 큰 선물이었다.

척추는 예전 측만증이었을 때의 비틀림을 만들려고 하고, 근육의 긴장은 다시 살아나려 하지만 지금의 나는 이들을 변화시킬 수 있는 힘이 있다. 호흡, 주의집중, 그리고 섬세한 움직임을 동원해 몇 분 안에 건강하게 변화시킬 수 있다. 이제 나는 단지 '회복' 차원을 넘어서 완전히 새로운 공간과 움직임을 발견해 나가고 있다.

척추가 비틀려 있던 기간이 오래 되어서 온몸의 세포가 이 기억을 간직하고 있었다. 따라서 그 치유의 과정 또한 시간이 오래 걸렸다. 대부분의 사람들에게 있어 척추가 틀어져 키가 줄어드는 것과 그것이 회복되어 자유로워지는 것은 점진적으로 진행된다. 소마학습은 이 자유를 발견하고, 되찾는 길을 제시한다.

내 자식들도 나이가 들면서 척추측만증이 진행되었다. 하지만 운 좋게도 이들은 소마학습을 통해 유전자가 가하는 운명에서 벗어나고 있다. 아이들은 스스로 수련을 하기도 하지만, 나와 함께 하기도 한다. 파트너와 한 공간에 함께 할 때는 서로의 에너지가 흘러가 틀어진 몸을 바로 하는데 엄청난 도움을 준다. 그대가 새로운 공간과 자유를 발견하고 의지를 활용해 이를 재창조하는 법을 배우게 되면 다른 사람에게도 같은 결과를 창출해 낼 수 있게 될 것이다.

내 딸 챤테렐레Chanterelle는 발레를 좋아한다. 그녀는 타고난 우아함을 지니고 있다. 하지만 챤테렐레가 자신의 눈으로 보고 따라한 발레 동작은 척추를 자꾸 틀어지게 만들었다. 카파로 박사를 통해 딸은 발레 자세를 느끼고, 존재의 중심에서부터 움직임을 일으키는 법을 배우게 되었다. 주의를 집중하고 호흡을 조절하며 몸을 움직이니, 뼈와 근육/근막이 하나의 흐름을 이루었다. 이러한 흐름에 참여하게 되니 딸의 몸을 틀어지게 했던 동작들이 몸을 오히려 신장시키고 긴장을 이완시키는 하나의 힘으로 변했다.

일반적인 형태의 요가는 빠르게 외형을 만드는 것을 목적으로 한다. 하지만 몸의 중심에서부터 움직임을 만들어 나가는 것은 외형을 개선시키는 운동보다 훨씬 어렵다. 나의 가족들은 외적인 동작과 내적인 기능이 통합될 때까지 레슨을 잠시 중단하고 쉰다. 이렇게 레슨 중간에 휴식을 주는 게 오히려 효과적이다.

3년 전부터 챤테렐레는 피아노에 푹 빠져있다. 소마인지가 내부를 변화시켜 신체, 손가락, 마음 그리고 악기 사이의 경계를 넘나드는 능력을 발전시킨 것이다. 마치 발레리나가 건반 위에서 춤을 추듯 딸의 손가락이 움직이면 음악이 그녀의 심장에서 뿜어져 나와 근긴장에서 자유로운 몸과 손으로 뻗어나간다. 소마학습에서 배우는 요가는 내적 측면과 외적 측면 모두를 동시에 아우른다. 근육을 긴장시키고 늘리는 것만으로는 우리를 즐겁게 만드는 변형의 마법이 이루어지지 않는다. 의식, 호흡, 그리고 몸 전체의 신장을 통해서 이 문이 열리는 것이다.

우리의 몸은 새로운 우주로 향하는 문이다. 이 우주는 항상 우리에게 열려 있다. 하지만 오랫동안 잊혀진 우주, 또는 아직 거기에 접근하는 법을 모르는 우주이다.

인식consciousness은 우리의 루비 슬리퍼Ruby Slipper(역주: '일상에서 벗어나 내가 꿈꾸는 곳으로 갈 수 있게 하는 도구'라는 의미로 사용되었다)가 된다. 그리고 인지awareness로 움직임이 개선되면 우리의 정신과 육체는 더 열린 우주로 나아가게 된다. 이러한 여정에 함께 할 수 있어서 정말 기쁘다...!

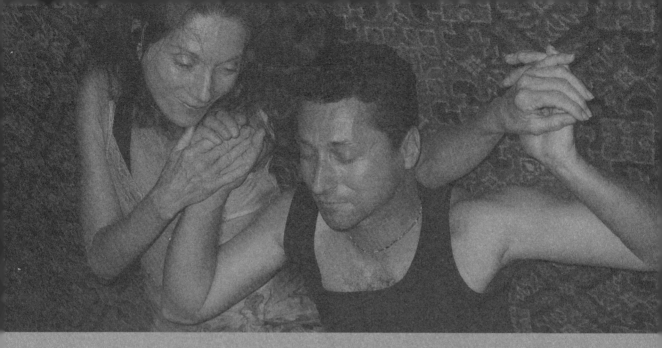

말을 하는 바로 이 순간 나는 의식의 장에 요동을 만든다.
이 요동은 물질이 아니라 양자역학적 사건이다.
그래서 만질 수도, 냄새를 맡을 수도, 볼 수도 없다.
전자가 전기의 양자이듯, 광량자는 빛의 양자이며,
생각, 즉 의도의 산물은 의식의 양자이다.
의식에서 일어나는 이러한 양자역학적 사건은 뇌에서
신경전달물질의 흐름이 된다. 신경전달물질에 의해
호르몬의 변화가 일어나고 신경 신호가 전달되며,
결국엔 성대를 움직여 소리가 나오게 된다.
내 모든 느낌, 내 모든 감정, 내 모든 욕망,
내 모든 본능, 내 모든 충동, 그리고 내가 가진 모든
생각과 욕구는 말 그대로 분자가 된다.
이러한 방식으로 의식으로부터 내 몸의 구조가 형성된다.

– 디팍 쵸프라 Deepak Chopra[1]

깨어있음의
체화로 생기는
지혜

소마학습은 신경계의 피질층cortical parts과 피하층sub-cortical part 사이의 열린 대화이며, 이는 자기감지, 자기구조화, 그리고 자기재생을 통해 이루어진다. 예를 들어 걸을 때 나는 물질적인 몸을 단순히 기계적으로 앞뒤로 움직여 지면을 박차고 나아가게 할 수 있다. 하지만 이와 반대로 내가 걷고 있는 바닥과 열린 대화를 하며 걸을 수도 있다. 지구 중심에서 나를 당기는 중력과 땅에서 나를 밀어 올리며 받쳐주는 두 힘이 나를 넘어지지 않게 하는데, 이러한 두 힘 사이의 미묘한 형태 이동shape-shifting을 느끼며 이를 내 안에서 융합하는 법을 배운다면 '자기구조화'를 이룰 수 있다.

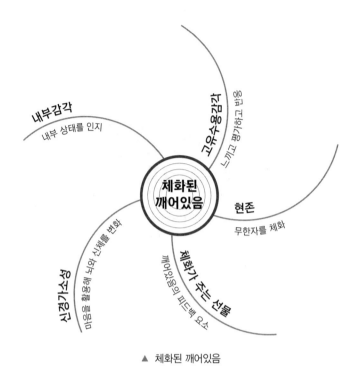

내부감각
내부 상태를 인지

고유수용감각
느끼고 평가하는 능력

체화된
깨어있음

현존
무한자를 체화

신경가소성
마음을 활용해 뇌와 신체를 변화

체화가 주는 선물
깨어있음의 피드백 요소

▲ 체화된 깨어있음

소마학습을 배우는 사람들과 함께 강변으로 워크숍을 가게 되면, 나는 종종 그들에게 강가 조약돌 위를 맨발로 걸어보라고 요청한다. 이 행위는 '학습 시스템'과 '습관 시스템' 사이의 차이를 즉각적으로 이해하는 경험을 제공한다. 습관화 사이클cycle of habituation이 우세한 사람은 꽤나 큰 아픔을 느낄 것이다. 만일 긴장해 다리를 움츠린다면 그 아픔은 오히려 더 커진다. 하지만 학습 사이클cycle of learning이 우세하다면 땅과 다리가 만나는 순간 반응이 이루어진다. 비록 뾰족한 돌 전체를 맨발로 밟고 있어도, 이 돌이 발을 마사지를 하는 것처럼 느껴진다. 이렇게 학습 사이클이 좋은 사람은 변화하는 압력에 반응해 몸 전체가 '형태 이동'을 하게 된다. 날카로운 조약돌 위를 걷고 있어도, 두 강물이 하나로 합쳐지듯, 몸과 지면이 유동적으로 연결되어 있다는 것을 느낄 수 있다면 자신이 좀 더 부드럽게 이완되며 자유와 생명력이 커지는 것을 경험하게 될 것이다.

1. 학습과 습관화 사이클

습관화habituation는 퇴행 사이클이며, 닫힌 시스템에서 일어난다. 높은 긴장이 습관화의 특징이며 이는 무감각으로 이어진다. 무감각은 비효율적인 행동으로 이어지며 결국 더 큰 무감각으로 발전한다. 이 사이클은 전적으로 엔트로피적이다(**역주: 엔트로피 법칙_우주의 모든 현상은 본질적으로 보다 더 무질서한 방향으로 진행된다**). 일반적으로 어디서나 쉽게 볼 수 있는 사이클이며 노화와 밀접한 관련을 맺고 있다. 이 사이클은 우리의 무의식적인 믿음이 어떻게 생물학적인 몸을 형성하는지 잘 보여준다.

반면 학습learning은 순행 사이클이며, 열린 시스템을 필요로 한다. 낮은 긴장이 학습의

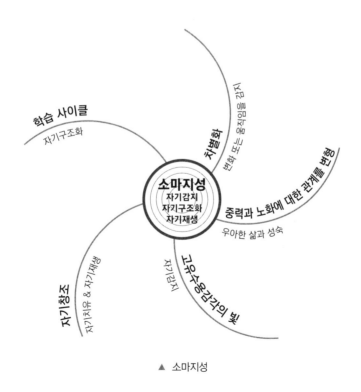

▲ 소마지성

특징이며 이는 감수성을 높인다. 높은 감수성은 효율적이고 지각 있는 행동으로 이어지며 결국 더욱 더 감수성과 인지를 높이게 된다. 이 사이클은 전적으로 비엔트로피적이다. 다시 말해 학습은 자기감지, 자기구조화, 자기재생을 이루는 진화적이고 지성적인 사이클이다.

모든 생명 시스템은 자기재생 능력을 지니고 있다. 의식을 지닌 인간은 인지awareness를 통해 이러한 과정에 영향을 미친다. 자기순환self-regulating하고 자기구조화를 만드는 유기체 전체의 재생 과정에 우리의 의도가 참여하게 되는 것이다.

이론 물리학자인 데이빗 봄David Bohm은 '형상의 세계'는 '정의할 수 없고, 측량할 수 없는 전체적인 움직임에서 추상된 것' 또는 전일운동Holomovement이라고 표현한다. 각각의 추상은 전체에서 펼쳐져unfolding 나오고, 전체로 되돌아enfolding 간다. 이들은 전체와 독립되거나 분리된 것이 아니라 내적으로 다른 것들과 서로 연결되어 있으며 '존재하는 모든 것'의 일부로써 기능한다.

우리는 보통 상대적으로 고정되고, 독립되어 있으며, 오랜 시간에 걸쳐 존재해온 사물이나 대상이 현실을 구성하는 요소라고 생각한다. 이러한 관점에서 보면 변화란 이미 존재하고 있는 구조물에 무언가를 더하거나 빼는 수정 과정으로 밖에 보이지 않는다. 따라서 성장growth 또한 이 관점에서는 제한적인 의미를 지닐 수밖에 없다.

우리가 세상을 상대적으로 고정된 것으로 보기보다는, 자신과 세상이 동시에 서로를 감싸고 펼치는 지속적인 생성 과정으로 보게 되면 새로운 가능성이 생겨난다. 이 관점에서 성장이란 지속적인 재생 과정이다.

2. 자기창조

자기창조Autopoiesis라는 개념은 생물학자인 프란시스코 바렐라Francisco Varela, 훔베르토 마투라나Humberto Maturana, 리카르도 우리베Ricardo Uribe에 의해 소개되었다. 자기창조는 구조통합을 이룰 때까지 끊임없이 스스로를 새롭게 하고 순환시키는 생명 시스템의 특징을 표현한 말이다.

> 기계는 특정한 생산품을 산출하지만, 세포의 주된 업무는
> 자신을 새롭게 하는 것이다. 동화작용anabolic과 이화작용catabolic은
> 세포 내에서 동시에 진행된다. 특정한 부분에서 이러한 과정이 이루어질
> 뿐만 아니라, 시스템 전체의 진화도 함께 이루어진다. 생명의 영역에 있어서
> 딱딱하고 견고한 것은 거의 없다. 자기창조를 이루는 구조물은 수많은
> 과정들의 상호작용으로 이루어진다. [2]

복잡한 유기체에서 재생 능력은 전체 구조가 지닌 '지성'에 의해 결정되며, 이 지성이 부분의 기능에 영향을 미친다. 세포 하나를 살아있는 유기체에서 떼어낸 다음 그 세포가 생존하기 적합한 환경에 옮겨 놓으면 처음엔 일정 기간 생존하지만, 결국에는 그 세포의 독특한 차별화differenciation를 잃게 된다. 이것은 전체가 개별 세포의 특정한 구조와 기능을 결정한다는 것을 보여준다.

인간의 세포를 구성하는 기저물질ground substance은 변화하는 환경의 필요성에 따라 끊임없이 스스로를 변형하고, 구조를 해제하며, 재구조화하는 과정을 밟으며 자신의 구조와 기능을 유지해나간다.

제임스 오슈만James Oschman이 쓴 〈기저물질의 구조와 속성Structure and Properties of

Ground Substance〉이란 글에 이러한 과정이 잘 묘사되어 있다. 여기서는 세포를 둘러싸고 있는 요소뿐만 아니라 세포질과 핵을 이루는 물질들까지 구조와 기능이 연계된 매트릭스 연속체|continuity of matrix라고 말한다.

> 우리는 이제 구조가 없다고 여기던 세포질의 기저물질 안에 사실 다양한
> 미소섬유, 단백질, 튜블린, 액틴, 미오신, 중간섬유, 미세소관 등이
> 포함되어 있음을 알고 있다. 이들은 단량체 분해, 교차 결합, 형태 변형,
> 세포질 유동, 색소 이동, 음飮세포작용, 분비, 유사분열 등 생명의
> 구조를 만드는 다양한 활동을 통해 고분자화합물을 형성할 수 있다.
> 그 형태는 '동적구조dynamic structure'라고 할 수 있다. [3]

인지awareness란 의식적으로 참여한다는 의미이다. 이를 통해 자기재생self-renewal이 일어난다. 이는 심지어 세포 수준에서도 동일하게 일어난다. 내부의 움직임을 느낄 수 있는 감지력을 차별화하게 되면, 우리를 만드는 '자기구조화' 과정에 능동적으로 참여하게 되는 것이다. 이미 결정된 '현실'에 관찰자로 참여하기보다 이러한 자기구조화 과정을 발견/발명discover/invent하는 입체적인 사건에 참여할 수 있다. 구소련에서 행한 실험이 이러한 사실을 단순하게 잘 보여준다.

> 관찰자의 눈에서는 역장force field이 방출되며 바라보는 대상에
> 영향을 줄 수 있다. 눈을 뜬 사람과 가린 사람 앞에 효모균이
> 든 페트리 접시를 놓고 각각의 상황에서 효모균의 성장률에
> 어떤 차이가 생기는지 실험하였다. 눈을 뜨고 행한 실험 집단에서
> 효모균이 더 잘 성장하였다. 더욱 중요한 것은, 눈에서 에너지가

측정되었고, 어떤 사람의 눈은 다른 사람보다 에너지 방출

정도가 더 강하게 나왔다.[4]

3. 생명과 치유에 대한 새로운 관점

소마학습 관점에서 치유는 가장 근본적인 레벨에서의 변화를 필요로 하는 과정이다. 소마중심soma-signification으로 우리를 변화시키는 것이 소마학습이다.[5]

'소마중심'이라는 용어는 생리적이면서도 동시에 심리적으로 자신을 표현하는 단일한 과정을 강조하기 위해 생겨났다. 이 개념은 정신신체적psychosomatic이라는 말과는 구별된다. 정신신체적 관점은 부분과 과정 사이에 존재하는 인과관계를 나타내는 기계론적인 개념이다. 이 관점에서 보면 암, 천식, 경추 통증은 억압된 분노, 상실에 따른 트라우마에서 비롯된다고 할 수 있다.

단편적인 사고란 분리된 부분들 사이에서 특정한 관계를 찾으려 하는 것을 말한다. 하지만 소마학습 같이 입체적이고 비이원적 관점에서는 '부분들 사이의 관계'를 이해하려는 노력을 하지 않는다. 왜냐하면 소마학습에서는 전체와의 내적 연관성을 감지하기 것이 중요하기 때문이다. 정신신체적 관점에서는 화가 신체적인 문제의 원인이라고 생각하지만, 소마학습 관점에서는 생리적이고 심리적인 문제가 모두 하나의 단일한 과정의 '표현'으로 나타난다고 본다. 소마학습에서는 우리가 구조를 이루는 방법 자체가 전체로써 경험되는 것이다. 이러한 관점에서는 내게 일어나는 모든 일들에 '차별화'된 '주의집중'을 의식적으로 '참여'시켜 '자기구조화'를 일깨우는 '탐구'의 기회를 갖게 된다.

예를 들어 심각한 만성 통증을 겪고 있는 사람이 있다고 하자. 단편적인 문제들은 유기체 전체가 통합적으로 기능할 때는 드러나지 않는다. 통증을 일으키는 '문제'를 풀려고 애쓰는 대신, 오히려 일상적인 경험 모두를 변화시키는 탐구 속에서 단편적인 문제는 저절로 풀리게 된다. 다음 사례가 이를 잘 보여준다.

정신과의사 제리Jerry의 치유 사례

소마학습이 다른 사람의 소마지성을 깨우는 데 어떻게 기여하는지 소개하기 위해 세션을 받았던 한 사람의 이야기를 공유하고자 한다. 여기서 제시하는 사례가 그대에게는 가능성의 한 조각을 맛보게 해주는 것이지만, 제리Jerry에게는 커다란 삶의 전환을 가져온 경험이었다. 제리는 수년간 만성통증에 시달리면서도 통증이 일어나는 몸을 무시해 왔다. 하지만 단 한 번의 세션으로 그는 자기감지, 자기구조화 방법을 익힐 수 있었다. 고질적인 통증이 감소했을 뿐만 아니라 자신에게 영감을 불어넣는 여행을 시작할 수 있게 되었다. 몇 년간 소마학습을 배우고 나서는 자신에게 찾아오는 만성 환자들에게 이 방법을 제공하는 치료사가 되었다. 다음 이야기는 그가 시작한 변형 여정의 첫 걸음이다.

제리는 60대의 숙련된 정신과 의사였다. 예전엔 달리기, 사이클링, 스키 등과 같은 활동적인 스포츠를 즐겨왔지만 나이가 들어 몸이 뻣뻣해지면서 가만히 앉아 편안한 휴식을 취하는 아주 단순한 일도 어렵게 되었다. 제리는 중력에 저항해 자신의 몸을 똑바로 세우려고 안간힘을 썼다. 자동차 사고로 편타성손상을 당한 이후로 그의 문제는 더욱 더 심해졌다. 그가 호소하는 첫 번째 문제는 만성 경추통과 요추통이었다. 이로 인해 그의 움직임은 심각하게 제한받았다.

제리는 정형외과 의사, 카이로프락터, 물리치료사, 침술사를 찾아다니며 자신의 문제를 완화시켜 줄 방법을 찾았다. 통증을 완화시켜줄 이완요법, 시각화 기법을 탐구했지만 아무 소용이 없었다. 제리와 내가 처음 만난 자리에서 나는 제리의 특수한 문제, 즉 경추통과 요추통에 집중하기 보다는 그가 겪고 있는 불편함을 완화시키는데 집중했다. 제리에게 엄청난 통증을 안겨준 문제를 탐구한 것이 아니었다.

나는 제리에게 앉는 것을 느껴보라고 요청했다. 제리는 마치 감자가 가득 든 주머니가 떨어지듯이 의자에 풀썩 앉았다. 그가 이야기 하는 동안, 난 그가 의자에 제대로 앉으려고 엄청난 노력을 하고 있는 것을 볼 수 있었다. 몸은 앞으로 무너지려 하는 반면 그것을 바로 하려고 허리와 목의 근육을 딱딱하게 긴장하는 것이 보였다. 내가 의자에 앉는 것을 느껴보라고 했던 요청을 그는 마치 거울 속에 비친 자신의 바디body를 관찰하듯이 마음의 눈 mind's eye(역주: '마음의 눈'이라는 표현은 동양인들이 말하는 심안心眼과는 다른 개념이다. 여기서는 눈을 감은 상태에서도 고유수용감각을 활용해 '안에서 밖으로' 자신을 감지하지 못하고, 이미지를 바라보듯이 자신을 '밖에서' 보는 눈이라는 의미로 쓰였다)으로 바라보는 것으로 이해한 것이다. 무너지려는 몸을 ㅅ보상해서 자신이 생각하기에 '바른자세'라고 생각하는 '이미지' 대로 만들기 위해 목과 어깨의 근육을 긴장해 상체를 세운 것이다. 이러한 시도가 그의 흉추에는 압력을 떨어뜨리지만 몸의 다른 부위에 새로운 스트레스를 만들어냈다.

이번에는 커다란 짐볼에 앉게 해서 그 볼을 천천히 앞뒤로 움직이도록 했다. 앉은 상태에서 짐볼을 굴리자 상체도 그에 따라 앞뒤로 중력중심의 변화에 맞춰 천천히 움직였다. 그가 볼을 굴리고 있을 때 나는 손으로 그의 움직임을 방해할만한 작은 저항을 가했다. 그러자 제리는 지면에서 그의 척추를 타고 마치 물결처럼 올라오는 지지력을 느낄 수 있었다. 그는 볼을 앞뒤로 움직이면서도 척추를 펴고 받쳐주는 파동을 다양한 방향에서 느낄 수 있게 된 것이다. 그는 더 이상 딱딱한 물체를 세우듯 자신의 몸을 움직이지 않았다. 새로운 수준의 차별화differentiation가 이루어지고 미묘한 내적인 움직임이 그에게 발생한 것이다. 이러한 변화가 신체의 구조 변화를 가져왔다. 그의 몸은 짐볼 위에서 움직이며 중력중심이 변화하는 것에 맞추어 자기구조화를 만들어나갔다. 척추가 조금씩 펴지면서 제리는 그의 상체와 등이 가벼워지고 점점 부드러워지는 것을 느끼게 되었다.

하지만 그 물결은 여전히 그의 목에서 막혀있었다. 나는 그에게 '마음의 눈'으로 관찰한 자신의 움직임에 얼마나 시각정보가 관여하는지 물어보았다. 머릿속에 기억된 그의 시각정보가 눈의 움직임을 제한하고 있었던 것이다. 제리가 짐볼에 앉아 움직이며 자신의 모습을 관찰하는 동안 제한된 눈의 움직임이 머리를 상대적으로 한 방향으로 잡고 있었던 것이다. 그래서 이번에 나는 잠시 동안 눈을 감고 움직임을 느껴보라고 제안했다. 눈을 감고 움직이면서 '고유수용감각'과 '시각인지'의 차이를 구분해보라고 한 것이다. 그가 마침내 고유수용감각으로 움직임을 느낄 수 있게 되자 눈을 뜨라고 했다. 이번에 그는 파동이 자유롭게 머리 끝까지 흘러가는 것이 아니라 멈추어서 등쪽에 무언가 밀도감 있는 느낌을 만들어내기 시작하는 것을 느끼게 되었다. 나는 이제 그에게 다시 눈을 감고 가능한 멀리 뻗은 수평선을 상상하고, 자신에게 다가오는 그 수평선을 받아들이는 광경을 그려보라고 요청했다. 이렇게 수평선을 받아들이는 연습을 통해 제리는 그의 머리가 물거품처럼 가볍게 떠오르는 것을 느낄 수 있게 되었다.

이쯤 되자, 나는 제리에게 이탈리아식 빌라 창문을 서서히 열면 그 창으로 빛이 쏟아져 들어오는 느낌으로 눈꺼풀을 들어 올리는 상상을 해보라고 요구했다. 이러한 상상이 눈의 긴장을 떨어뜨리게 된다. 눈을 바로 떠서 보이는 사물을 단번에 시각으로 붙잡으려는 것보다, 빈방의 창문으로 빛이 스며들어오듯이 그의 눈을 통해 두개골 뒤쪽의 정원 너머로 단지 이미지가 들어오도록 내버려 두는 것이다. 수평선 위에 둥둥 떠다니는 부표가 머리 뒤쪽으로 들어오는 느낌으로 눈을 천천히 떠보라고 했다. 이제 제리는 전혀 새로운 방식으로 세상을 보게 되었다. 그의 주변에 있는 사물과, 나의 모습 같은 시각정보가 눈의 긴장 없이도 제리의 눈 속으로 스며들어오게 된 것이다. 이 지점에서 그의 시각정보와 고유수용감각은 각기 독립적으로 기능하게 되었다. 머리가 자유롭게 되었을 뿐만 아니라 눈을 뜬 상태에서 자신을 둘러싼 세상을 인지하면서도 소마명상somatic meditation을 지속할 수 있게 된 것이다.

자신의 몸을 지나가던 파동의 수직축을 명확하게 '차별화'할 수 있게 되면서 제리는 지면에서 머리끝까지 척추가 펴지는 느낌을 받게 되었다.

이번에는 수평축으로 그의 '현존'을 확장시키는 방법을 알려주었다. 진동이 제리의 흉추에서까지 일어나자, 난 제리에게 이번엔 양쪽 견갑골 사이 공간에 털끝처럼 가늘고 긴 공간을 느껴보라고 했다. 그리고 이 좁은 공간에 상상으로 공기를 불어넣어 보라고 했다. 이러한 상상이 그의 양쪽 어깨에 떠오르는 느낌을 만들었다.

그 다음 그의 현존을 순식간에 좌우로 확장시켜 양팔 끝까지 확장시켜보라고 했다. '날개'의 안쪽 끝인 견갑골에서 바깥쪽 끝인 손끝까지 확장시키는 것이다. 그는 이제 '날개' 전체가 상승기류를 탄 것처럼 느껴져, 멍에처럼 주변에 매달려 있던 어깨의 무게감을 벗어나게 되었다. 목의 통증과 오랜 결림도 함께 사라진 느낌을 받게 된 것이다.

다음은 서는 연습이었다. 나는 제리에게 몸을 들어 올리려고 애쓰지 않고도 일어설 수 있다며 고무시켰다. 제리는 일어설 때 마치 곡물을 창고에 던져 넣듯이, 땅으로 무게를 쏟으며 일어난다. 이런 동작 말고 중력이 자신을 떠받치듯이 일어나는 법을 알려주었다. 나는 제리에게 무릎을 펴며 일어나는 동안 천골을 닻처럼 활용해보라고 했다. 제리는 신체 바깥쪽 근육을 긴장시키지 않고도 자연스럽게 일어날 수 있음을 알아채고 깜짝 놀랐다. 위로 떠오르는 느낌으로 일어서는 것은 그에게 큰 즐거움을 선사했다. 그 느낌을 유지하며 이리저리 걸어 다니면서 제리는 자신의 발이 지면에 더 밀착되어 있으면서도 몸이 더 가벼워진 느낌을 받는다며 계속 그 차이를 이야기 했다. 난 그에게 지면이 그를 통해 올라오는 느낌을 받아들이라고 했는데, 이 지시를 따르자 그는 자신의 신체 구조에 더 큰 생명력과 편안함을 느낄 수 있었다.

짐볼을 벗어나 딱딱한 의자에 앉아서도 비슷한 연습을 했다. 의자에 앉아 상상으로 만든 공을 굴리는 연습을 하면서도 그는 자신의 척추를 타고 올라오는 진동을 감지할 수 있게 되었다. 나는 그가 상상의 공을 앞으로 움직일 때는 양 손으로 그의 정강이 뼈 앞쪽에서, 공을 뒤로 움직일 때는 종아리 쪽에서 움직임과 반대되는 저항을 주면서 그가 자기감지, 자기구조화를 이룰 수 있도록 다시 한 번 '촉진'해주었다.

나는 점차 저항을 줄여나갔다. 제리는 마치 눈에 보이지 않는 파트너가 있어서 내가 가했던 것과 동일한 접촉을 하는 것처럼 느낄 수 있게 되었다. 나는 그에게 접촉을 통한 지지력을 받아들인 후 자신의 몸을 통해 더 멀리 확장시켜 나가보라고 했다. 그는 모든 방향에서 진동이 흘러들어와 그를 관통하는 '키싱백' 현상을 감지하게 되었다.

이번에는 자신의 느낌을 말로 표현하면서도 소마인지를 풀지 않는 법을 연습하게 했다. 이러한 방식으로 제리는 점차 자신의 감정, 인지를 소마지성과 통합시켜나갔다. 가끔씩 그가 말을 하고 있는 동안에는 능동적인 감지가 일어나지 않곤 했는데, 나는 그가 애써서 무언가를 하려고 하는 '노력'이 그를 잡고 있음을 알려주었다. 물의 흐름에 거슬러 노를 저으려는 '노력'을 멈추는 것만으로도 그는 기쁨과 행복의 파동에 다시 합류할 수 있게 되었고 새로워지는 감각을 되찾게 되었다. 이러한 자기감지, 자기구조화 과정을 통해 제리는 새로운 방식으로 보고, 앉고, 서는 법을 배웠다. 이를 통해 틈나는 대로 그를 괴롭히던 허리와 목의 만성 긴장과 통증이 극적으로 줄어들었다.

제리는 걸어 다니면서도 자신이 지면과 반응하는 방식을 느끼게 되었다. 움직임에 대한 인지를 깨어나게 하는 것은 마치 메뚜기가 땅에서 뛰어올라 지면으로 내려선 후 잔디 위에서 고요함을 지키며 서 있는 것처럼 자연스럽다. 애써서 몸을 신장시키려는 힘을 가하지 않고도 제리는 미묘한 변화를 인지하는 법을 '차별화' 해나갔다. 변화는 앉아 있을 때 뿐만 아니라 가만히 서있을 때도 지속적으로 이루어졌다. 이 지점에 이르자 제리는 관찰 watching과 감지sensing 사이의 차이를 구별하기 시작했다. '관찰'은 과거에서 미래로 흐르는 선형적인 시간과 연관되어 있고, '감지'는 현재와 관련되어 있다. '관찰'은 안무가가 무용 동작을 짜며 그 움직임을 통제하거나, 과학자가 현상을 바라보는 행위와 같다. 둘 모두 움직임을 앞으로 끌고 가거나, 뒤에서 따르는 선형성을 지닌다. 우리 머릿속에 통제센터가 있어서 골반이 '여기'에서 '저기'로 움직이는 것을 '관찰'하게 되는 것과 같다.

제리가 밖에서 움직임을 '관찰'하는 것과, 안에서 '감지'하는 것 사이의 차이를 느낄 수 있게 되면서, 그의 호흡은 눈에 띄게 깊어졌다. 자신의 목이 바르게 되어 있는지 관찰하지 않아도, 그의 머리와 몸통은 지면에서 골반을 통해 올라오며 척추를 펴주는 힘을 받아 매우 편안한 상태에서 움직이게 되었다.

제리가 앉는 과정을 '차별화' 하고 '감지'하게 되면서, 그는 중력장에 능동적으로 반응하게 된 것이다. 그가 자신의 몸을 덮고 있는 골격근의 습관화된 긴장을 이완시킴에 따라, 지면의 지지를 받아 척추 마디마디를 통해 올라온 후 머리를 부표처럼 띄우는 힘을 받아들이게 되었다. 제리는 자신이 수직으로 매달린 것처럼 느껴졌다. 호흡을 할 때마다 척추를 타고 나선형의 파동이 전달되며 몸을 신장elongation시켰다. 그는 자신이 애써서 공간 속을 움직이지 않아도 호흡을 하는 동안 지면과 반응해 내적인 움직임이 생기는 것을 느끼게 되었다.

제리는 엄청난 변화를 겪게 되었다. 그는 단지 통증을 '차별화' 하거나 자세를 교정하려고 애쓰지 않았다. 더 이상 '문제'에 매달리지 않게 된 것이다. 그가 오랫동안 경험해온 단편적인 습관들이 더 이상 자기구조화하는 제리의 능력을 방해하지 않게 된 것이다.

4. 소마학습의 적용

소마학습의 적용은 단지 몸을 회복하고, 통증을 가라앉히며, 잃었던 기능을 회복하는 것에 그치지 않는다. 전통적인 의학에서 말하는 회복recovery이라는 개념, 심지어 치유healing라는 개념조차도 소마학습에 어울리는 말은 아니다. 아마도 전체화wholing라는 말이 가장 적합한 표현일 것 같다. 단편적인 기능 수준을 넘어 '전체화'를 이루면 자기감지, 자기구조화, 자기재생을 근간으로 하는 소마지성이 깨어나면서 생명력 넘치는 형태로의 변화가 가능해진다.

어렸을 때 흥미롭게 보았던 TV 쇼가 생각난다. 그 쇼에서 참가자는 종이에 짧은 선을 하나 그린 후 어떤 미술가에게 보내진다. 미술가는 참가자가 머릿속에 상상하고 있던 이미지를 그가 내민 종이 위에 그려진 짧은 선을 이어서 구불구불 멋지게 그려낸다. 나는 그 미술가가 참가자의 머릿속에 있던 왕관, 호수에 뜬 오리, 또는 달리는 말을 도화지에 그려내는 독특한 능력에 매료되었다. 그 미술가는 점과 선을 이어 무언가를 그려내는 행위를 매우 즐기는 것처럼 보였다. 내게 있어서 소마학습을 새로운 수련생에게 가르치는 것도 이와 비슷하다. 나는 수련생들이 가장 원하고, 관심을 가지고 도전하는 그들 삶의 가장 깊은 바람을 탐구하고 싶어한다.

내가 하는 작업은 현재 세션을 받는 그 사람이 자신의 삶에서 가장 큰 의미를 두는 것을 '탐구inquiry'하는 것에서 시작한다. 새롭게 '차별화'된 주의집중을 가지게 되면서, 그들은 자신을 괴롭히던 긴장을 알아채고, 그 긴장을 없애기 위해 신체 다른 부위를 동원해 보상하는 대신 이완시키는 법을 배우게 된다. 이러한 방식으로 그들은 경계 없는 공간을 받아들이며 더 큰 자유와 생명력에 열린 상태가 되며 새로운 미지의 세계로 자유낙하free fall 하게 된다.

그들은 자신의 경험을 창조하는 공간 속으로 현존을 확장하는 법을 배운다. 공간을 열어 확장하는 것은 '털끝 정도로 작은 공간'을 미묘하게 '인지이동' 시키는 것만으로 충분하다. 일단 그대 내부에 공간을 만들거나 발견하는 법을 배우게 되면, 이를 무한히 열린 상태로 유지시킬 수 있다. 나는 의미의 점들을 연결하려고 애쓰지 않는다. 오히려 의미의 장을 넓게 확장시키고 그것을 유지하는 것만으로 전체적으로 모든 것들이 가벼워진다. 이는 마치 한밤 중 하늘 가득 흩뿌려져 있는 별들의 장막에 휩싸이는 것과 비슷하다.

내가 소마학습연구소 이름을 탐구INQUARY라고 명명한 이유도 이 수련에 참가하는 것이 탐구를 시작하는 것과 비슷하다고 생각했기 때문이다. '탐구'하는 태도는 그대가 아무리 미묘한 주의집중 상태에 있든 도움을 줄 것이다. 자신의 느낌, 감지, 이해가 깊을수록 그대의 현존은 '미지'로 확장되며 관련된 질서를 그대 앞에 열게 된다. 탐구를 통한 열림이 일어나는 동안 그대와 현존을 공유한 미지의 세계가 점점 친숙하게 느껴지게 된다.

사람들이 원하고, 관심을 가지고 도전하는 일들은 탐구를 깊게 만드는 기회와 가능성으로 작용한다. 우리는 자신이 속한 환경과 자신의 삶에서 일어나는 모든 일들을 기회로 활용할 수 있다. 이를 통해 있는 그대로의 무한함을 받아들이고 창조적이고 열정적으로 삶에 참여할 수 있다.

다른 기법들과 달리, 소마학습은 정형화된 테크닉이나 일련의 루틴 프로그램을 만들지 않는다. 사람들은 패키지 여행 상품처럼, 또는 이미 결정된 형태로 찾아오지 않는다. 소마학습을 제공하는 촉진자facilitatior는 가장 생명력 있고 즉각적인 방식으로 아픈 사람들에게 접근한다. 이 과정에서 변화를 유도하려고 애쓰는 행위는 필요하지 않다. 소마학습을 통해 우리의 '구조'는 나무처럼 빛을 갈구하며 자라날 뿐이다. 부차적인 그 어떤 행위도 필요하지 않다.

● 소마학습 체험기

소마학습에서 가장 놀라웠던 것은 내 신체가 스스로 훈련을 하게 된 점입니다. 아침에 잠에서 깨어나 침대에서 일어나면 내 몸은 완전히 새로운 배열을 갖게 됩니다. '앞쪽에는 척추, 뒤쪽에는 넓게 펼쳐진 수평선'이라는 표현이 바로 나옵니다. 등산을 해도 모든 것이 새롭습니다. 내 등은 긴장 없이 편안한 상태를 유지하고, 내 몸은 훨씬 더 건강한 축을 중심으로 배열되었습니다. 등산에 관련된 모든 것들이 쉽게 느껴져요. 일주일이 지났지만 내 몸은 여전히 이 노력 없이 이루어지는 새로운 배열을 유지하고 있습니다. '앞쪽에는 척추, 뒤쪽에는 수평선'이란 말을 틈나는 대로 상기합니다. 모든 것들이 훨씬 더 단순하면서도 제대로 기능하고 있습니다. 이제 나는 더 깊게 들어가고 싶습니다.

– 스티브 베어만Steve Bhaerman

소마학습을 알게 된 것에 대해 어떤 감사를 표시해야 할지 모르겠네요. 확실히 내가 배운 신장elongation 기법은 목뼈를 빠르게 바로 해주어 놀랍도록 편안해집니다. 남편과 나는 태어난 지 4주 된 아들을 보고 또 한 번 놀랍니다. 아이가 정말 편안하게 호흡하고 잠도 잘 잡니다. 우는 것도 극성스럽지 않고 아주 가끔 짧게 웁니다.

– 기타 시반더Gitta Sivander : 출산 후 한달 된 초보 엄마

다시 한 번 당신에게 말하고 싶은 것은, 내가 겪은 이 모든 과정이 정말 기적 같은 것이었다는 점입니다. 내가 정말 위급한 순간에 당신의 믿기 어려운 지혜와 도움으로 회복된 것에 감사드립니다. 내 삶뿐만 아니라, DNA, 생각까지 변화하고 있습니다. 그리고 이제는 정말로 나 자신의 영혼을 따르는 삶을 살고 있습니다. 이틀 전만 해도 코르티손 주사를 맞으러 갈까 심각히 고민했었는데, 소마학습을

통해 지면과 연결된 움직임을 배우게 되었네요. 이것이 훨씬 더 멋집니다.

– 카타윤 잔드 자킬리Katayoon Zand Zakili : 디스크 환자

내게 있어 소마학습 세션은 삶을 변화시키는 경험이었습니다. 신체적, 정신적, 감정적, 그리고 영적 레벨 모두에서 변화가 일어나는 느낌입니다. 오래된 통증은 사라졌고 2년 동안 나를 정신적, 감정적으로 괴롭히던 끈이 떨어져 나간 것 같습니다. 이제 나뿐만 아니라 나를 괴롭히던 다른 사람들까지 용서할 수 있게 되었습니다.

마치 내 중심에 안테나가 세워져 다시 전파를 보내며 흐름 속에서 지면과의 연결성을 더 쉽게 느끼게 하는 것 같습니다. 이 모든 것이 세션을 받고 처음 4일 동안에 일어난 일입니다. 더 놀라운 것은 내가 자신을 인지하며 매 순간 나 자신을 재배열할 수 있는 통제력을 가지게 되었다는 점입니다. 소마학습은 소마지성이 보내는 사랑, 친절함, 그리고 열정을 전달하는 놀라운 도구입니다. 나를 둘러싼 모든 것에 축복을 보냅니다.

– 트루디 시워트 베어만Trudy Siewert Bhaerman

소마명상Somatic Meditation은 과거의 문제와 조건들을 개선하거나 고치는 도구가 아니라, '존재하는 모든 것'에 감사하며 이를 깊게 받아들이는 것에서부터 비롯된다. 이 포용the embrace이라는 주제는 4장에서 소개하도록 하겠다.

우리가 '존재하는 모든 것'을 선물로 받아들이게 되면, 우리를 만들고 세계를 형성하는 창조적인 과정에 '지금 여기'에서 참여하게 된다. 이 자기마스터self-mastery 수련은 꿈에서 깨어나, 현실을 꿈으로 만드는 작업이다. 매 순간 우리는 잠 속으로 다시 돌아가려 하기 때문에, 자기마스터를 통해 '인지'를 발견하고, 잃고, 다시 발견하는 과정을 밟게 된다. 빛이 입자가 아닌 파동으로 보이는 실험을 설계하듯, 매 순간 있는 그대로 빛나는 의식이 깨

어날 수 있도록 삶을 설계해주는 것이 소마학습의 수련이다.

소마지성이 생각보다 훨씬 깊이 있고 미묘한 지성이기 때문에, "몸을 고친다"라고 '생각' 하는 것 자체가 오히려 주제넘어 보인다. 소마지성은 변형과 변화 과정 안에서 훨씬 더 고차원적인 자유와 생명력을 깨어나게 한다. 소위 '문제'라는 것은 의식의 제한된 차원에서 발생한다. 따라서 소마학습 수련을 하다보면 이러한 단편적인 '문제'는 자연스럽게 녹아내린다. 마치 겉으로 보기에 모순처럼 보이는 일들이 상위 차원에서 보면 저절로 풀리는 것처럼.

5. 소마명상

소마명상은 그대의 현존을 다차원적으로 확장시킬 수 있도록 고안된 것이다. 이는 이상한 나라의 앨리스가 깊은 가능성의 토끼 구멍으로 내려가는 것과 유사하다. 소마명상을 하게 되면 이전의 습관화된 신체 상태에서 발생하는 많은 문제들이 더 이상 존재하지 않게 될 것이다. 오래된 프로그램이 자극을 받으면 어떤 문제들은 때때로 다시 나타나게 된다. 하지만 당신이 수련으로 통합을 이루어가게 되면 감지 능력이 점점 더 차별화된다. 따라서 훨씬 더 미묘한 변화와 움직임을 감지하고 반응하기 시작할 것이다.

나는 외상 후 스트레스 장애를 관리, 억제, 교정해야 할 병리적인 문제로

보지 않는다. 오히려 자연적인 신체 과정이 틀어진 것으로 간주한다.

그러므로 트라우마를 치유하기 위해서는 유기체를 느끼고, 이해하는

삶의 직접적인 경험이 필요하다.

– 피터 레빈Peter Levine 박사[6]

당신의 소마지성은 어린 시절 프로그램 되었던 요소들과 트라우마(**또는 이 트라우마를 보상 하면서 발생한 문제들**)로 인해 기계적으로 반응하던 이전의 기능들을 통합해 줄 것이다. 소마 지성이 성숙해질수록 좀 더 미묘한 에너지 신체energy body가 개발된다. '대상/바디'가 할 수 없었던, 구조와 기능을 변형시키는 자기구조화와 자기재생이 가능해진다. 이를 통해 더 깊은 학습이 이루어진다. 학습을 통해 피드백 하는 능력이 개발되면 조금 더 효율적이 고 우아한 기능이 생겨난다. 이렇게 소마지성이 개화하면 노화aging는 더 이상 퇴행이 아 니라 우아하게 성숙해가는 과정이 된다.

오랫동안 지속적인 스트레스가 누적되면서 생기는 만성 근수축이 노화와 관련되어 있다. 하 지만 나이age가 노화aging의 원인은 아니다. 시간 자체는 중립적이다. 근육 반사는 일생에 거쳐 습관화되며 이런 습관화로 인해 누적된 스트레스와 트라우마는 감각운동기억상실증 Sensory-motor amnesia을 일으킨다. 나이가 들어서 노화된 것이 아니라 감각운동기억상실증 이 바로 직접적인 노화의 원인인 것이다.

감각운동기억상실증에 대한 '치료'는 존재하지 않는다. 노화를 조장하는 만성 근긴장은 의약품에 영향을 받지 않는다. '3자 관점'의 접근으로 가능한 문제가 아닌 것이다.

하지만 감각운동기억상실증으로 인한 불수의적인 긴장을 이완시키는 방법이 있다. 그것이 바로 '소마학습'이다. 누군가 자신의 의식을, 소마의 잊혀진 영역인 무의식층에 집중한다면, 그는 곧 아주 작은 움직임을 만들어 내는 미세한 감각을 느끼게 될 것이다. 이러한 움직임은 감각 피드백을 만들면서 좀 더 선명한 움직임을 가능하게 한다. 이렇게 감각운동 피드백이 계속 일어난다.

감각 피드백은 인접한 감각 신경을 더욱 살아나게 하면서 이와 연관된 운동 신경과 시너지를 이루게 된다. 이것이 더 넓은 범위의 수의적인 움직임을 가능하게 만들고 또 다시 감각 피드백을 증진시키는 요인으로 작용한다. 이러한 과정을 통해 기억이 상실되어 있던 뇌의 영역들이 수의적 통제 범위로 들어오게 되는 것이다. 미지the unknown가 기지the known로 변하며 망각 영역이 학습으로 새로워진다.

최상의 자유를 확보한 소마란, 최상의 수의적 통제, 최소의 불수의적 조건화conditioning를 획득한 소마를 말한다. 이러한 자율autonomy 상태는 최적의 개별적 존재 상태라고 할 수 있다. 이 상태에서는 환경이 주는 자극에 좀 더 고차원적으로 차별화된 반응을 하게 된다.

소마가 자유로운 상태는 여러모로 인간의 가능성이 최적화된 상태이다. 3자 관점, 즉 바디 관점 bodily viewpoint에서 본다고 해도, 소마가 자유로우면 효율이 최대화되고, 엔트로피는 최소화된다.

– 토마스 한나Thomas Hanna, '소마틱스Somatics' 영역 창시자[7]

6. 중력과 노화의 관계를 변화시켜라

소마학습은 고정되어 있고, 전혀 관계없어 보이는 두 가지 요소, 즉 중력과 노화의 관계를 변화시키는데 큰 도움을 준다.

중력과 노화를 연결 짓는 것이 마법처럼 느껴질 수 있다. 하지만 이것은 약물, 주사, 수술, 그리고 '밖에서 안으로' 접근하는 그 어떤 치료법, '이미지/대상'에서 기인하는 그 어떤 접근법에도 의존하지 않는 그런 종류의 마법이라고 할 수 있다. 그대가 이 책을 읽고, 소마학습을 수련해 가면서 자신을 조금씩 발견해 나가면서 일어나는 모든 놀라운 일들은 그대 '안에서부터' 비롯된다. 소마지성은 중력과 노화가 그대와 관계 맺는 방식을 상상했던 것보다 훨씬 더 깊게 변화시킬 것이다.

왜 중력과 노화인가? 이들의 연결성은 무엇인가? 시간에 따라 노화하고 통증이 발생하면서 생기는 수많은 문제들에 있어서 중력은 가장 단순하지만 최상의 해결책이다. 나는 시간과 중력이 둘 다 중립적인 힘이라고 생각한다. 예를 들어 건강한 사람은 나이가 90대가 되어도 뇌 조직에 특별한 손실이 일어나지 않는다는 것을 보여주는 연구 결과가 있다. 대뇌피질층이 얇아지거나 뇌 조직에 손실이 발생하는 것은 시간 그 자체와 연관성이 없다. 중력이나 노화와 연계 지어서 생각해 볼 수 있는 일반적인 신체 구조의 퇴행 현상은 중력 자체가 아니라, 중력을 대하는 우리의 적대적인 관계에서 비롯된다.

이 책은 중력의 힘을 극복하는 것에 대해 다루지 않는다. 단지 중력과 파트너를 이루어 새로운 현실을 발견하고 창출하는 가치 있는 탐구에 우리의 존재를 열어두게 하는 것이 이 책의 목적이다. 우리는 중력이 아래로 당기는 힘 때문에 생기는 짐을 내려놓을 수 있을 뿐만 아니라, 실제로 우리의 구조와 기능을 경직시켰던 습관화된 패턴으로부터 자유로워질 수 있다. 이 치유 과정에서 생기는 배움과 변화는 우리의 모든 삶의 방식을 변형시킨다. 이 책은 스트레스와 통증을 단순히 완화시키는 차원을 넘어, 자기재생으로 향하는 문을 열어줄 것이다.

7. 중력과 친구가 되어라

중력과의 관계를 변화시키는 것은 당신이 나이 드는 방식을 변화시키는 것과 같다. 소마명상에서 중력은 학습과 자기재생 또는 습관화와 퇴행 같은 우리가 삶에서 경험하는 주요한 사건들을 바라볼 수 있게 하는 피드백 요소로 작용한다. 변화를 만들기에는 너무 늦었다며 절망에 빠지는 것은 좋지 않은 태도이다. 만일 그대가 중력과 적대적

관계를 유지하거나, 중력을 극복하려고 온 힘을 다해 투쟁하는 자세를 견지한다면, 나이가 들어갈수록 퇴행degeneration과 엔트로피entropy 현상이 일어나게 될 것이다.[8]

중력에 대한 그대의 관계를 변화시킴으로써 자기감지, 자기구조화, 자기재생을 지속시키는 실시간적인 학습 피드백이 가능해진다. 중력과 창조적인 파트너십을 유지하며 즐길 수 있다면 지구 중심에서 그대를 당기는 힘과 같은 힘으로 그대를 지지하는 힘을 받아들이게 된다. 이때에 당신은 존재하는 모든 것들과 연결성을 느끼게 될 것이다. 물이 흐르듯이 자연스러운 반응으로 노력 없이도 움직임이 가능해진다. 중력과 이러한 동맹 관계를 맺음으로써 그대는 날이 갈수록 현명해지고, 우아해지며, 감사로 가득한 존재로 진화해 나갈 것이다. 그리고 점점 더 커다란 자유와 생명력을 향유할 수 있게 될 것이다. 그때에 그대의 '노화'는 '비非 엔트로피적'인 형태로 바뀌게 된다.

> 명상을 하면 얻게 되는 장기적인 이득 중 하나는 나이가 들어도
> 대뇌피질이 별로 얇아지지 않는다는 것이다. 이는 감정과 사고를
> 통합하는 데 관여한다고 알려진 뇌의 영역인 전대상회피질anterior
> cingulate cortex에서 가장 잘 관찰할 수 있다. 사색과 종교적인 수행이
> 인지력 감퇴를 억제한다는 결과도 있다. 노화와 밀접한 관련을 지닌
> 인지력 감퇴는 알츠하이머 질환에서 극단적인 형태로 나타난다.
>
> – 릭 핸슨 & 리챠드 멘디우스 박사[9]

엔트로피와 진화 둘 중 하나는 승리를 쟁취할 것이다. 낡은 패러다임에서 보면 인간은 무기력하게 진화에 끌려가는 존재로 보인다. 하지만 소마학습 관점에서 보면 인간은 진화 자체이다. 우리의 삶이 진화가 될지, 엔트로피가 될지는 '주의집중의 불'을 얼마만큼 잘 활용하느냐에 달려있다.

스티브Steve 이야기: 애쓰지 말고 있는 그대로 내버려 두어라

스티브 스타Steve Star는 50대로, 주방장이자 유기농 농부이다. 그는 트랙터를 운전하다 목을 다쳤다. 그의 목은 소마학습으로 부드러워졌으며, 긴장하고 애써서 무언가를 이루려는 이전의 태도를 내려놓고 점차 부드러움의 미학을 습득해가고 있다.

처음 목에 상처를 입고, 남자들이 일반적으로 그러하듯이 나도 그 통증을 그냥 무시했다. 하지만 몇 개월간 목이 계속 뻣뻣해지자 통증완화제로 통증을 감소시켜보려 했다. 하지만 약의 복용을 멈추니 오히려 목이 더 뻣뻣해지고 통증이 심해지는 느낌을 받았다. 어쩔 수 없이 뭔가 도움이 될 만한 것을 찾다가 카이로프랙터에게 찾아갔다.

카이로프랙터를 찾아간 날 나는 전신 척추 엑스레이를 찍었는데, 엑스레이 사진에 경추 6번과 7번 사이에 골극이 자라나 있는 것을 선명하게 볼 수 있었다. 또 흉추 중간쯤에 구름처럼 생긴 것을 볼 수 있었는데 그게 뭐냐고 묻자 카이로프랙터는 노화 과정에서 일반적으로 생기는 석회화라고 설명해 주었다. 난 그의 대답에 약간 충격을 받았다. 내 문제를 해결해 줄 무언가를 찾아야겠다는 마음이 일게 되었고, 대체요법들을 찾아다녔다.

카파로 박사가 주최하는 소마학습 워크숍에 참여하게 되었는데, 거기서 그녀가 신경섬유종증neurofibromatosis을 가진 젊은 여성을 치유하는 모습을 볼 수 있었다. 박사가 '호흡 물결에 올라타기riding the wave of the breath'라고 부르는 소마명상을 소개할 때 나는 그 젊은 여성 뒤에 서 있었다. 물결이 퍼지듯 그녀의 척추에 움직임이 퍼져나가는 것을 보고 나는 다소 놀랐다. 그러면서 나도 저렇게 해보고 싶다고 마음먹었던 기억이 난다. 소마학습 레슨을 세 번 받고나서 내 통증은 거의 사라졌다. 더욱이 스스로 건강을 지켜나갈 수 있다는 확신을 얻고 나서는 고무된 느낌을 받게 되었다.

하지만 내가 이전에 알던 그 어떤 방법들과도 다른 소마학습의 접근법을 보고, 이 방법의 밑에 어떤 과학적 기반이 있는지, 왜 이런 치유가 일어나는지 알고 싶었다. 소마학습 수련은 확실한 결과를 보였지만, 왜 그런지 도무지 상상이 되지 않았던 것이다. 난 내 몸이 그렇게 미묘한 수준에서 움직임을 경험하리라고는 이전엔 단 한 번도 생각해 보지 못했다.

이후 몇 개월간 수련법에 빠져있었던 걸로 기억한다. 카파로 박사가 눈을 안대로 가리고 했던 것처럼 나도 눈을 감고 한밤중에 일어나 몸을 신장elongation시키는 연습을 하기도 했다.

어느 날 갑자기 내 척추에 물결이 타고 올라오는 느낌을 받았다. 나는 이러한 물결을 느낀 첫 날부터 걸어 다니면서 하는 신장 기법을 해보려고 마음먹고는 실행에 옮겼다. 하지만 어느 지점에서 내 마음은 방향을 잃기 시작했다. 애쓴 보람도 없이 갑자기 모든 물결이 내 몸을 빠져나갔다는 것을 느끼게 되었다. 그 순간 나는 애써서 하려는 것이 별로 효과를 보지 못한다는 것을 알았다. 이때까지 나는 뭔가 애써서 성취하려고 하지 않으면 어떤 일도 일어나지 않는다는 프로그램된 믿음을 가지고 있었던 것이다.

애써서 무언가를 하려는 패턴을 풀어놓는 것이 내 수련에서 주된 관심사가 되었다. 소마학습을 배운 후 몇 년이 지나서야 내가 뱀처럼 씩씩거리며 호흡한다는 사실을 알아챌 수 있었다. 이렇게 강압적으로 호흡을 내쉬면 불규칙적인 공기의 흐름이 발생하며 긴장이 나타나고 이로써 몸의 이완이 종종 깨진다는 것을 알게 되었다. 내쉬는 호흡에 긴장이 생기니 들이쉬는 것도 급하게 이루어졌다. 애써서 이루려는 태도를 내려놓고 편안하게 호흡을 즐기기 시작하자 강압적으로 이루어지던 날숨이 부드러워지기 시작했다. 이것을 서핑에 비유하자면, 물결에 올라타려고 애쓰기보다 오히려 내 머리를 편안하게 노를 젓듯이 밀어주는 파도 앞에 앉아 가만히 이를 즐기고 있는 것과 같다.

난 스티브에게 왜 소마학습을 다른 사람들에게 가르치려고 하느냐고 물었다. 그는 다른 사람들이 자신의 제한된 상황을 변화시키는 모습에 스스로 고무되며 충만감을 느끼게 된다고 말했다.

저녁 식사를 위해 물고기를 주는 사람과 물고기 잡는 법을 알려주는 사람에 대한 오래된 속담과 마찬가지로, 나는 단지 다른 사람이 일시적인 편안함을 느끼도록 만들어주기보다는 그들이 자신의 나머지 삶 전체를 변화시킬 수 있는 방법을 전해주었을 때 더 큰 만족을 얻는다. 나는 이 소마학습을 다른 사람에게 전해주는 것에서 정말 큰 충만함을 느낀다.

어깨의 회전근개rotator cuff 근육이 파열되어 고생하던 내 아내도 소마학습을 통해 놀라운 변화를 경험했다. 그녀는 의사와 물리치료사가 알려준 방법을 꾸준히 해왔다. 하지만 소마명상을 접하고는 그녀의 내적 인지가 만들어내는 차이점을 바로 파악할 수 있었다. 그녀는 자신의 문제에 스스로 책임을 느끼고 있었고, 또 그 책임을 피해 가려 하지도 않았지만 소마학습 관점은 문제가 발생하는 근원적인 부분에서 시작하며 결코 문제 그 자체를 다루지 않는다는 것을 알 수 있었다.

원인이 아닌 증상을 치료하려 하면 일시적인 치유는 일어날지 모르지만 얼마 안 가서 다시 실패와 좌절을 맛보게 된다. 자기감지, 자기구조화를 할 수 있게 되면서 아내는 전혀 다른 방식으로 살아가게 되었다. 그녀는 자신의 어깨에서 전해지는 감각을 피드백하면서 긴장을 유발하지 않고도 팔을 움직이는 법을 배우게 된 것이다. 소마학습은 그녀에게도 삶의 돌파구가 되었다.

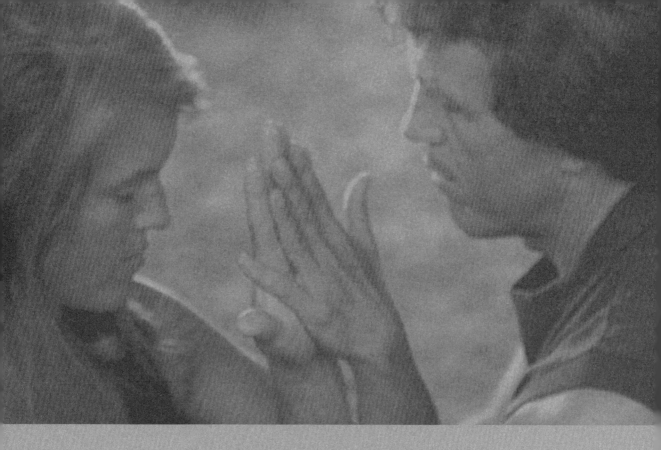

인간은 우주라고 하는 전체의 일부분이며, 시간과 공간의 제한을 받는다.

또한 인간은 자신 그리고 자신의 생각과 느낌을 우주의 다른 부분들과

분리해서 경험한다… 인간 의식은 시각이 만들어내는 환상에 사로잡

혀 있는 것이다.

이 환상은 우리에게 일종의 감옥으로 작용한다. 그리고 개인적인

욕구를 제한하며 주변의 몇몇 사람들에게만 친밀감을 느끼게 만든다.

삼라만상의 모든 아름다움을 포용하는 열정의 원을 넓혀

환상이 만든 감옥에서 탈출해 자유로워지는 것이 우리가 해야 할 일이다.

– 알버트 아인슈타인Albert Einstein[1]

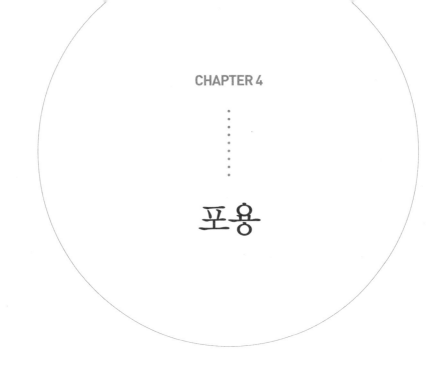

포용

소마학습의 목표는 신체를 치유하는 것 이상이다. 몸은 우리가 애써 긴장하거나 보상하려는 노력을 멈추게 되면 스스로 치유하며 재생한다. 직접적인 경험으로부터 우리를 유리시키며, '이미지'를 자신이라고 여기는 단편적인 사고가 가하는 억압으로부터 벗어나야 한다. 그러므로 소마학습의 첫 번째 지향점은 '깨어있음'이다.

이미지와 대상을 우리의 정체성으로 생각하는 태도를 깨트릴 수 있는 완벽한 학습 환경이 우리의 몸에 내재되어 있다. 무한한 의식을 지닌 진정한 존재로 깨어날 수 있게 하는 시스템을 우리는 태어날 때부터 가지고 세상으로 나온다. 이 정교하게 조율된 피드백 시스템을 통해 우리는 '대상/바디'가 공간 속을 단순히 움직이는 것과 우리의 현존이 공간성을 확장하여 '움직임 가운데 움직임'을 이루어나가는 것 사이의 차이를 감지할 수 있다.

사람들은 보통 자신의 사고 체계에 숨어있는 비합리성을 잘 인지하지 못한다. 왜냐하면 사고는 눈에 보이는 대로의 현실 속에서 스스로를 제대로 파악하는 능력이 없기 때문이다. 소마학습은 마음이 매순간 어떻게 자기 구조를 형성해 나가는지 감지할 수 있게 해주는 '환경context'을 제공한다.

특정한 질환에 효과적인 방법을 만들어 내기는 상대적으로 쉬운 일이다. 많은 치료법들이 지속적인 효과를 주지 못하고 단지 일시적으로 기능을 증진시키는 접근법을 택한다. 나는 다중인격장애multiple personality disorder를 가진 환자를 치유한 연구에서 소마학습이 유효하다는 증거를 찾을 수 있었다. 심지어 이렇게 상황이 좋지 않은 경우에도 소마학습을 통해 팔과 다리에 눈에 띄는 적응반응이 나타났다.

> 당신의 상처를 치유하려고 하지 마세요.
>
> 아침 하늘의 별들처럼 저절로 희미해질 거예요.
>
> 다중인격장애와 같이 심각한 트라우마를 지닌 사람에게도
>
> 상처가 급속도록 하나 둘 사라졌던 것을 생각해보세요.
>
> 악독한 부모가 아이의 살을 담배로 지진 상처조차도
>
> 천천히 줄어들었습니다.
>
> 당뇨, 고혈압, 알레르기도 나타났다 사라집니다.
>
> 그대가 자신에 대해 끊임없이 생각해야만 하는 유일한 이유는
>
> 그리고 매 순간 그대가 살펴봐야 할 것은 바로
>
> 그대가 그 자리에 존재하고 있다는 사실입니다.
>
> – 리사 카파로, "기도The invocation"[2]

만성적인 문제를 지니고 있는 사람이라 할지라도 소마학습에서 제시하는 수련법을 통해 의식과 신체 기능을 변화시키는 내적 능력을 얻거나 증진시킬 수 있다. 이러한 능력은

이전과는 전혀 다른 현실을 즉각적으로 창조한다. 하지만 대다수의 사람들에게 이러한 변화는 일반적으로 오래 지속되지 않는다. 이전에 생겼던 문제들이 다시 나타나게 되는 것이다. 그래서 나는 단지 사람들의 통증을 완화시켜주는 것보다는 좀 더 일반화된 형태의 접근법을 탐구하고 연구하는 데 몰두했다. 다른 사람들이 문제가 발생할 때마다 그것을 완화시키려 다시 찾아오고, 결과적으로 나에게 의존하는 것을 바라지 않는다. 나는 지속적으로 변화를 유지시키는 것에 관심이 더 많다. 그래서 '자기지속성'이라고 부르는 변형 학습, 치유, 그리고 변화의 방법을 발전시키고 가르치는 데 착수했다.

소마학습은 치료를 위한 중재intervention 기법이 아니다. 소마학습을 통한 몸의 치료는 '있는 그대로의 것'을 선물로 받아들이는 소마지성의 체화를 통해 일어난다. 인간을 단편적으로 바라보는 습관은 인간 진화의 과정에서 보면 '저주'라고 부를만한 단계이다. 그대 안에 잠든 소마지성을 깨워 자신을 제대로 이해해 나간다면 이러한 단편적 사고 습관은 저절로 사라지게 될 것이다.

1. 라그넬과 거웨인 이야기

여기서 전달하고자 하는 핵심을 은유적으로 멋지게 표현하고 있는 동화 하나를 소개하고자 한다. 여러분은 아마 아더왕 이야기를 잘 알고 있을 것이다. 이 이야기에는 흠잡을 데 없이 완벽한 캐릭터인 기사 거웨인Gerwain이 등장한다. 거웨인이 늙고 추악하게 생긴 라그넬Ragnell과 결혼하지 않으면 아더왕을 구할 수 없는 상황에 처했다. 오직 라그넬만이 왕을 구할 수 있는 힘을 지니고 있기 때문이다. 다음 이야기를 주의 깊게 읽어보자.

이야기는 8세기, 나무는 울창하고 하늘은 그지없이 맑았던 시대로 거슬러 올라간다.

젊은 아더왕은 충성스런 부하들과 사냥에 나갔다. 길은 멀고 구불구불했으며 사냥감을 추적하는 것은 고된 일이었다. 이들 중 가장 재빠른 아더왕이 어느 순간 일행들과 멀어져 자신을 방어할 수 있는 활과 화살만을 지닌 채 숲 속에서 길을 잃었다. 그는 커다란 나무들과 양치식물들의 길을 지나, 키 크고 무성한 덤불 아래, 사슴이 지나가는 숨겨진 길로 접어들었다. 하지만 아더왕은 혼자가 아니었다. 무언가 알 수 없는 존재가 그를 지켜보고 있었다.

"네가 아더구나." 손에 무기를 든 한 거인이 나타나서 말했다. "나는 그롬머다. 성스러운 내 땅에 무단 침입한 너를 죽이겠다." 젊은 왕은 이 무시무시한 위협에 온몸을 떨었다. 그때 그롬머가 미소를 지으며 말했다. "나는 네가 약한 존재이며, 홀로 남겨진 것을 알고 있다. 내가 가혹하게 느껴진다면 네가 살 수 있는 단 한 번의 기회를 주도록 하겠다. 수수께끼를 하나 낼 테니 받아들이지 않으면 죽을 것이다." 그롬머는 입가에 경멸스러운 표정을 지으며 수수께끼를 냈다. "여자들이 가장 원하는 것이 무엇이냐? 이 수수께끼를 맞출 때까지 일 년의 시간을 주겠다. 단 하나의 진정한 답을 찾아오도록 해라." 그롬머는 다음번에 만날 시간과 장소를 일러주고 자리를 떠났다. 아더왕은 머리를 떨구고 천천히 길을 찾아 숲을 빠져나와서 일행과 말을 찾아 자신의 성으로 돌아왔다.

"왕이시여. 무슨 일로 그리 근심에 쌓여 있나이까?" 아더왕의 기사들 중 가장 용감하고 현명한 기사인 거웨인이 물었다. "내 운명과, 왕국의 운명이 하나의 수수께끼에 달려 있다네." 아더왕은 자신이 겪은 일과 그롬머가 낸 수수께끼를 거웨인에게 두려움에 가득 차 떨리는 목소리로 설명해 주었다. "왕국의 운명이 한 가닥의 실에 매달려 있다네. 풀지 못하면 모든 것을 잃게 될 거야." "저희들이 그 해답을 찾아보도록 하겠습니다." 거웨인이 대답했다. "이 위대한 왕국의 누군가는 그 답을 알고 있을 겁니다."

두 사람은 일 년간 아가씨, 유모, 현인, 마법사, 그리고 할머니에 이르기까지 수수께끼의 답을 찾아다녔다. 특히 문제와 관련 있을 법한 여인들에게 답을 구했다. 그들은 책으로 12권이나 되는 그럴듯한 답을 얻었지만, 그 어떤 것도 정답이라는 울림을 전해주지 못했다.

그롬머와 약속한 날이 점점 다가오자 상심에 빠진 아더왕은 홀로 말을 타고 밖으로 나왔다. 더 이상 자신이 할 만한 일이 없어 보였고, 정답을 못 맞추면 자신이 가진 모든 것을 빼앗길 것만 같았다. 뜨거운 정오의 태양 아래서, 아더왕은 점차 졸음이 몰려와 오래된 오크 나무 아래에서 쉴만한 곳을 찾았다. 그의 눈이 반쯤 감기고 잠에 빠져들려는 순간 흉측한 몰골의 쭈그렁 노파가 갑자기 눈앞에 나타났다. 그녀의 몸은 크고 비대해 보였으며 머리카락은 거칠고 기름기로 번들거렸다. 몸에서는 썩어가는 뼈에서 나는 것과 같은 악취를 풍기며 다가왔다. 아더왕은 이 믿기 어려운 광경에 눈을 비벼보았지만 그녀는 여전히 앞에 서있었다.

"당신이 저주받아 곧 죽게 될 아더왕이군요." 그녀는 썩은 이빨을 보이고, 입에서 악취를 풍기며 말했다. "난 라그넬이라고 해요. 그대의 생명을 구할 문제의 답을 알고 있는 유일한 사람이죠." 그녀는 끔찍한 모습으로 웃으며 대답했다.

"열두 달 동안 수많은 답을 찾아다녔소. 더 이상 필요 없으니 저리 가시오. 늙은이여."

"당신이 모은 것들 중에 정답은 없답니다." 라그넬은 자신에 찬 음성으로 대답했다. 그녀의 말에 왕은 황금, 보석, 왕국의 땅과 성을 주겠다며 그녀에게 정답을 간구했다. "말해 주시오. 말해 주시오. 왕의 몸값에 해당하는 보물을 그대에게 주겠소."

"당신이 가진 보물이 나에게는 아무 소용이 없답니다." 그녀는 끔찍한 표정으로 웃으며 말을 이어갔다. "당신의 왕국에서 내가 갖고 싶은 보물은 아무 것도 없어요. 하지만 내가 바라는 것이 단 하나 있죠. 바로 당신의 기사들 중 가장 현명한 거웨인 경이 내 남편이 되는 것이에요."

"안되오. 그는 내가 줄 수 있는 물건이 아니요."

"나에게 그를 달라고 한 게 아니에요. 단지 그에게 나의 남편이 될 건지만 물어봐 주세요. 만약 그가 동의한다면 수수께끼의 답을 알려 주겠어요. 그렇지 않으면 당신은 죽게 될 거에요."

왕이 아끼는 최고의 기사가 이 끔찍하게 생긴 여인과 결혼하는 것은 있을 수 없는 일이지만, 그롬머에게 왕의 운명을 맡기는 것 또한 끔찍한 일이었다. 아더왕은 어쩔 수 없이 거웨인에게 그녀의 제안을 알려주면서, 그것을 거절하라고 간청했다. 흉측한 몰골의 라그넬 이야기를 들은 거웨인은 마침내 자신을 희생하기로 결심했다.

"그녀와 결혼해 당신의 생명을 구할 수 있다니, 영광입니다. 왕이시여."

마녀 같이 생긴 노파는 정답을 알려주었고, 아더왕은 이틀이 지난 후 그롬머 앞에 다시 서게 되었다.

끔찍한 운명에 처한 거웨인을 생각해서 아더왕은 먼저 그동안 수집한 12권 분량의 답들을 하나씩 이야기했지만 모두 그롬머에게 거절당했다. 밤이 깊어지자 그롬머는 그의 칼을 날카롭게 갈며 아더왕을 죽일 준비를 해나갔다. 마침내 해가 떠오르기 직전 아더왕은 말하길 꺼려 하던 마지막 정답, 바로 라그넬이 알려준 답을 이야기한다. "여자들이 원하는 것은 단 하나입니다. 바로 주도권Sovereignty입니다."

이 대답과 함께 왕은 저주의 속박에서 풀리고 목숨을 구할 수 있게 되었다.

아더는 거웨인에게 결혼 날짜를 미루라고 요청한다. 왕은 자유롭게 되었고, 왕국이 구원받았으니 더 이상 결혼을 하지 않아도 된다고 했지만, 명예와 진실함을 지닌 기사 거웨인은 자신의 약속을 지키기로 결심했다.

신부의 요청에 따라 성대한 결혼 잔치를 올렸지만 그 자리에 참석한 모든 하객들이 라그넬의 마녀 같은 얼굴에 고개를 돌리고 자기들끼리 속닥거리기 시작했다.

결혼식을 마치고 신혼부부는 첫날밤을 보내려 신방으로 향했다. 신방에서 라그넬은 남편이 된 거웨인에게 이렇게 말했다. "당신은 자신의 맹세를 훌륭하게 지켰어요. 그런데 아직 남은 게 있지 않나요? 이리 와서 제게 키스해 주세요. 여보."

입술이 닿는 순간 거웨인은 자신 앞에 아름다운 젊은 아가씨가 있는 것을 보고 놀라운 표정을 지었다. "깜짝 놀라셨죠?" 그녀는 거웨인의 황홀해하는 얼굴 앞에서 빙글빙글 돌면서 아름답게 미소 지으며 이렇게 말했다. "그롬머는 항상 나의 총명함을 시기했답니다. 그래서 내게 주문을 걸었는데 당신의 키스로 그 주문의 일부가 풀렸어요. 하지만, 이제 다시 제가 당신께 묻겠어요. 지금 내 모습을 사람들 앞에서만 보고 싶나요? 아니면 침실에서만 보고 싶나요? 전 하루의 절반밖에 아름다운 모습을 유지할 수 없어요. 나의 기사님. 당신은 어떤 것을 선택할건가요?"

거웨인은 사랑스러운 모습으로 변한 라그넬을 보고, 이전의 썩어가며 끔찍한 악취를 내뿜던 마녀를 생각해 보았다. 잠시 침묵을 지키며 생각에 잠긴 후 그는 다음과 같이 대답했다. "이것은 내가 할 수 있는 선택이 아니군요. 낮에 아름다운 모습을 보일 건지, 아니면 밤에 아름다운 모습을 간직할지, 선택은 당신이 하세요. 아름다운 신부님. 당신이 무엇을 선택하든 저는 당신의 선택을 따르렵니다." 이 말과 함께 라그넬의 모든 저주가 풀렸다. 그리고 거웨인과 라그넬의 행복한 삶이 시작되었다.

결혼식이 끝난 커플이 신방에 들었을 때, 라그넬은 이렇게 묻는다. "당신은 자신의 맹세를 훌륭하게 지켰어요. …. 이리 와서 제게 키스해주세요. 여보."

아마도 거웨인은 이 끔찍하게 생긴 노파가 그를 자극하는 요소들을 모두 극복했을 것이다. 자신 앞에 서있는 끔찍한 마녀가 풍기는 혐오감과 역겨움을 보고도 거웨인은 키스를 한다. 엄청난 악취를 풍기며, 머리는 기름기로 번들거리고, 갈고리처럼 굽은 커다란 코의 점에서는 길다란 털이 보이며, 퀴퀴한 냄새가 진동하는 그녀의 입속 썩은 이빨에서는 침이 줄줄 흐르고 있었을 것이다.

신화와 동화 속에 등장하는 캐릭터에는 인간 정신의 한 측면을 암시하는 원형archetypes이 담겨있다. 기사 거웨인은 아니무스animus(역주: 여성의 무의식 속에 있는 남성적 요소), 즉, 내적인 남성성masculine 또는 빛의 양陽적인 힘을 나타낸다. 그리고 늙은 마녀는 내적인 여성성feminine의 어두운 측면(역주: 이것을 아니마anima라고 한다)을 상징한다. 버려진 상태에서 그녀는 끔찍한 모습을 하고 있다. 열정과 생명 에너지가 자유롭게 흐르지 못하고 자아를 거부하는 닫힌 상태에서 그녀는 쭈글쭈글하게 말라있다. 한 마디로 '늙은' 상태이다.

이러한 원형의 영역에서 우리는 등장인물들이 이전의 늙고 추한 모습을 포용하여 젊고 아름답게 변하는 장면을 목격하게 된다. 이것이 '영혼을 낳는 포용'이다. 늙은 마녀처럼 보이는 자신의 추한 모습까지 받아들일 수 있게 되면 내면의 아름다움과 순수함이 드러난다. 이를 통해 그녀는 새롭게 태어나는 것이다. 하지만 이 상태가 오래 지속되지는 않는다. 여전히 그녀의 옛 모습이 기록된 스크립트scripts가 힘을 발휘하고 있다. '습관화된 반응 패턴'이 당기는 힘에 그녀는 다시 무너진다.

실반 톰킨스Silvan Tomkins는 이를 다음과 같이 표현한다.

> 우리가 살고 있는 세상은 꿈이다. 우리는 우리가 쓰지도 않은 책에
> 나온 내용을 받아들이는 법부터 배우고 있다. [3]

"당신은 내 지금 모습이 더 좋으신가요?" 그녀는 아름답게 웃으며 이야기 했다. "그롬 머는 항상 나의 총명함을 시기했답니다. 그래서 내게 주문을 걸었는데 당신의 키스로 그 주문의 일부가 풀렸어요. 하지만, 이제 다시 제가 당신께 묻겠어요. 지금 내 모습을 사람들 앞에서만 보고 싶나요? 아니면 침실에서만 보고 싶나요? 전 하루의 절반밖에 아름다운 모습을 유지할 수 없어요. 나의 기사님. 당신은 어떤 것을 선택할건가요?" 거웨인은 사랑스러운 모습으로 변한 라그넬을 보고, 이전의 썩어가며 끔찍한 악취를 내뿜던 마녀를 생각해보았다. 잠시 침묵을 지키며 생각에 잠긴 후 …

우리가 나와 너, 안과 밖으로 나뉜 이중적인 세계에 살고 있는 한, 단편성은 결코 녹아서 없어지지 않는다. 이것이 바로 두 번째 저주이다. 우리는 여전히 이미지와 기억에 마음을 빼앗긴 채로 남아있다.

어떻게 하면 거울로 가득 찬 방에서 뒤에 비친 이미지를 나로 착각하지 않을 수 있을까? 단지 추측으로 내가 나라고 생각한 이미지는 마법의 주문과 같다. 이 이미지가 만들어내는 자기 정체성이야말로 저주에 해당된다. 변형을 경험했던 사람이 지속적으로 더 깊은 내적 통합을 이루는 것이야말로 진정한 도전이다.

지나온 길을 돌아보면, 어린 시절의 상처로 인해 나는 이미지가 만들어 내는 세상 너머로 나아갈 수 있었다. 그 상처야말로 내 앞에 새로운 문을 열어준 수많은 요소들 중 하나라고 믿고 있다. 그때의 상처를 생각하면 나는 지금도 가끔씩 얼굴이 굳어지는 느낌을 받는다. 삶에 대한 애정을 유지할 수 없었던 나는, 나에게 충족되지 못한 것이 무엇인지 거울 속의 나를 보듯 객관화시켜 바라보았다. 나는 내 삶을 통해 끊임없이 소리를 보내던 오래된 부끄러움을 회피하려고, 외적으로 투사된 이미지에 의존해 왔다는 것을 알 수 있었다. 생명을 위협하는 질병에 맞닥뜨리고 나서야 내 삶의 또 다른 문을 통과해 지나올 수 있었다. 그리고 잃어버린 것을 다시 찾고, 모성을 통해 삶의 불꽃을 다시 태울 수 있었다.

이를 통해 내가 배운 것은 있는 그대로 '존재하는 것'을 '포용'하는 법이었다.

그대가 삶에서 정말로 원하는 것은 무엇인가? 그대를 앞으로 나아가게 하는 것은 무엇인가? 자신이 겪은 특정한 경험만을 선택해서 그것만 감사히 여긴다면, 매 순간 순간이 선사하는 기회의 아름다움을 잃게 된다. 존재하는 모든 것들에 감사함을 느끼는 순간, 자신의 부끄러움을 만드는 요소들은 겸허함과 경이로움으로 바뀌게 된다.

"이것은 내가 할 수 있는 선택이 아니군요. 낮에 아름다운 모습을 보일 건지, 아니면 밤에 아름다운 모습을 간직할지, 선택은 당신이 하세요. 아름다운 신부님. 당신이 무엇을 선택하든 저는 당신의 선택을 따르렵니다." 이 말과 함께 라그넬의 모든 저주가 풀렸다.

라그넬과 거웨인 이야기는 원하는 것에 집착하고, 원하지 않는 것을 회피하려는 행동이 아니라, 있는 그대로 존재하는 것을 감싸 안아야 한다는 사실을 잘 보여준다.[4] 이러한 포용을 통해 우리의 내적인 아름다움과 지성이 스스로 드러나게 된다. 첫 번째 저주, 즉 단편성이 가하는 저주는 풀렸다. 이러한 저주는 보통 단 한 순간에 풀리곤 한다.

우리는 이러한 사례를 여기저기서 자주 목격한다. 사실 내가 세션을 하거나 워크숍을 진행할 때면 거의 매번 이러한 순간적인 '저주 풀림'을 경험한다. 이렇게 순간적인 재탄생을 겪게 되면, 이것과 저것의 가치를 비교하고, 이곳에서 저곳으로 방황하는 것을 멈추고 어느 정도 자신을 포용할 수 있게 된다. '지금 여기'에서 '있는 그대로의 것'을 포용하게 되면 갑자기 모든 것들이 해체되고, 무게감 없이 느껴지며, 자유롭게 흘러가는 것처럼 느껴진다. 이러한 생성becoming 과정이 비록 표면에서 일어난다고 할지라도, 우리의 내적 지성은 어느 정도 조화를 이루게 된다. 내적 지성이 표출되는 공간에는 언제나 순수함과 경이로움, 그리고 아름다움이 존재한다. 그리고 충만함, 재생, 새로운 자신의 탄생에 진심으로 감사함을 느낀다.

'아내Wife'라는 단어는 아마도 영혼에게는 가장 최적화된 단어일 것이다.

아내는 적어도 '처녀' 이상이다. 남자의 내면에 있는 처녀는 신으로 받아들여지고,

이러한 수용성은 긍정적인 것이 된다. 그럼에도 불구하고, 신은 남자를 통해 무언가

더 좋은 것을 '창출'한다. 이러한 '창출'만이 신이 주는 진정한

감사의 선물이다. 신의 창출 안에서 새로워진 영혼은 아내에 해당된다.

새로운 탄생에 감사하는…

– 마이스터 에크하르트Meister Eckhart[5]

문제는 소마에 대한 일시적인 통찰이 우리를 휘감을 때, 보통은 이를 지속하지 못한다는 데 있다. 오래전에 쓰인 스크립트scripts가 우리를 자극하면, 끔찍하고 추악한 괴물이 사람들이 많이 모인 곳이든, 침실이든 가리지 않고 우리 앞에 불쑥 나타난다.

우리가 비록 이렇게 끔찍한 괴물과 '공존'하는 또 다른 가능성의 세상이 있음을 머리로는 알고 있다고 해도, 어느 정도 과거의 문제들이 지속된다. 하지만 '학습 사이클'을 통해 새로운 질서를 확보하게 되면 또 다른 형태의 세상이 탄생한다. 새로움 또는 마이스터 에크하르트가 말하는 '처녀', 다시 말해, 있는 그대로의 것을 조건화되지 않은 태도로 포용함으로써 드러나는 '아름다움'이 생겨나기 시작하는 것이다.

크리슈나무르티Krishnamurti는 종종, "그러한 '세상에 의해' 사는 것이 아니라, 그러한 '세상 안에서' 어떻게 살아갈 것인가?"라는 질문을 제기했다. 우리는 오래된 질서, 또는 이전의 자신을 이루던 방식으로 정의되지 않은 새로운 형태로 살아가는 법을 배워야만 한다.

인간은 '의도'의 힘으로 '자신의 세상'과 '타인이 바라보는 세상'을 동시에 창조한다. 마음은 집착을 통해 이러한 세상을 만들어낸다. 있는 그대로의 모습을 보지 못하는 마음에 '의식의 빛'이 닿으면 자신과 타인의 세상이 의식의 두 가지 다른 측면임을 자각하고, 이리

저리 왔다 갔다 하는 움직임이 갑자기 정지한다.

이곳에서 저곳, 이것에서 저것으로 움직이던 마음에 '안에서 밖으로' 빛이 비치면 그 어느 곳에도 집착하지 않는 새로운 형태의 전체성이 일어난다. 이러한 일이 일어나면 나와 타인, 침실과 사람들이 많이 모인 결혼식장의 이원성이 사라진다. 이분二分을 만들어내던 마음이 녹아내리게 된다. 나와 타인 사이의 갈등이 해결되는 것은 그것을 잘 다루고 통제하는 법을 학습했기 때문이 아니다. 의식의 장이 차원 확장을 하게 되어 침실과 대중들이 모인 장소가 더 고차원적인 현실이 만들어내는 하나의 움직임으로 통합되기 때문이다.

우리는 무한하게 열린 전체성을 '발명/발견' 함으로써 현실을 이루는 기반을 새롭게 변화시킬 수 있다. 이것이냐 저것이냐 하는 가치 이원적인 세상을 선택하기보다는 두 세상이 만나는 '세상 안에서' 살아갈 수 있다. 이 공간에서 우리는 더 이상 선택할 필요가 없다. 단편성을 넘어선 인지, 더 큰 자유의 상태로 깨어있게 되는 것이다.

강한 자의식은 어떤 이에게는 저주이다. 사람들이 많은 장소에 가면 이 자의식이 표출되며 자신을 괴롭힌다. 어떤 이에게는, 홀로 있음, 거절, 무시에 대한 두려움이 오래된 부끄러움을 자극해 원래의 늙은 노파로 돌아가게 만든다. 인생을 어렵지 않게 살아온 사람들조차도 이러한 부끄러움에 사로잡히면 갑자기 정신–신체–에너지 블랙홀psycho-bio-energetic black hole에 빠져든다. '부끄러움 스크립트'는 우리를 고정fixation시킨다. 따라서 수치심 모드가 발동하게 되면 자신의 신체 반응이나 감정을 의식적으로 다루기가 쉽지 않다. 자기만의 세계에서 작성된 부끄러움 스크립트로 가득한 자서전biography이 완성되면, 이 책의 '스토리'에 따라 우리의 감정은 더욱 더 '고정'되고 결국 '우울증'으로 발전하게 된다.[6]

새벽 산들바람이 그대에게 전하는 비밀이 있답니다.

다시는 잠에 빠지지 마세요!

그대는 자신이 진정으로 원하는 요청에 답해야 합니다.

다시는 잠에 빠지지 마세요!

사람들은 문지방을 이리저리 넘나듭니다.

다시는 잠에 빠지지 마세요!

두 세계가 만나는 곳. 문이 활짝 열려 있습니다.

다시는 잠에 빠지지 마세요!

— 잘랄루딘 루미Jalaluddin Rumi[7]

잠에 빠지지 않는 것이 저주를 완전히 푸는 길이다. 아직 덜 풀린 저주에서 벗어나기 위해서는, 매 순간이 전체성을 받아들일 수 있는 기회이자 선물임을 알아채는 것이다. 지금, 그리고 지금, 그리고 지금 그대가 끌어안은 것이 새로운 질서로 변하게 되면, 다시는 과거의 잠으로 빠져들어서는 안 된다.

한 번 얻은 '아름다움'과 '새로움'에 대한 '상실' 없이 통찰을 지속할 수는 없다. 통찰 자체가 매 순간 '자기지속성'을 유지해야만 한다. 이러한 '깨어있음'을 유지하는 것이 소마학습 수련의 계속적인 도전 과제이다.

우리가 중력장 안에서 살아가며 겪는 모든 습관화된 긴장, 스트레스 패턴, 그리고 통증은 추악한 라그넬 코의 점에서 자라나는 털, 또는 그녀의 썩어가는 이빨, 더러운 입 냄새, 몸의 악취에 해당한다. 이 모든 문제를 통해서 리스닝listening할 수 있게 되고, 우리를 지속시키는 현실의 '기반'을 발견한 순간이 첫 번째 '포용'이다. 이 순간 자신이 짊어지고 있던 짐에서 벗어나 역전이 발생한다. 우리가 짐이라고 여겼던 것(또는 중력)이 긴장과 통증에서 벗어나게 해주는 도우미라는 것을 발견하게 된다. 부차적인 것은 필요치 않다. 이것으로 충분하다.

워크숍을 하게 되면 마치 물이 위를 향해 움직이는 것처럼 부드러운 움직임을 보이는 사람들이 생긴다. 하지만 내가 그러한 상태를 풀라고 요청하면, 그들은 이전과 똑같이 제한된 '대상/바디'로 되돌아간다. 심지어 자신의 몸에 더 이상 물리적 제한과 긴장이 없는데도 그것을 다시 만들어낸다. 왜냐하면, 그렇게 긴장된 신체가 바로 '자신'이라고 생각하고 있기 때문이다. 그들의 '이미지/정체성' 안에 모든 제한들이 기록되어 있는 것이다.

이제 도전 과제는 그대가 앉아 있는 곳에서 연못으로 가는 법을 배우는 것이다. 지구 중심에서 그대를 당기는 힘이 있다. 땅(또는 지면)은 그대가 넘어지지 못하게 지지해준다. 이러한 지지력support과 중력gravity은 동일한 힘이지만 방향은 반대이다. 지구 중심에서 땅을 지나 그대를 관통한 후 다시 공간으로 움직이는 힘을 감지하는 법을 배우게 되면 연못의 물을 마시게 될 것이다.

전자가 하나의 궤도에서 다른 궤도로 점핑하는 것처럼 공간들 사이를 관통해 가는 것은 비순차적nonsequential이다. 그대는 형태를 지닌 존재로 드러나고, 비이원적인 전체성으로 다시 스며든다. 자신Self이 시간과 공간을 움직이며 계속 존재하는 것이 아니라, 움직임이 발생하는 지금 이 순간에 전체가 스스로를 '재생'하는 과정에 깨어있을 수 있게 된다.

라그넬이 결혼식장과 침실로 분열되어 아름다움과 추함을 오가던 때와 그녀의 현존이 있는 그대로의 전체성과 연결되어 새로운 형태 연속성continuity of form을 확보했을 때의 차이점을 잘 살펴보라. 이러한 비이원적 인지nondual awareness는 자기감지, 자기구조화, 자기재생을 일으킨다.

2. 자주권

라그넬과 거웨인의 이야기 밑에 깔린 원형을 해석하면서 우리는 아니무스animus와 아니마anima의 관계를 살펴보았다.

어떤 이는 이렇게 반문할지도 모른다. "여자가 진정으로 원하는 것은 완전한 사랑을 받는 것 아닐까? 자주권sovereignty이라니 그게 무슨 의미인가?"

동화 속에서 인간 존재의 남성적(또는 아니무스)인 측면은 종종 여성성과 관련을 맺는다. 보통 이때 보이는 여성성이 '남자들이 완벽하다고 생각하는 가치'일 때가 많다. 이러한 남성 중심의 가치 시스템 안에서 여성은 부적절함, 결핍, 추함을 느끼게 된다. 그러다 보니 여성은 남성에게 가치 있게 보이려고 자신을 쉴 새 없이 개선시킨다. 또는 이러한 수치심이 만들어내는 부하가 가중되어 참을 수 없을 때 '포기'하거나, 자기멸시self-contempt로 변한다. 이런 일들이 극단적으로 진행되면 섭식장애나 중독, 강박행동 패턴으로 표출된다.

인간들의 내면에 존재하는 '여성성'이 진정으로 원하는 것은 '자주권'이다. 여성은 자신의 자주권이 받아들여지고, 수용되고, 재생되기를 바란다. 소마지성이 깊은 곳에서 자주권을 중심으로 정렬되면, 그녀는 기쁨과 호기심의 파도를 타게 된다. 있는 그대로의 '그녀'가 '지금 여기'서 사랑받고 수용되는 느낌을 받게 된다.

자주권은 자유를 암시한다. 그런데 자유란 무엇일까? 우리는 자유를 '선택'으로 여긴다. 사람들은 보통 하나의 욕망이 또 다른 욕망과 갈등할 때, 특정한 욕구, 느낌, 충동을 무시하고 다른 것을 선택한다. 하지만 우리의 현존이 확장되어 내면 깊숙한 곳에서 전체와 하나라는 느낌을 받으면, 서로 다른 선택을 해야만 한다고 여기던 모순이 스스로 녹아내린다. 우리의 현존이 최대로 확장하게 되면 내면의 느낌과 욕구는 표면적인 행동 또는 사고와 합치된다. 그때에 우리는 '전체'가 되며 새로운 '정합성'으로 기능하게 된다. 이러한 상태에서, 자유는 '순종'으로 재정의할 수 있다. 순종은 어원학적으로 온전히 듣다listen thoroughly는 의미를 지닌다. 크리슈나무르티는 이를 선택 없는 인지choice-less awareness로 표현한다.

여기에서 자주권은 있는 그대로의 것을 사랑으로 포용하는 행위이다. 가치 판단과 이미지의 세계, 집착과 혐오를 넘어 단편성, 분열, 분리 그리고 내적 갈등이 만들어내는 저주를 풀어내는 것이 자주권이다.

어떤 것, 어떤 사람도

그대를 살아나게 할 수 없다네.

당신은 자신을 너무나 과소평가하고 있다오.

— 데이빗 와이트David Whyte —

때때로 우리가 다른 이를 만날 때, 그의 현존이 차원 확장하는 것에 공명해 나의 현존도 차원 확장하는 경험을 하게 된다. 상호공명co-resonance의 자기장이 시너지를 이루며 서로를 받아들이고, 포용하며, 새롭게 태어나게 한다. 이것이 바로 '포용'이다.

대부분의 시간을 우리는 어린 시절에 형성된 자기 이미지에 자신을 축소시켜 끼워 맞추려한다. 있는 그대로의 자신을 보려하지 않고, 우리의 부모가 좋아하는 것 또는 싫어하는 것을 기준으로 자신을 위축시키며 '과소평가'하고 있다.

어렸을 때 우리는 살아가는 데 필요한 온갖 것들을 부모에게 전적으로 의존했다. 부모와의 연결성을 확보하기 위해, 그들이 우리에게 투사한 이미지에 가치를 두고, 그들과 떨어지지 않으려는 마음을 지니게 되었다. 하지만 종종 이러한 이미지는 나의 깊은 곳에서 불일치를 보인다. 이러한 불일치가 우리에게 불안한 느낌을 만든다. 그리고 자라면서 외적으로 투사된 이미지에 의존하게 된다. 성장하면서 더 큰 '차별화'를 이루는 것이 아니라, 자아가 외적으로 투사된 이미지에 점점 더 많이 의존하게 되는 것이다. 이런 것들이 차별화, 자존, 그리고 성숙을 이루는 데 장애가 된다. 우리가 자신을 이해하는 방식, 그리고 우리가 세상을 이해하는 방식 모두가 이미지 기반image-based의 정보가 되어간다.

바다 위에 떠 있는 빙산을 인간이라고 상상해보자. 수면은 우리의 '이미지'를 이루는 기반이다. 다른 사람을 볼 때 우리는 오직 물 위로 드러난 부분만 이해한다. 수면 아래 빙산의 더 큰 부분이 있음을 추리할 수 있듯, 인간에게도 겉으로 드러난 이미지 아래 숨겨진 생성 과정이 있다. 하지만 우리는 그 사람의 수면 윗부분만을 보고, 그가 이러이러한 사람이라고 판단 내리게 된다. 그리고 나서 그 사람의 모양과 크기, 그리고 자신에게 현실로 느껴지는 차원에 자신을 연결시킨다. 다시 말해 전체상을 수용하지 못하고 그 사람의 작은 이미지에 맞추어 자신의 공간을 축소시키는 것이다.

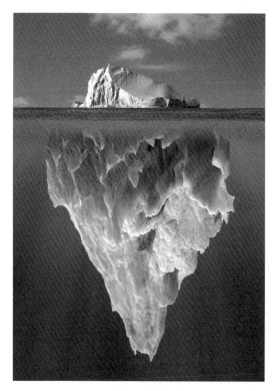

▲ 바다 위에 떠 있는 빙산

만일 나의 이미지가 오직 빙산의 일각으로만 드러난다면, 이를 본 다른 사람들도 마찬가지로 자신의 공간을 축소시켜 나와의 연결성을 확보하려 할 것이다. 우리의 이미지가 그들이 자신을 형성하는 방식에 영향을 주고, 반대로 그들의 이미지가 나를 형성하는 방식에 영향을 주는 것이다.

늙은 노파 라그넬은 '이미지 기반'으로 스스로를 이해하는 방식이 반영된 캐릭터이다. 있는 그대로의 것을 포용하는 태도(**과정 수준의 인지**process-level awareness)는 이미지 기반의 인지의 저주를 받아 굳어지고 제한된다. '포용'은 이미지가 형성한 삶을 자유롭게 하고, 내적인 아름다움과 생명력을 드러나게 해주는 열쇠이다.

내가 여기서 말하는 수련practice은 자기개선self-improvement이 아니다. 오히려 제한된 이미지가 만들어 내는 저주의 속박을 풀고 자기재생self-renewal하는 과정이 수련이다. 만일 우리가 중력과 파트너를 이룰 수 있다면 노화aging를 변형시켜 '자기재생'의 과정으로 만들 수 있다.

진정한 나는 경계 없는 의식boundless consciousness임을 망각하는 순간, 긴장과 통증, 질병과 무기력 같은 부정적인 요소들이 얼굴을 내민다. 이렇게 부정적인 사고와 감정, 신체 반응이 일어날 때, '이미지/대상'으로 자신을 바라보는 태도가 그 원인임을 이해하라. 이들을 단편적 세상을 넘어서는 데 피드백 요소로 활용할 수 있다.

의도를 가해 억지로 고치려는 행동은 많은 에너지와 주의집중을 필요로 한다. 끔찍하게 생긴 늙은 마녀는 잠에서 깨어나 걸어 나오라는 영감의 표출이다. 이를 강압적으로 고칠 방법을 찾거나 도망가 숨으려 한다면 더욱 더 저주에 속박당하게 된다.

우리는 이러한 조건화를 통제할 수도 없을뿐더러 그럴 필요조차 없다. 단지 '무한자'와의 정교한 '자기 정렬'을 이루기만 하면 된다. 이것이 내가 말하는 '수련'이다.

자유와 재생은 매 호흡마다 이룰 수 있음을 기억하고 또 기억하라. 수련은 도전이다. 왜냐하면 우리가 살고 있는 이 세상 자체가 '이미지/대상' 기반의 경험들을 '현실'로 이해

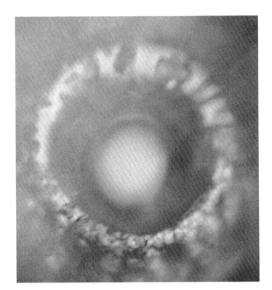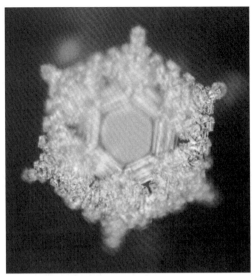

▲ 『물은 알고 있다The Hidden Message in Water』의 작가 마사루 에모토Masaru Emoto가 찍은 사진

하도록 음모를 꾸미고 있기 때문이다. 하지만 자유와 재생은 사랑하는 애인을 끌어안는 것처럼 쉽게 성취할 수 있다. 거웨인이 아름답게 변한 라그넬에게 키스하는 것만큼 쉬운 일이다.

몸은 우리의 생각과 감정이 만들어내는 의미meaning를 표현한다. 사진에서 볼 수 있듯 '사랑과 감사'는 물 분자를 변형시킨다. 마찬가지로 '포용'은 70% 이상의 물로 구성된 인간의 전체 구조를 변형시킬 수 있다.

물이 오염된 환경과 음악에 어떻게 반응하는지 살펴본 후, 마사루 에모토Masaru Emoto 박사와 동료들은 인간의 생각과 언어가 오염된 물을 어떻게 변화시키는지 확인하는 실험을 했다. 워드프로세서로 쓴 글자들을 물이 든 유리병에 붙이고 하룻밤을 놔둔 후 다음 날 결정 사진을 찍었다.[8]

에모토 박사가 찍은 사진은 의식, 음악, 인간의 진동 에너지가 물 분자 구조에 미치는 영향을 보여준다. 인간의 사고, 감정, 그리고 언어는 물의 물리적인 형태뿐만 아니라 그 구성까지 변화시켰다. 나는 에모토 박사의 사진이 육안으로는 보이지 않는 세계를 아름답게 보여주고 있다고 생각한다. 액체 상태로 존재하고 있어 겉으로 보기엔 특별한 구조가 없어 보이지만, 사실 물은 고도로 구조화되어있다. 또한 물은 정보를 기억하고, 변화에 반응하기까지 한다. 기도를 한 후, 그리고 사랑과 감사와 같은 단어를 붙이고 했던 실험 전후의 사진은 이를 멋지게 보여준다. 물은 음악에도 반응한다. 심지어 매우 오염된 상태에서도 비슷한 반응이 관찰되었다.

물은 지구 표면의 대부분을 덮고 있고, 인체는 70% 정도가 물이다. 에모토 박사의 실험에서 관찰된 물 분자구조 변형 실험은 의식과 의도, 그리고 기도가 우리의 신체뿐만 아니라 지구의 변화에도 영향을 미칠 수 있음을 보여준다. 사랑의 포용embrace of loving, 비이원적 주의집중nondual attention은 인간과 지구 모두에 긍정적인 변화를 이끌어낼 수 있다.

마티
만성 Marty 이야기: 통증을 탈출하다

50대 중반의 마티는 다른 사람들에 대한 열정이 고도로 개발된 사람이다. 매우 성공적인 기업의 CEO인 그는 만성통증으로 엄청나게 시달리다 소마학습 세션을 받으러 오게 되었다. 일 년간의 소마학습 수련으로 그는 무려 22kg을 별 노력 없이도 감량할 수 있었다. 뚱뚱하고 커다란 체구를 지닌 몸에서 살이 적당히 빠져나가니 핸섬한 남자로 변모하였다. 중력이 만드는 지지력을 받아들이고, 몸을 콘크리트처럼 딱딱하게 만들던 습관화가 사라지면서 살이 빠진 것이다. 마티가 일 년간의 수련 후 비행기 계단을 뛰어 올라가는 것을 보고 한 친구가 놀라서 일 년 전과 똑같은 사람인지 의심했다고 한다. 일 년 전에 마티는 같은 계단을 육중한 덩치로 느릿느릿 올라갔었다. 그의 이야기를 들어보자.

목뼈에 자라난 골극이 나를 괴롭혔다. 이로 인해 생긴 극심한 통증과 움직임 제한은 수술의 위협을 가져왔다. 이것이 바로 내가 소마학습을 배우게 된 이유이다. 소마학습을 접하기 전에 난 이미 모든 종류의 주류의학과 다양한 대체의학을 경험했었다. 정형외과의사는 나를 약물 처방으로 밀어 넣고 경추 수술을 권했다.

내 담당 카이로프랙터가 몇 년간 목을 교정했지만, 겨우 통증을 피하는 수준이었다. 그는 내 통증이 심해지면 일반적인 형태의 교정으로 도움을 주었지만, 장기적인 개선이 이루어지지 않아 정기적으로 교정을 받아야 했다.

나를 진단한 신경외과 의사는 수술만큼 운동이나 요가를 통해서도 통증 감소를 이룰 수 있다며 그러한 운동을 찾아보라고 제안했다.

소마학습은 내가 몸의 소리를 듣는 전혀 새로운 방식을 제시했다. 나는 완전히 새로운 형태로 자신을 경험하기 시작했다. 나는 내면의 고요함과 주위 환경 사이의 연결성을 이전엔 결코 느껴보지 못했던 방식으로 경험할 수 있었다.

나는 몇 년간 소마학습을 통해 얻은 이득을 모두 상기시킬 수 있다.

첫째가 통증에서 자유로워진 것이다. 통증이 일어날 때면, 내가 배운 신체와의 연결을 만드는 방법으로 이를 해결한다. 나는 통증을 두려워하기보다는 흥미로운 사건으로 환영한다. 두려움이 생길 때는 그 두려움 또한 환영하며 받아들이는 방법이 큰 도움이 되었다. 카파로 박사는 내가 스스로 시연해 낼 때까지 동작을 반복해서 보여주었다.

이전의 나는 몸의 느낌을 오직 좋고 나쁨으로만 '차별화'했다. 내 유일한 전략은 나에게 일어나는 불편함을 회피하는 것이었다. 이때는 물리적인 몸과 감정 사이의 경계가 희미했었는데, 이제는 나 자신에 대한 호기심과 사랑스러움, 그리고 열정을 유지하는 법을 배우게 되었다.

소마학습에서 배우는 요가 동작과 소마명상은 내 만성통증을 변형시켰다. 핵심은 내가 나 자신을 참여시키는 것이었다. 소마학습과 요가 사이에는 따로 경계가 없어졌다. 여기서 배운 레슨은 인지의 질을 높이는 법, 내버려 두기, 그리고 물결을 따르는 법 등이었다. 이를 통해 나는 문제를 고치려 하기보다 움직임 가운데 있는 나를 감지하게 되었다.

카파로 박사가 제안하는 수련은 내 인간관계, 삶에서 이루는 선택 등 모든 것들에 영향을 미쳤다. 내 핵심적인 변화는, 내가 나 자신과 이루는 관계의 변화에 있다.

다른 사람 위에 올라서려는 유아적인 생존 테크닉을 쌓고, 습관화된 패턴을 구축하던 상태에서 나를 더 깊게 리스닝listening하는 삶으로 나아갔다. '새가 자신의 그림자로 내려앉는 것'처럼 나는 나 자신에게 내려앉는 법을 배우게 되었다. 내 삶에서 일어나는 모든 측면에서, 그 깊이와 넓이에 상관없이, 내게 일어나는 모든 것들을 사랑한다. 내 안에서, 그리고 내 마음과 신체, 영혼에서 자라나는 연결성과 유동성은 부인할 수 없는 일이 되었다.

고요한 내적 경험에 가치를 두는 삶은 내 모든 것을 변화시켰다. 내 뼈가 귀를 가진 것처럼, 나는 움직임을 안에서부터 경험한다. 이것은 완전히 새로운 리스닝의 세계이다.
나의 내적인 경험은 속도를 줄이고 고요해졌다. 심장과 복부, 뼈와 조직의 느낌은 각기 다르다. 나는 또 스스로 폭력적으로 될 때와 그 순간의 느낌을 알아챌 수 있다. 그리고 점점 내가 원하는 것과 개선시키고 싶은 것이 무엇인지 이해해가고 있다.

내적인 편안함을 경험하게 되면서 다른 사람과의 관계도 극적으로 변화하고 있다. 이는 마치 몇 년간 흑백 TV를 봐오다가 갑자기 이전부터 신호를 보내던 컬러 신호를 받아들일 수 있게 된 것과 같다. 눈으로만 봐오다가, '내 모든 것'을 동원해서 보면서 실제로 거기에 존재하는 색깔을 인식할 수 있게 된 것이다. '내 모든 것'은 물리적인 신체만을 의미하지 않는다. 무언가 위대한 존재를 담는 진정한 '그릇'으로써 '내 모든 것'을 말한다.

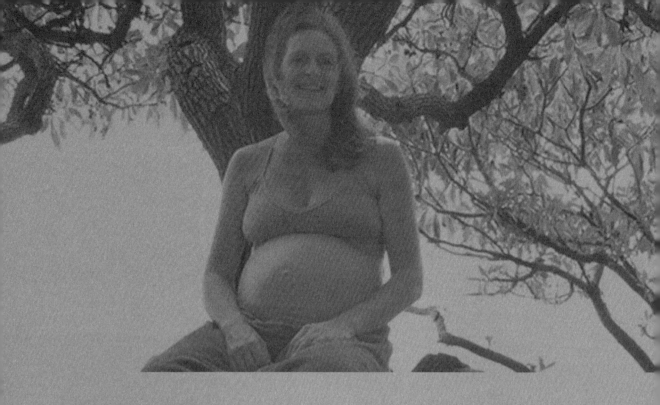

천천히 탄생시켜라.

새로운 달이 느리게 움직이는 법을 알려줍니다.

그리고 반드시 온전하게 된다는 것도요.

자신을 천천히 탄생시키세요. 인내와 약간의 섬세함이

큰 작품을 더욱 온전하게 합니다. 이 우주가 그러하듯이.

아홉 달의 주의집중이 태아를 키우듯

40일간 아침에 일찍 일어나면

그대는 점차 온전하게 자라날 겁니다.

— 루미Rumi[1]

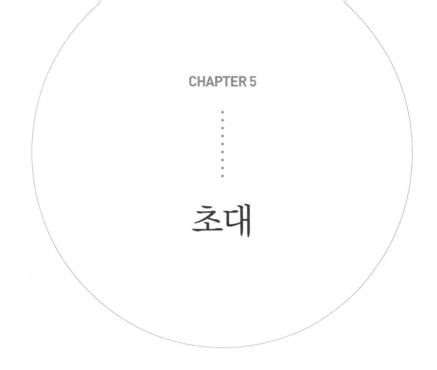

CHAPTER 5

초대

수련Practice이라는 개념을 우리가 어떻게 이해하고 있는지 탐구하면서 이 장을 시작하도록 하겠다.

그대가 이전에 하지 못했던, 그리고 그 어떤 것과도 다른 차원으로 들어갈 수 있는 가능성을 제공하는 것이 바로 수련이다.

수련은 자신을 천천히 재탄생시키는 시간이다. 이는 레저leisure를 체화體化하는 것이다. 레저란 그대를 압박하는 시간 속에서 탈출하는 것을 말한다. 내 친구인 다비드 슈타인들-라스트 신부는 레저를 이렇게 정의한다. "레저는 사로잡힌 시간에서 탈출하는 것을 표현하는 말이다" 그는 다음과 같은 말을 덧붙인다. "레저는 시간을 낼 수 있는 사람의 특권이 아니라, 자신이 행하는 모든 일에 이유 있는 시간을 투자하는 사람의 미덕이다"**2** 이 정의는 '수련'에 대해 내가 들은 최고의 표현이다.

매일같이 하는 수련에 가능한 모든 관심을 쏟아라. 성과가 나오기까지는 시간이 필요하다. 우리는 공간을 건너뛰거나, 힘을 가해 한계점을 뛰어넘어 반대편으로 빨리 가고 싶어 한다. 하지만 이런 강압적인 힘은 내적인 긴장과 제한을 고착시키며, 우리를 자신만의 경험이 만들어내는 감옥에 가둔다. 분리된 '자아'와 '대상/바디'를 고착화시키는 태도가 바로 조급함이다.

1. 번데기처럼 수련하라

이 책에서 소개하는 소마학습은 번데기를 싸고 있는 '고치'처럼 그대를 보호하는 장field이 될 것이다. 바라보는 자the observer와 바라보는 대상the observed이 만들어내는 형상form의 세계는 이원적이다. 그대가 현존을 통해 이원적인 상태에서 비이원적인 상태로 넘어갈 때 이러한 '고치'가 필요하다.

우리의 경험을 담아 보호하는 공간으로써 신체 구조structure 는 매우 중요한 요소이다. 이러한 구조가 없다면 그대는 더 유동적인 상태로 변화해갈 때 충분히 안전한 느낌을 받지 못하고 불안해질 수 있다.

고치의 중간을 칼로 잘라보면 피부와 날개를 지닌 잠자리가 아닌, 액체 상태의 물질을 보게 된다. 실제로 번데기가 잠자리로 변화하기 위해서는 '녹아내리는' 과정이 필요하다. 이 과정에서 고치가 없다면 안의 액체가 밖으로 새어 나오게 되며, 변형은 결코 이루어지지 않는다. 잠자리가 하나의 상태에서 또 다른 상태로 변태metamorphosis하는 것을 돕는 것이 바로 고치이다. 이는 양수로 가득한 자궁에서 태아가 자라는 것과 같다. 소마학습은 그대에게 자궁과 같은 역할을 한다. 이를 통해 '무한하고 경계 없는 의식'을 체화하고 '그대 자신'을 재탄생시킬 수 있다.

나는 이 책을 읽는 독자들에게 소마학습 수련을 어떻게 해나갈지 이야기하고 있다. 마음 속에 이미 결정내린 목표나 이미지를 가지고, 애써서 무언가를 성취하려는 태도로 여기서 제시하는 수련을 하게 된다면, 오히려 그대의 문제가 고착될 수도 있다. 우리가 지닌 문제를 고치고 개선할 필요가 있다고 믿는 것 자체가 제한된 자기 이미지의 반영이다. '근원'적인 관점에서 보면, 우리는 더 이상 고치고 개선해야 할 필요성이 없는 존재들이다. 제한된 믿음과 이미지를 개입시키지 말고, 진실로 있는 그대로 온전한 자신을 표현하며 살아가라.

소마학습 수련을 이용해 더 큰 '자기 폭력'을 낳지 말라. 그러한 태도는 여기서 그만 끝내도록 하자.

그대가 수련을 선물로 받아들이며, 있는 그대로의 것을 친근하고 사랑스러운 주의집중으로 포용하게 되면, 그리고 자신에 대한 '판단'을 내려놓게 된다면, 소마학습은 라그넬과 거웨인 이야기에서 보여준 '포용'을 그대에게 선사할 것이다. 그리고 마침내 내면에 존재하는 아름다움이 드러나며, 그대를 '재생'시킬 것이다.

2. 애써서 수련하지 말라

책을 읽고 있는 바로 이 순간, 그리고 이 책에서 제시하는 수련을 시작하기에 앞서, 다른 페이지로 빠르게 넘어가거나 순식간에 책을 읽어버리고 싶은 욕구가 있는지 감지해보기 바란다. 이 책은 그대에게 정보와 지식을 습득하게 하는 그런 종류의 책이 아니다. 그대의 깊은 내면의 소리를 조금 더 주의 깊게, 의식적으로 리스닝listening하는 법을 알려주는 책이다. 속도를 늦춰라. 얼마만큼 빨리 읽고 시작하는 것이냐는 중요하지 않다. 그대는 이미 수련을 시작했다. 답은 그대 외부에 있는 것이 아니다. 책을 읽어가며 그대를 부르는 소리에 귀를 기울여보라. 그 소리가 어떤 언어로 이루어져 있든 상관없다. 생각, 느낌, 바람, 그리고 기억에서 비롯되는 것일 수도, 전기화학적인 신호로도, 신경근의 움직임으로도 전달될 수 있다.

내가 하는 말을 그대로 완벽하게 따르려고 애쓰지도 말라. 단지 그 말이 그대에게 다가오는 대로 내버려 두어라. 연인이 그대에게 속삭이는 소리를 듣는 것처럼, 지금 바로 수련을 시작할 수 있다.

> 내가 듣는 모든 것들은⋯
> 연인이 내게 하는 속삭임이라네.
>
> —리사 카파로의 시 '내가 접촉하는 모든 이Every One I Touch'에서[3]

중력이 그대에게 다가오는 의미를 그대 경험 깊은 곳의 고요한 세계로 이끌도록 내버려 두어라. 이해하려고 긴장할 필요는 없다. 그렇다고 긴장을 지나치게 늦출 필요도 없다. 저녁 식사로 무엇이 나올까 궁금해하는 마음으로 조금씩 앞으로 나아가라.

책 내용에 동의할 필요도, 그렇다고 지나치게 반박할 필요도 없다. 그대의 현재 신체 상태가 어떠하든지, 전문성과 배움이 어느 정도인지는 문제가 되지 않는다. 변화하려고 지나치게 갈망하지 않고, 무언가를 성취하려고 긴장하지 않으면서, 지금 여기에서 실제로 존재하는 것을 끌어안을 수 있을 때에야 그대의 아름다움이 드러나기 시작한다. 이것이 바로 내 사랑하는 멘토인 반다 스카라벨리Vanda Scaravelli의 핵심적인 가르침이다. 그녀는 끊임없이 내게, 선禪 경전에 나오는 다음과 같은 경구로 가르침을 주었다.

> 하지 않는 법을 배우세요.

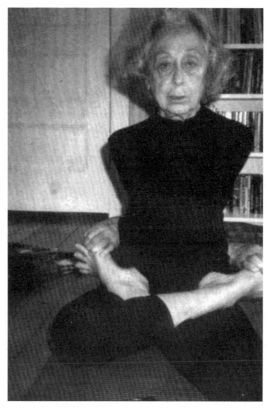

▲ 말년의 반다 스카라벨리Vanda Scaravelli, 요가 수행자/강사, 『척추 깨우기Awakening the Spine』의 저자

3. 사랑으로 문을 여는 수련

'포용'은 모든 잡음과 미래에 대한 긴장에서 오는 떨림이 제거된 깊이 있는 '리스닝'이다. 새가 자신의 그림자로 내려앉듯이, 경계 없는 공간을 가득 채우며, 우리는 집으로 돌아갈 수 있다.

'자기'라는 이미지를 대상화 하지 않는다면, 이 리스닝은 '자기지속성'을 지닌 학습 환경을 우리에게 제공한다. 이러한 리스닝은 무한하게 열려있다. 아름다운 음악을 듣고, 맛있는 음식을 먹을 때처럼, 우리는 자신의 경험을 꽉 붙들려 하지 않아도 된다. 단지 그 음악과 음식이 우리에게 전하는 '맛'을 느끼기만 하면 된다.

메리 올리버Mary Oliver가 자신의 시 '야생 오리Wild Geese'에서 이야기한 것처럼, 나는 그대를 수련으로 '초대'한다.

> "그대는 자신의 몸이라는 말랑말랑한 동물이 사랑하는 것을
>
> 그대로 사랑하기만 하면 된다."[4]

무언가를 성취하려는 갈망을 내려놓게 되면 '사랑'에 무한히 '열리는' 수련을 할 수 있다. 이는 자신을 특정한 '형상'으로 두드려 맞추는 수련이 아니다.

Discipline(수련법)이라는 단어는 어원적으로 산스크리트어인 disciple(제자)에서 나왔다. discipe는 '스승에 대한 사랑', 또는 '자신의 모든 것을 배움에 제공하는 행위'라는 의미를 지닌다.

시작부터 '아름다움' 속에서 시작하라. 이것이 바로 수련이다. 그대가 시간이 갈수록 점점 더 아름답게 변해가는 것은 수많은 기술을 얻는 것과는 전혀 다른 경지이다. 반다Vanda는, "처음부터 아름다워야만 합니다"라고 말한다. 이러한 차이는 전체 과정이 진행되는 속도를 줄일 때 얻을 수 있다. 사실 수련을 시작할 때부터 전체 세계가 느려지는 느낌을 받기도 한다. 그대는 의식적인 인지 상태에서 일 초당 수없이 많은 프레임을 느낄 수 있다. 찰나의 순간 속에서도 그대의 삶에 힘을 불어넣는 일이 발생한다.

나는 이러한 과정을 자기마스터self-mastery라고 표현한다. 밖에서 보면 고체 상태로 되어 있어서 전혀 투과할 수 없어 보이는 것도, 더 고차원적인 '차별화' 상태에서 보면 우주의 별들이 거리를 두고 서로의 움직임을 허용하는 것처럼 넓은 공간이 존재한다. 하지만

이 공간은 애써서 성취하려는 유위有爲로는 통과할 수 없는 곳이다. 소마학습 수련의 아름다움은 우리가 '지나친 노력'으로 자신에게 '폭력'을 행사할 때, 또는 자신을 '제한'하는 문제가 발생할 때, 이러한 것들을 즉각적으로 명료하게 해준다는 데에 있다.

차별화 과정은 청각지성auditory intelligence을 활용하면 더욱 명확해진다. 인간은 자신이 들을 수 없는 것을 표현할 수 없다. 하지만 수련을 통해 들을 수 있게 되면, 들은 것을 표현할 수 있고, 또 이를 점차 개선시켜 나갈 수 있다.

사람들은 보통 특정한 기술을 배울 때 자신의 내부에서 일어나는 경험에 초점을 맞추는 것이 아니라, 오히려 밖으로 드러난 행위에 집중한다. 하지만 우리가 '리스닝listening' 하고 있는 것에 주의집중을 이동시킨다면, 감각, 느낌, 이해의 경계를 인지하게 된다. 그리고 자신의 현존을 경계 너머로 확장해 나갈 수 있다면, 소마학습에서 배우는 기법들을 익히고 마스터하는 능력을 자연스럽게 키워나갈 수 있게 될 것이다.

4. 발견, 상실, 그리고 재발견

드럼 동아리에서 드럼을 배울 때, 내가 맨 처음 익힌 것은 비트를 일정하게 유지하는 법이었다. 다른 악기들과의 합주 중에 드럼 비트를 정확히 견지해야 하는데, 곡이 연주되는 전체 맥락 속에서 들어가고 나가며 내 파트를 찾아 연주하는 것을 마스터하기란 쉬운 일이 아니었다. 그래서 연주의 어느 부분에서라도 내 파트를 찾아 들어갈 수 있기 위해 리듬을 찾고, 그것을 잃는 것을 반복했다. 이러한 연습은 한 번 시작된 리듬을 일정하게 유지하는 것보다 훨씬 더 정교한 '차별화'를 필요로 한다. 아주 쉽게 내 파트를 발견하고 상실하고, 또 다시 재발견할 수 있을 때까지 나는 새로운 리듬을 마스터했다는 느낌을 받을 수 없었다.

순간적으로 구조와 기능에 변화가 오는 것을 나는 상태—특이 효과state-specific effect라고 부른다. 소마학습을 통해 특정한 통찰을 얻게 되면 쉽게 나타나는 결과이다. 하지만 이런 순간적인 사건은 그대의 삶이 전체적으로 변화해 가는 일반적 질서general order를 얻는 것과는 차이가 있다. 살면서 새로운 형태의 스트레스를 받게 되면, 오래된 조건화 패턴이 아마도 다시 자극받게 될 것이다. 그러면 필연적으로 새롭게 형성된 기능을 상실하고 기계적이고 습관화된 상태로 다시 빠지게 된다.

소마학습 과정에서 이러한 현상이 일어날 때, 자신을 비난하며 그것에 사로잡히지 않는 것이 중요하다. 오히려 다시 한 번 더 깊은 '리스닝'을 통해 '지금 여기'에 '존재하는 것'을 '포용'할 수 있다면, 새로운 아름다움이 드러나기 시작한다. 그대는 기쁨과 재미로 가득한 새로운 물결 위에 올라서게 될 것이다.

자기마스터는 자신을 상실하고, 발견하고, 상실하고, 다시 발견하는 과정 없이는 이루어지지 않는다. 자신을 상실하는 것도 수련의 일부임을 기억하라. 그리고 상실을 자각하는 순간 자신에게 축복을 보내라.

소마학습은 신체가 편안하다는 것과, 삶에 생명력이 가득하다는 게 어떤 의미인지 알려주었습니다. 몸에 불편함으로 가득하고, 감정을 표현하는 데 어려움을 겪었던 내가 지난 10여 년이 넘도록 소마학습 수련을 하면서 매 순간, 신체, 감정, 그리고 영적으로 현존하는 느낌을 받을 수 있었답니다. 이 과정에서 내가 자신을 상실한 적이 없다는 것은 아닙니다. 사실, 끊임없이 불편함과 제한이 일어났습니다. 하지만 소마학습은 계속해서 나 자신을 찾을 수 있게 해주었고, 빠르게 편안한 상태를 찾아갈 수 있는 능력을 심어주었습니다. 나는 진정으로 끊임없이 변형을 이루는 여행을 하고 있습니다.

— 마가렛Margaret —

5. 건강한 영향력 생태계를 구축하라

'학습'을 지속시키고 '변화'를 만드는 데 필요한 에너지를 끊임없이 소모시키는 것이 바로 부끄러움shame이다. 사실 '부끄러움에 대한 부끄러움'이 그러한 에너지 소모를 일으킨다. 매순간 그대를 '지속시키는 것'과 '기쁨과 호기심의 흐름을 만드는 것'에서 그대의 연결성을 상실했을 때 부끄러움이 발생한다.

부끄러움은 소마지성에서 우리를 분리시키며, 자신의 라이프 스토리life story 또는 자서전biography을 만드는 데 관여한다. '우리를 지속시키는 것'과 '기쁨과 호기심의 흐름을 만드는 것'에서 연결성이 끊어진 것을 감지/평가/반응하는 과정에서 부끄러움이 발생하는데, 이 부끄러움은 순수하게 생물학적 반응이라고 할 수 있다. 연결성이 끊어졌다는 사실을 측정하는 도구가 바로 '부끄러움'인 것이다.

대부분의 사람들은 자존감self-esteem에 상처를 입거나, 굴욕적인 일을 당했을 때 이에 반응해 부끄러움을 키운다. 부끄러움을 일으키는 자극을 외면하며 피하거나, 나와 타인에게 공격적으로 대하는 행동으로 부끄러움에서 멀어지려고 한다.[5]

부끄러움이 일어났을 때 '호기심'을 가지면, 우리는 자신의 경험을 포용하게 된다. 학습 사이클이 마비되어 정지하는 것이 아니라, 흐름에서 방향을 잠깐 '상실'했음을 깨닫게 되어 우리를 '지속시키는 것'과의 연결성을 되찾을 수 있다. 이때 부끄러움은 '있는 그대로 존재하는 것'에 대한 열정과 연결성을 깊게 하는 계기가 된다.

이는 소마학습에서 중요한 '전환점'이다. 부끄러움이 발생했을 때 우리는 자기혐오self-disgust의 씨앗에 물을 주어 이를 더욱 키우거나 자신의 판단을 동원해 경멸할 수도 있고, 더 깊은 탐구, 더 위대한 자유와 연결성을 꽃피울 수 있는 씨앗을 발아시킬 수도 있다. 따라서 그대의 집중이 어디로 흘러가는지 깨어서 지켜보는 것은 엄청난 결과를 가져온다. 하루 종일 매트에 앉아 수련하는 것보다 이러한 '깨어있음'이 그대에게 더 큰 이득을 줄 것이다.

내가 '건강한 영향력 생태계를 구축'하라고 하는 말에는 바로 이러한 자기조절self-regulation 과정을 통해, 부정적인 영향력(특히 부끄러움)에 빠지거나 증폭시키지 말고, 긍정적인 영향력(기쁨과 호기심)으로 나아가라는 의미가 담겨있다.

인간뿐만 아니라 모든 포유류는 7가지의 영향력(역주: 기쁨, 호기심, 놀라움, 경악, 혐오, 역겨움, 부끄러움을 말한다. 나탄손Nathanson이 제시한 영향력 리스트를 저자는 7가지 범주로 재분류 하였다. 감정뿐만 아니라 정신적인 상태도 포함되기 때문에 영향력affects으로 표현하였다)을 받는다. 이들 중 오직 '기쁨과 호기심', 두 가지 요소만이 긍정적인 영향력으로 유기체의 기능을 최적화하는데 기여하는 것 같다.

하지만 이러한 영향력들은 모두 진화 과정에서 종의 생존에 필수적이었다. 인간에게도 이들은 서로 상호작용하며 복잡한 반응패턴을 만들어낸다. 특히 자기만의 스토리story가 기록된 자서전biography에 영향을 미치며 이미지로 가득한 정체성identification을 형성한다.

각각의 영향력은 가벼운 상태에서 극심한 상태까지 연속성을 이룬다. 예를 들어 부끄러움은 '연결성 상실'을 느낄 때 촉발되는데, 이때 이 감정 상태에 관심을 갖게 되면 '호기심interest' 상태로 되돌아온다. 긍정적인 경험의 흐름에 역행하려는 태도를 멈추게 되면 우리는 다시 한 번 흐름에 따라 움직일 수 있다. 되돌아가려고 애쓸 필요조차 없다. 왜냐하면 흐름이 우리를 자연스러운 방향으로 이끌어가기 때문이다. 이 과정에서 '자서전'에 기록된 부끄러움 스크립트 대신 '안도감'이 생기고, 다시 기쁨 연속성the continuum of joy이 이루어진다. 우리가 이러한 기쁨의 물결을 타고 흘러가게 되면 마침내 '온전한 기쁨' 또는 '황홀한 경험'이 만개할 것이다. 다음에 제시하는 영향력 목록을 주의 깊게 살펴보라.[6]

● **영향력 목록**Lists of Affects

· 긍정

  1. 호기심 – 흥분

  2. 기쁨 – 쾌락

· 중립

  1. 놀람 – 경악

· 부정

  1. 두려움 – 공포

  2. 괴로움 – 비통

  3. 화 – 격노

  4. 혐오

  5. 역겨움

  6. 부끄러움 – 수치

요약하면, "영향력은 자극에 대한 생물학적, 내재적, 그리고 본능적 반응으로 일시적이다. 이들은 인지와 지식을 통해 느낌이 되고, 머릿속에 기억된 이전의 경험에 더해져 감정이 된다."[7]

도널드 나탄손Donald Nathanson은 그의 책 〈부끄러움과 자부심Shame and Pride〉에서 다음과 같은 말로 이를 간결하게 표현하고 있다.

영향력은 생물학, 느낌은 심리학, 그리고 감정은 자서전이다. [8]

소마지성을 통해 우리는 자신의 경험이 어떻게 이러한 '영향력'에 자극받는지 느끼고 감지할 수 있다. 이러한 소마지성의 '차별화' 능력을 최적화하기 위해 영향력 이론Affect Theory에 따라 용어의 정의를 정확히 할 필요가 있다. 이러한 용어 정의가 새로운 영역을 탐사하는 지도로 작용하게 된다. '건강한 영향력 생태계 구축'을 위해 실반 톰킨스Silvan Tomkins는 다음과 같은 청사진을 제공하다.

● 톰킨스의 핵심 청사진

1. 긍정적 영향력은 최대화되어야 한다.

2. 부정적 영향력은 최소화되어야 한다.

3. 영향력 억제는 최소화되어야 한다.

4. 긍정적 영향력을 최대화하는 능력, 부정적 영향력을 최소화하는 능력, 그리고 영향력 억제를 최소화하는 능력이 최대화되어야 한다. [9]

6. 차별화

사람들은 자세나 움직임을 마스터하려는 태도로 '수련'하는 경향이 있다. '자세'는 단지 자기마스터self-mastery를 위한 학습 환경learning environment으로 간주하는 편이 더 낫다. 차별화가 고도로 개발되고 현존이 확장되면 자세는 자연스럽게 마스터할 수 있다. 하지만 반대가 항상 참인 것은 아니다.

예전에 나는 매일 요가 자세를 유지하고, 그 자세를 유지하는 시간을 늘려보았지만, 결코 '자기마스터'가 일어나지 않았다. 이때에 나를 가르친 반다Vanda는, "그대는 여전히 무언가를 하고 있군요. 그렇게 애써서 노력해야 할 필요가 있나요?"라는 말로 나를 상기시켰다. 이 말이 주의 집중을 포기하거나 무너뜨리라는 것은 아니다. 성취하려고 자신을 긴장시키지 않게 되면, '자세'는 '자기지속성'을 이룰 수 있다. 더 고차원적인 차별화를 통해 감지 능력을 높여가면, 그리고 현존을 확장해나가면, 경전에서 말하듯이 '행하지 않음無爲', '포기하지 않음無棄'의 역설이 저절로 녹아서 내재화될 것이다.

훌륭한 지휘자는 오케스트라를 지휘하면서 연주에 참여하는 각각의 악기가 내는 소리를 구별할 수 있다. 곡 전체가 진행되는 맥락 속에서 하나의 바이올린 소리를 '차별화' 시킬 수 있는 것이다. 이 지휘자는 훈련되지 않은 사람에 비해 음악적인 인지 차원이 훨씬 더 계발되어 있다. 그렇기 때문에 곡 전체 맥락에서 단일하게 진행되는 사건을 '관찰'할 수 있는 것이다.

소마학습 수련을 하면서 그대는 전체 움직임 가운데 부분적인 느낌을 차별화할 수 있게 될 것이다. 예를 들어 척추 신장spinal elongation이라는 방법을 배우면서 전체 움직임 가운데 횡격막, 골격계, 연부조직, 체액 시스템, 그리고 공간과 중력의 관계를 차별화하는 법을 배우게 된다. 소마학습 수련을 통해 새로운 '인지'가 계발되어 갈수록, 더 깊은 '차별화'가 촉진되며, 이를 통해 그대의 '현존'은 그 차원이 확장되어갈 것이다.

그대의 바람이 저절로 이루어지도록 내버려 두어라. 나무가 빛을 바라듯, 열린 공간이 그 바람에 따라 저절로 그대에게 들어오도록 내버려 두어라. 성취하려는 노력 없이 그대의 바람이 이루어진다면 아무런 문제도 일어나지 않는다. 내가 '갈망' 또는 '바람'이라고 표현하는 것은 '더 나은 순간'을 향해 긴장하면 기다리라는 뜻이 아니다. 역설적이게도 이러한 '바람'은 '존재하는 것'을 그대가 음미하는 순간 깨어나는 생명력이다. 나무가 햇빛을 음미하며 빛 속으로 자라나듯이, 그대의 현존도 경계 없는 공간을 체화하게 된다.

까비르Kabir는 이렇게 말했다.

손님 되기를 바라는 정도에 따라

모든 일들이 이루어진다네.[10]

나는 모든 존재들이 그 심장에 함께 하고자 하는 갈망이 있다고 믿고 있다. 이러한 갈망은 이전에 존재해 왔던 것들, 그리고 앞으로 존재할 모든 것들과의 연결을 바라는 마음이다. 우리는 이러한 '갈망' 없이 조용하게 사는 법에 너무 익숙해져 있다. 그대 내면에 '갈망'의 불을 지펴라. 그리고 그 '갈망'이 아무런 노력 없이도 그대와 함께하도록 내버려 두어라.

7. 수련이 잘 되고 있음을 평가하는 법

다양한 요가, 운동, 그리고 바디워크 수련법들이 신체의 정렬alignment을 강조한다. 나는 바른 자세와 올바른 신체 정렬을 지나치게 강조하는 것에는 오류가 있다고 생각한다. 왜냐하면 정렬이란 말은 '정적인 이미지'나 '완벽한 모양'을 강조하기 때문이다. 소마학습 수련으로 그대의 신체 구조에 지속적인 풀림unfolding이 일어나면, '정렬 가능성' 또한 지속적으로 변화한다.

소마학습 수련이 잘 되고 있다는 지표는 다음과 같다.

- 더 큰 자유
- 더 큰 생명력
- 더 큰 흐름과 상호 연결성
- 더 큰 이완과 각성

● 통증에 대하여 기억해야 할 점

여기서 배우는 기법들로 그대는 변형과 변화를 이루게 될 것이다. 하지만 주의해서 시행하지 않으면 위험할 수도 있다. 이 말은 수련을 피하라는 것이 아니다. 어떤 상황에서도, 심지어 상처와 만성통증으로 상태가 악화되고, 신체가 매우 쇠약해져 있더라도, 천천히 그리고 주의해서 수련을 지속해 나간다면, 트라우마를 녹여내고, 상처를 치유하며, 구조와 기능의 변형을 이룰 수 있다.

나와 함께 수련할 때는 크게 안심하며 잘하다가도, 혼자서 하면 자신이 제대로 하고 있는지 확신하지 못하며 수련을 그만두는 사람들을 보았다. 하지만 그대가 진정 필요성을 느끼며 수련을 할 때 감지sensing 능력이 훨씬 정교해지고, 더 나은 학습과 차별화로 나아갈 수 있다. 그대 스스로 수련하지 않으면 어떤 일도 일어나지 않는다.

수련을 잘못하고 있다는 것을 어떻게 알 수 있을까? 통증이 나타나고 염증이 발생하는 것이 가장 확실한 증거이다. 통증과 염증 신호를 위험으로 감지하지 못한다면 그대는 자신의 신체 시스템을 지나치게 혹사시키고 있다고 보면 된다. 이러한 신호가 그대에게 감지되면 천천히 그리고 부드럽게 자기조절self-regulation을 해나가면 된다.

수련을 하는 중에 통증이 일어나서는 안 된다. 하지만 수련 중에 또는 수련 후에 그대의 신체가 재구조화되면서 연부조직에 이전과 다른 종류의 감각이 느껴질 수 있다. 근육이 늘어나면서 처음에는 근섬유를 둘러싸고 있는 근막이 당겨지는 느낌을 받을 수 있다. 이는 마치 심부조직마사지deep tissue massage를 받을 때처럼 기분 좋은 느낌이다. 근막이 늘어나 있어야 근육의 신장이 제대로 일어난다. 하지만 시간이 지나면서 당기는 느낌이 줄어들면서 근막은 좀 더 액체에 가까운 상태로 변모해간다.

수련이 그대에게 유익하다는 것을 어떻게 확신할 수 있을까? 오랫동안 닫혀있던 그대 신체에 공간이 열리면서 때때로 통증이 발생할 수 있다. 그대가 통증을 깨어서 바라보게 되면 이러한 감각을 음미할 수 있게 될 것이다. 그리고 더 이상 이를 두려워하지 않게 된다. '통증'은 오랫동안 움직이지 않던 것을 움직여 제대로 활용할 수 있게 되었음을 나타내는 지표이다. 이 과정에서 근육에는 새로운 톤tone이 활성화된다. 그리고 점차 뼈에서부터 체표면으로 생명력이 확산된다. 자신을 지나치게 긴장시켜서 상처 입히지 않는다면 말이다.

지나친 스트레칭은 신체에 강한 긴장을 가져오고, 근섬유를 파열시킬 수 있다. 또한 관절과 조직에 염증과 통증을 유발시킬 수 있다. 과도한 수련은 피하는 것이 좋다.

사람들은 종종 예전의 통증이 재발하면 놀라서 주춤거리게 된다. 자신을 지나치게 다그쳐 통증에 사로잡히지 말라. 이미 알고 있는 확실하고 안전한 상태에서 그대의 현존을 확장해 조금씩 영역을 넓혀가도록 하라. 감지력을 차별화함으로써 '존재하는 것'을 '포용' 하게 되면 더 큰 자유와 움직임이 가능해질 것이다. 호흡을 통해 '털끝만 한 공간'을 찾고, 만들어내서 무한하게 확장시키기만 하면 된다.

두려움은 통증을 고착시킨다. 두려움이 일어나면 예전에 경험했던 통증 강도에 따라 긴장이 발생하며 자신을 보호하려는 현상이 발생한다. 사람들은 아직 발생하지 않은 미래의 통증을 지레짐작하여 이를 피하려고 자신을 위축하는 경향이 있다. 수련 후 누워서 쉬는 중에 늘어난 허리의 조직에서 이상한 감각이 발생하면 두려워하는 사람이 종종 있다.

나는 수련생들에게 감각을 분배하는 법을 알려주었다. 이상한 감각이 느껴질 때 그 감각을 가만히 느끼고 있으면 점차 유동적인 상태로 변해가다 저절로 녹아내린다. 놀라운 것은 내가 그 감각을 녹여낼 수 있다는 확신이 강할수록 수련생들 또한 자신의 경험에 좀 더 열린 상태가 되고 불편한 감각을 더 쉽게 이완시켰다.

이미 급성 또는 만성 통증을 지닌 상태에서 이 수련을 하는 사람도 있을 것이다. 그대가 가진 통증이 어떠한 것이든 이를 피드백 요소로 활용할 수 있다면 '자기구조화'를 이루는 좋은 학습 기회가 될 수 있다. 통증에 공격적이지 않으면 신체는 스스로 치유를 일으킨다. 제한을 일으키는 문제를 보상하려고 애쓰거나, 단편적인 증상 완화제에 의존하지 않는 것이 신체의 재생 능력을 높이는 좋은 방법이다.

오랫동안 나를 괴롭힌 상처로 인해 나는 자신을 정교하게 조율하는 법을 익힐 수 있었다. 상처가 있는 부위와 내 몸이 어떤 연관성을 두고 기능하는지 민감하게 감지할 수 있게 된 것이다. 예를 들어 내가 극하근subscapularis의 건에 상처를 입었을 때, 이를 통해 나는 어깨 제한을 만들어 내는 근육과 건을 어떻게 사용하고 있는지 생생하게 느낄 수 있었다. 이렇게 높아진 민감성으로 인해 극하근 건에 염증을 만들고 스트레스를 만드는 요소들을 다루는 법을 배울 수 있었다. 그리고 요가 수련, 고객에 대한 접촉요법touchwork, 그리고 일상적인 생활 동작을 할 때 나의 팔을 적절히 사용하는 법도 깨달을 수 있었다. 이렇게 통증을 피드백 증폭장치로 활용할 수 있게 되자 나를 괴롭히던 문제들도 점차 사라졌다. 이게 바로 내가 당신에게 통증을 극복해야 할 '저주'보다는 '선물'로 받아들이라고 제안하는 이유이다.

무위無爲하라는 것이 열정을 깎아내리라는 말이 아니다. 통증을 선물로 생각하라는 것이 그 통증을 찬양하라는 것도 아니다. 나는 단지 불편한 문제를 선물로 받아들이고 능숙하게 활용하라고 제안하는 것이다. 자신의 괴로움을 선물로 받아들이는 능력이 커질수록, 괴로움이 제공하는 교훈을 더 잘 학습할 수 있게 되고, 얼마 안가서 이를 극복할 수 있을 것이다.

자신이 근육이완제나 통증약을 복용하고 있다면 좀 더 주의를 기울여야 한다. 이러한 약들은 신체 조직을 통해 일어나는 피드백을 느끼기 힘들게 만든다. 일상생활을 하는 중에 발생하는 미묘한 긴장과 통증을 무시하는 것도 똑같은 문제를 누적시킨다.

약을 먹고 있을 때는 수련을 하지 말라고 하는 것이 아니다. 현명해져라. 그대가 지금 있는 바로 그곳에서 수련을 시작할 수 있다. 다만 자신을 몰아세우지는 말아라. 시작하지 않으면 아무 일도 일어나지 않는다. 그대를 적절히 자극하는 문제인지 위험 신호인지 잘 구분해서 수련을 진행해 나가야 한다. 외부의 전문가에게 책임을 떠넘기지 말아라.

"치유되는 것보다 위험이 더 크면 어떡하는가?"라는 질문을 할 수도 있다.

나는 종종 고통이 너무 심해서 자신의 상황을 변화시킬 수 있는 것은 아무것도 없다고 확신하는 사람들을 만난다. 이들은 자신의 상처가 너무 커 인지를 미묘하게 움직이는 것만으로는 아무런 효과를 보지 못할 거라고 주장한다.

앞에서 계속 이야기해 온 미묘한 인지 이동the subtle shift in awareness은 '명상' 또는 '기도'와 연결시켜 바라볼 수 있다. 이 둘은 모두 '존재'를 수용하는 것과 관련이 있다. 무언가를 억지로 하려는 태도에서 발생하는 긴장을 이완시키고 '무한한 공간의 우아함'을 받아들이며 감사해하는 것이 명상과 기도의 근본 바탕이다. 이러한 '포용'을 통해 우리들은 결정론적/이원론적 사고deterministic/dualistic thinking로 인한 한계를 넘어서면 무언가 위대한 일이 일어난다. 나를 믿어라. 기적은 일어난다.

리사 Lisa 이야기: 골반 염을 극복하다

리사는 해외에서 생활하는 동안 골반염pelvic inflammatory disease, PID으로 끔찍한 병치레를 겪고 나서 나를 찾아왔다. 이때가 20대 초반이었다. 소마학습을 통해 자기치유가 일어나는 과정에서 그녀는 상상했던 것 이상을 경험했고, 이러한 경험이 그녀를 소마학습 '촉진자facilitator'가 되도록 이끌었다.

나는 상처를 치유하려고 귀국했고, 부모님의 소개로 카파로 박사에게 소마학습 세션을 받게 되었다.

오랫동안 병원에 입원해서 엄청난 분량의 항생제를 복용하느라 그때 내 정신은 붕 뜬 상태였다. 당시 나는 어떠한 종류의 바디워크bodywork 요법도 경험해 보지 못했다. 하지만 한 번의 세션으로도 내가 겪고 있던 죽을 것 같은 감각이 기적처럼 생생하고 생명력 있게 변하는 것을 느끼게 되었다. 마치 황금빛 태양 광선이 내 중심을 비추는 것 같았다. 그녀에 대한 감사함은 이루 말할 수 없을 정도였고, 소마학습에 대한 호기심이 나를 간질이듯 자극하였다.

얼마 후 나는 유럽으로 돌아왔다. 하지만 10여 년이 지나서 똑같은 골반염이 급속하게 재발되어 카포라 박사를 만나기 위해 또 다시 귀국하게 되었다. 감염이 급속도로 진행되어 손 쓸 새도 없었으며 살아남기 위해서는 난소 수술을 해야만 했다. 회복은 길고도 느리게 진행되었다. 이때부터 난 카포라 박사에게 소마학습을 본격적으로 배우며 스스로를 치유하고 돌보는 법을 배우게 되었다.

시간을 들여 섬세하게 내 신체 조직을 감지하는 새롭고도 부드러운 방법을 익히면서, 놀라운 일이 일어났다. 난 정기적으로 산부인과 의사에게 진단을 받으러 갔는데, 어느 날 그가 난소가 있었던 부위에 무언가 덩어리가 생겼다고 말해주었다. 의아한 느낌에 초음파 검사를 받으러 갔다. 검사 전문가는 난소가 명확히 보인다고 말해주었다.

"하지만 난 작년에 난소제거술을 받았단 말이에요."

"글쎄요. 제게 진단 권한은 없네요. 하지만 그것은 난소입니다. 제 말을 못 믿겠으면, 의사에게 가서 확인을 받으세요."

의사는 내 차트에 코가 닿을 듯 가까이서 바라보고 나서는 기쁜 표정도 없이 말했다.

"당신은 정말 드문 난소잔존증ovarian remnant syndrome입니다."

하지만 나는 이게 인체가 지닌 놀라운 치유 능력의 증거라는 것을 알고 있었다. 몇 개월간 난 기분이 좋아 붕붕 날아다니는 것만 같았다. 그러한 느낌은 지금도 받고 있다. 진심이다. 이 사건 이후로 난 소마학습에 더욱 더 빠져들기 시작했다.

이제 소마학습은 내 인생에서 항상 함께하는 소중한 친구가 되었다. '유동성 수련'은 낮에도 밤에도 결코 멈추지 않는다. 이를 멈추는 것은 상상조차 할 수 없다.

소마학습은 내가 세상을 살아가며 상호작용하는 도구가 되었다. 이 친구는 내가 긴장할 때나 에너지가 떨어져 있을 때면 언제나 내게 다정하게 속삭이며 공간과 자유를 즐길 수 있도록 초대한다.

한두 번의 호흡만으로도 긴장이 일어난 바로 그 자리에서 반응이 일어나며 나를 다시 물결, 파동, 깃털같이 가벼운 움직임으로 이끈다. 한두 번 더 호흡하면 이러한 긴장은 고삐 풀리듯 풀나가며 눈처럼 녹아내린다. 아름다움 가운데 즐거움, 삶에 대한 경이가 나를 휘감으면, 또 한두 번의 호흡으로 내 안의 공간을 확장해 감사함과 즐거움을 고양시킨다.

수년 전 소마학습이 내게로 찾아왔을 때 내 몸은 극단적인 위기 상태에 놓여 있었다. 그땐 이 수련이 내 인생에서 이토록 충족감을 주는 동반자가 되리라고는 결코 알지도, 기대하지도 못했었다.

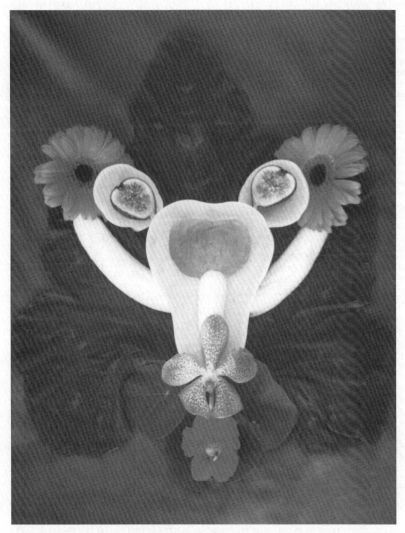

▲ 난소가 재생된 것에 대한 감사함을 표현한 리사 칩킨Lisa Chipkin의 그림

8. 상처 치유에 대한 연구

지난 25년간 치유에 대한 엄청난 분량의 연구가 이루어졌다. 하지만 그 결과가 매우 다양하고 애매할 뿐만 아니라, 평가 기준 또한 표준화되어있지 않다. 따라서 결론을 이끌어내기가 참으로 난해하다.

하지만 나는 새로운 탐구 영역을 열어준 고무적인 개념들을 내포한 몇 가지 연구를 소개하고 싶다. 이들 연구가 대체요법을 통한 치유가 지나치게 정신적이거나 뉴에이지 현상처럼 느껴져 받기를 꺼려하는 사람들에게 호기심을 불러일으킬 것이다. 사람들은 일종의 데이터가 뒷받침되지 않으면 믿지 않으려고 한다. 그리고 다른 사람이 치유되는 사례를 보더라도 자신의 상처는 치유될 수 있는 종류의 것이 아니라고 간주한다. 소마학습수련을 하는 사람들에게도 이러한 태도가 수련을 꽃 피우는 데 커다란 장애로 작용한다. 그래서 이러한 불신을 희석시킬 수 있는 몇 가지 개념을 공유하고자 한다.

'체화된 깨어있음' 또는 '현존'은 사람들이 일반적으로 많이 사용하는 용어인 '기도'로 바꾸어 표현해볼 수 있다. 나는 '경계 없는 공간'을 '마시기' 또는 '키싱백'하는 것이라고 표현한다.

살아있는 유기체에 의식이 어떤 영향을 미치는지에 대한 연구를 살펴보도록 하겠다. 여기에는 우리가 지금까지 살펴본 '주의 집중'과 '현존'의 힘이 미치는 치유력도 포함된다.

기도는 우리가 지금까지 탐구해 왔던 '이미지/대상' 레벨에서 '비이원적인 인지로의 미묘한 이동', '통증, 스트레스, 트라우마 그리고 노화를 변형시키는 능숙한 방법'과 그 궤를 같이한다. 여기서 소개하는 특수한 연구를 수행한 연구자들도 '기도'란 용어를 사용했다.

스핀드리프트 리서치 그룹Spindrift Research Group이 1969년에서 1993년 사이에 행한 연구는 기도의 효과가 통계적으로 중요한 결과를 이끌어낸다는 것을 증명해냈다. 이들은 엄격한 이중맹검법을 통해 기도가 씨앗에 미치는 영향에 대한 연구를 수행했다. 그리고 기

도가 씨앗의 발아율과 성장량을 높인다는 결과를 내놓았다.[11]

우리는 아픈 사람을 위해 기도하곤 한다. 연구자들은 이를 보고 다음과 같은 질문을 던졌다. "만일 건강한 씨앗 대신, 건강하지 않은 씨앗에 기도를 하게 되면 어떤 일이 일어날까?"

이 질문을 테스트하기 위해 연구자들은 호밀 씨앗이 담긴 용기에 소금물을 가하면서 스트레스를 주었다. 질석으로 된 용기를 타고 소금물이 확산되면서 마침내 호밀 씨앗에까지 도달하게 되는데, 이 실험에서 기도는 훨씬 더 놀라운 결과를 가져왔다. 기도를 받은 씨앗이 기도를 받지 않은 씨앗에 비해 훨씬 더 발아율과 성장량이 좋았다. 이 결과는 유기체가 스트레스를 받는 환경에서 기도가 더 큰 효과를 발휘한다는 것을 보여준다.[12]

이 실험은 다음과 같은 질문을 낳았다. "씨앗은 스트레스를 어느 정도까지 견딜 수 있고 여전히 기도는 효과가 있을까?"

스트레스의 정도를 달리하면서 실험이 수차례 반복되었다. 연구자들은 이렇게 말한다.

> "호밀 씨앗 대신 대두를 사용하기도 하고, 스트레스 요소를 소금물 대신 온도와 습도로 바꾸어가며 실험했지만 마찬가지의 결과가 나왔습니다. 유기체에 스트레스가 증가하는 경우 기도는 더욱 효과적이었습니다."[13]

씨앗이 기도하는 사람의 힘을 넘어설 정도로 큰 상처를 입고 있다면 물론 발아와 성장 모두 일어나지 않을 것이다. 사람에게 있어서는 상처와 스트레스가 크면 클수록 기도의 힘은 더욱 더 효과적이다.

의료분야 작가이자 의사인 레리 도시Larry Dossey는 다음과 같은 이야기를 한다.

> "플라시보 효과를 가져 오는 소위 '설탕 약'은 아무런 생물학적 효과가 없음에도,

중증 통증 환자보다 심각한 통증 환자에게 더 나은 효과를 보였다."[14]

스핀드리프트 연구자들은 대두 씨앗을 가지고 또 다른 실험을 하였다. 이번에는 기도 시간을 바꿔가며 상대적인 영향력을 조사하였다.

"주어진 기도의 양에 따라 비례적으로 측정 가능한 효과가 나타났다.
기도의 양이 두 배로 늘어나면 그 효과도 두 배가 되었다."[15]

스핀드리프트의 연구는 소마지성의 잠재력에 대해 많은 부분 시사점을 제공한다. 이들 연구에서 가장 주목할 만한 부분은 실험에 사용된 씨앗의 수에 상관없이 효과가 발생했다는 점이다. 실험에 사용된 씨앗의 수가 많든 적든 그 결과는 비슷했다. 수년간의 실험 후에 이들 연구자들은 다음과 같은 법칙을 도출해 냈다.

"기도를 하는 사람이 마음속에 시스템의 전체적인 개념을 간직하고 있다면,
기도의 효과는 모든 요소들에 일정하게 작용한다."

초점 인지focal awareness는 주어진 시간에 최대 7개 지점까지 가 닿을 수 있다. 하지만 고유수용감각을 통한 인지는 거의 무제한적인 초점이 가능하다. 당신은 고유수용감각을 통해 움직임의 전체적인 맥락에서 특정한 지점을 선택적으로 인지할 수 있다. 예를 들어 당신은 이 책에서 제시하는 호흡 수련을 통해 뼈 닻내리기skeletal anchoring를 하며 다른 연부조직의 움직임과 관련된 횡격막의 움직임을 감지할 수 있다. 내부에서 얼마나 많은 움직임을 느낄 수 있는지, 얼마나 많은 지점을 관찰할 수 있는지는 그대의 차별화 수준에 따라 결정된다.

앞에서 오케스트라 지휘자의 청각 차별화auditory differentation에 대해 이야기했었다. 숙련된 지휘자는 콘서트 연주에 동원되는 모든 악기의 소리를 구별해낼 수 있다.

수련을 처음 시작하는 사람은, "그것이 발생한다는 것을 어떻게 알아낼 수 있을까? 또는 이게 단지 상상은 아닐까?"라는 질문을 던진다. 여기서부터 본격적인 탐구가 시작된다. 나는 이들에게 자신이 경험하는 고요한 경지를 리스닝listening하라고 말한다. 그들이 감지하고 있는 것에 무엇이 반응하는지 느껴보라고 지시하는데, 이는 인지가 관찰되는 사건과 분리할 수 없는 관계에 있기 때문이다.

스핀드리프트의 연구도 '시각화'와 '고유수용감각'을 구분한다. 시각화visualization를 통해 우리의 사고는 이미지를 창조한다. 이 이미지는 '사건'에 직접적으로 가해지며 영향을 미친다. 예를 들어 암 종양을 면역 세포가 먹는 모습, 또는 미세한 빗자루로 정맥을 쓸어 깨끗하게 한다는 이미지를 활용하여 접근하는 것이, '존재하는 것'을 '사랑으로 포용'하는 것보다 효과가 떨어졌다. 애써서 무엇을 하려는 태도를 내려놓으면 움직임은 이루어지기를 바라는 방향으로 자연스럽게 흘러갈 것이다. 스핀드리프트 연구자들은 이를 비직접적인 기도nondirected prayer라고 부른다.

직접적인 기도directed prayer란 실험 참가자들이 특정한 목표, 이미지, 결과를 마음속에 두고 하는 기도를 말한다. 이런 참가자들은 시스템을 통제하려 하고, 결과를 특정한 방향으로 이끌려고 한다. 이들은 치유를 할 때도 암이 치료되고 통증이 사라지는 이미지를 가지고 기도한다. 그들은 씨앗 발아 실험에서도 발아율이 급속도로 이루어지라고 기도했다.

반대로 '비직접적인 기도'는 특정한 전략을 사용하지 않는다. 이러한 기도를 하는 사람은 어떤 특정한 결과도 상상하지 않는 열린 접근을 한다. 이들은 우주에게 무언가를 해달라고 요청하지 않는다.

실험에서는 두 방법 모두 효과가 있었지만 '비직접적인 기도'가 '직접적인 기도'에 비해 두 배 이상 더 효과적이었다. 이것은 요즈음 매우 대중화되고 있는 시각화 또는 직접적 이

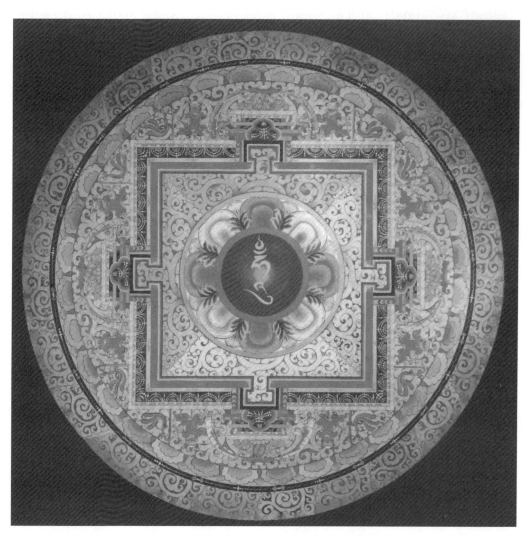

▲ 라마 페마 텐진Lama Pema Tenzin이 그린 만다라

미지 기법들을 선호하는 사람들에게 놀라움을 선사할지도 모른다. 다양한 이미지 학파들이 특정한 이미지를 동원해 암을 치유할 수 있다면 더 나은 결과를 위해 이를 활용해야 한다고 주장한다. 어떤 연구에서는 이미지가 좀 더 생동감 있고 섬세할수록 결과가 더 좋다고 이야기한다.

하지만 스핀드리프트 연구자들이 행한 실험은 이와 다르다. 이들은 치유사가 시각화를 하지 않고, 특정한 결과를 상상하는 것에서 자유로워야 한다고 말한다. 물리적, 감정적, 그리고 개인적인 특징을 머리에서 배제하고 '어떤 병을 가진 환자라 할지라도 순수하고 성스러운 의식'으로 치유에 임해야 한다고 말한다.[16]

이러한 탐구는 차별화된 집중differentiated attention과 직접적 집중directed attention을 구별할 수 있게 해준다. 그렇다고 비직접적 집중nondirected attention이 차별화된 집중과 반대편에 위치해 있다는 말은 아니다. 씨앗 실험에서처럼 그대가 기도하는 대상 또는 사람에 대해 어떠한 느낌을 가지는지 스스로 '감지'할 필요가 있다. 추상화된 이미지를 지닌 채 기도하는 것은 별 도움이 되지 않는다. 사실 자신이 감지하는 것을 더 고차원적으로 차별화 할수록(리스닝을 조금 더 예리하게 다듬는 것을 의미) 상호현존co-presence을 통한 에너지가 더욱 더 상승된다. 나는 이를 '기도 수련' 또는 '체화된 깨어있음'이라고 표현한다.

티벳 불교에서 보면 인간은 빛과 공간으로 이루어진 만다라mandala이다. 체화된 깨어있음은 비차별화된 집중undifferentiated attention이 아니다. 이는 단순히 비이원적, 비직접적 그리고 비간섭적일 뿐이다.

9. 소마지성과 치유

'현존' 수련은 소마지성의 피드백을 통해 '원격 치유'에 힘을 실어줄 수 있다. 소마명상을 통해 당신은 공간의 '지금 여기'에서 피드백하는 법을 배울 수 있다. 마찬가지로 신체가 제공하는 즉각적인 피드백이 없는 '여기'도 아니고, '지금'도 아닌 시공간에서도 같은 결과를 가져오도록 훈련할 수 있다.

스핀드리프트의 연구에서 보여준 것처럼 종종 상처가 변화의 문을 열어주는 요소로 작용한다. 『신체 전기The Body Electric』의 저자 로버트 베커Robert O. Becker와 게리 셀덴Gary Selden은 상처와 재생 능력 사이의 관계를 보여주는 다양한 실험을 소개한다. 예를 들어 12세 이하 아이들이 손가락 끝 한마디 내에서 찢겨나간 상처를 입으면 대부분 완전한 재생이 일어난다. 하지만 손가락 끝 한마디 이상 찢겨나가면 재생 신호가 완전히 전달되지 않아서 제대로 복원되지 않는다. 또 잘려 나간 부위를 피부로 완전히 덮는 수술을 해도 신호 전달이 일어나지 않는다. 몇몇 병원에서는 오히려 상처 입은 부위를 무시하고 특정한 부위까지 잘라서 재생을 촉진하는 시술을 하기도 한다.

베커와 셀덴은 암과 관련해서도 흥미로운 실험을 소개한다. 그들은 재생 능력이 감소하면 암이 증가한다고 말한다. 도롱뇽이 암에 걸리면 몸 전체로 그 암이 퍼져나가 죽게 된다. 하지만 암이 걸린 다리(**암 세포가 절반 정도 남아 있다**)를 잘라버리면 재생이 일어난다. 재생 전기 신호가 암 세포를 건강하게 변화시키는 것이다. 암이 장부에까지 퍼져나간 경우에도 효과가 있었다. 모든 암 세포들이 건강하게 변했다.[17] 이 실험은 소마지성을 깨우는 것이 자기재생에 매우 중요한 역할을 한다는 것을 보여준다.

앞장에서 나는 '깨어있음'이 인간의 정신, 감정, 그리고 신체 기능에 심오한 영향을 준다는 것을 보여주는 신경학, 생물학, 그리고 심리학 연구들을 소개했다. '체화된 깨어있음', 또는 '현존'은 스핀드리프트 연구자들이 말한 '기도'와 비슷하다. 소마명상은 애써서 통제하고 조작하려는 태도가 아닌, '존재하는 것'을 '포용'하는 수련법이다. 이 방법 또한 치유를 촉진한다는 사실을 알게 될 것이다.

비직접적non-directed이고 비강압적non-coercive인 접근이 치유를 만들어낸다. 이완만으로는 충분하지 않다. 주의집중을 지나치게 풀어버리지는 말라. 신체를 이완하는 것이 스트레스 반응에 사로잡히는 것보다는 낫지만 그 효과는 제한적이다.

소마학습에서는 '차별화'와 '현존'이라는 과정을 통해 충분한 주의집중을 만들어낸다. 능동적인 현존, 다시 말해 무한한 공간 '마시기'와 '키싱백'을 통해 가장 최적화된 결과를 얻게 될 것이다. 소마지성을 고도로 '차별화'시킬수록 생명을 개방시키는 창조적이고 기분 좋은 힘을 얻을 수 있다.

이리 저리 집중을 이동시키고, 이말 저말에 경도되고, 밖에서부터 무언가를 조작하고 통제하려는 태도로는 모든 방향에서 '한순간에all at once' 꽃피우는 온전한 생명력의 폭발을 감지할 수 없을 것이다.

앞에서 이야기한 것처럼 그대는 자신이 들을 수 있는 것만을 노래하고 연주할 수 있다. 같은 이치로, 그대가 '감지'할 수 있는 곳에만 창조적으로 참여할 수 있다.

10. 한순간에

이 모든 것이 내 영혼에 불을 지핍니다.

방해받지 않으면 나는 스스로 커지게 됩니다.

길다랗게 늘어나지만, 마음으로 온전한 전체 모습을

파악할 수 있습니다. 멋진 그림이나 아름다운 동상을 살펴보듯

한순간에 모두를 살펴볼 수 있답니다. 단지 상상으로

부분을 하나씩 듣는 것이 아니라, 말 그대로, 한순간에

모든 것을 듣습니다. 표현할 수는 없지만 참으로 기분이 좋아요.

– 볼프강 아마데우스 모짜르트, "편지the letter"[18]

나는 '비직접적 기도'와 '체화된 깨어있음'이 유위doing와 무위not doing 사이, 그대의 모든 능력이 '참여'하는 곳에 위치해 있다고 생각한다. 영역 밖으로 나가서도 안 되고 지나친 긴장으로 성취를 향해 돌진해도 안 된다. 모차르트가 교향곡 작곡 과정에서 이야기한 것처럼 한순간에all at once에 모든 것을 듣고 나서 그것을 '구조'와 '형상'으로 드러내기만 하면 된다. 그가 완벽한 콘서트에서 연주되는 모든 악기 소리를 '한순간에' 듣는 것처럼, 신체의 모든 부위가 조화 속에서 내적으로 공명하며 상호 관련을 맺는 것을 '감지'해야 한다. 모짜르트가 각각의 음표가 발출하는 소리를 통해 극적인 음악을 만들어내듯, 그대는 현존을 '기지the known'의 세계 너머로 확장해 자신을 '재생'시켜야 한다.

'하지 않음' 가운데 '자기지속성'을 유지하는 법을 배우는 것은 예리한 주의집중을 필요로 한다. 이러한 상태를 유지하는 것은 '비이원적 인지'로 만들어진 칼끝에서 굴러떨어지는 것과 같다. 너무도 쉽게 그 집중이 깨지는 것이다. 아이러니한 것은 이러한 주의 집중에는 '긴장'이 아니라 이완된 각성relaxed alertness이 요구된다는 점이다. 긴장은 실제로 각성을 방해한다. 지나친 이완도 마찬가지로 각성 상태를 흐트러뜨린다.

에너지가 새나가거나 낭비되지 않도록 하라. 수련하는 과정에서 그대의 주의집중 주변에 견고한 공간을 유지하라. 방해받지 않는 특별한 시공간을 창출하라. 깊게 호흡하고, 계속해서 주의집중의 불씨를 키워나가 온전한 불꽃으로 피어오르게 만들어라. 이것이 바로 소마학습을 독특하게 만드는 기반이다.

그대가 무언가를 기다리고 있을 때마다 빨간 깃발을 들어 올려라. 오직 '지금'만이 존재한다. 미래의 특정한 순간을 기다리지 말아라. '이완하는 것'과 '기다리는 것'의 차이를 구별하는 법을 배워라. 기다리는 것은 그대의 주의집중을 흐트러뜨린다.

마음에 분란이 일 때마다 주의집중의 끈을 바짝 조이려 하지 말라. 왜냐하면 마음은 강압적인 힘에 저항하기 때문이다. 단지 '지금 여기'에서 그대에게 다가오는 것에 '호기심'을 가지고, 그 선물을 받아들이는 것만으로 충분하다.

지금까지 내가 이야기한 것들은 당신이 소마학습 수련을 할 수 있도록 자신감을 불어넣고, 안전하게 시작할 수 있도록 하는 정보였다. 이 모든 것들은 그대가 직접 체득했을 때 가치를 증명하게 될 것이다. 처음부터 아름다움을 지닌 채 시작하라. 기쁨과 호기심의 물결을 타고 나아가기 시작하라.

케이^{kay} 이야기:
우아^{하게 늙어가기}

케이는 세계적으로 명망 높은 작가이자, 점성술사이며 영감을 불어넣는 연설가이다. 그녀는 전 세계를 누비며 사람들에게 배움을 전한다. 엄청난 스케줄의 압박을 받지만, 그녀는 언제나 자신의 시간을 할애해 가족, 친구, 그리고 다양한 공동체의 요구를 만족시키고 있다.

내가 15년 동안 살고 있던 하와이 카우아이Kaua'i 섬에서 카파로 박사를 만나게 되었다. 당시 내 건강과 체형은 모두 양호한 상태였다. 규칙적으로 산책하고 춤추며 건강관리를 하는 중에 소마학습 수련을 하게 되었다. 이 수련을 하면서 나는 목과 어깨에 긴장이 많이 쌓여 있음을 알 수 있었다.

내 호흡을 발견하고 의식적으로 몸을 통해 그 호흡을 움직이는 법을 배우면서 새로운 생명력이 들어차게 되었다. 그리고 하루하루 이러한 생명력이 증가해나갔다. 내 목과 어깨의 변화가 이를 잘 보여준다.

나는 소마학습을 신체를 치료하는 용도가 아니라 건강을 유지하고 퇴행을 예방하는 도구로 활용한다. 내 관심사는 물리적, 정신적, 그리고 감정적으로 나 자신을 확장해 나가는 것이다. 현재 나는 그 어느 때보다 뻣뻣함, 긴장, 스트레스에서 자유롭다. 자신의 신체를 존중하는 법을 알려주는 이 놀라운 기법은 나이가 몇이든, 어떤 문제를 지니고 있든 가장 멋지고 지속가능한 방법으로 그대의 생명력을 높이고 재생시켜줄 것이다.

소마학습 수련을 여러분에게 추천한다. 매일 이 수련을 하다보면 그대의 몸이 살아있음을 느끼게 될 것이다. 내 신체가 더욱 날렵해지고 이완이 잘 될수록 스트레스로 인해 일어나는 문제들을 더 명료하게 파악하고 즉각적으로 교정하는 능력이 증가되고 있다.

이제 나는 내 몸을 사랑하며 그 소리에 귀를 기울이고 삶에서 필요한 변화를 만들어 낼 수 있다. 최대의 물리적, 정신적 그리고 감정적 건강을 유지하며 이를 포용하게 되었다. 소마학습은 내가 세상을 바라보는 관점을 변화시키지는 않았다. 하지만 내가 믿고 있는 삶에 대한 관점에 부합되도록 세상 안에서 살아가고 움직이는 방법을 변화시켰다.

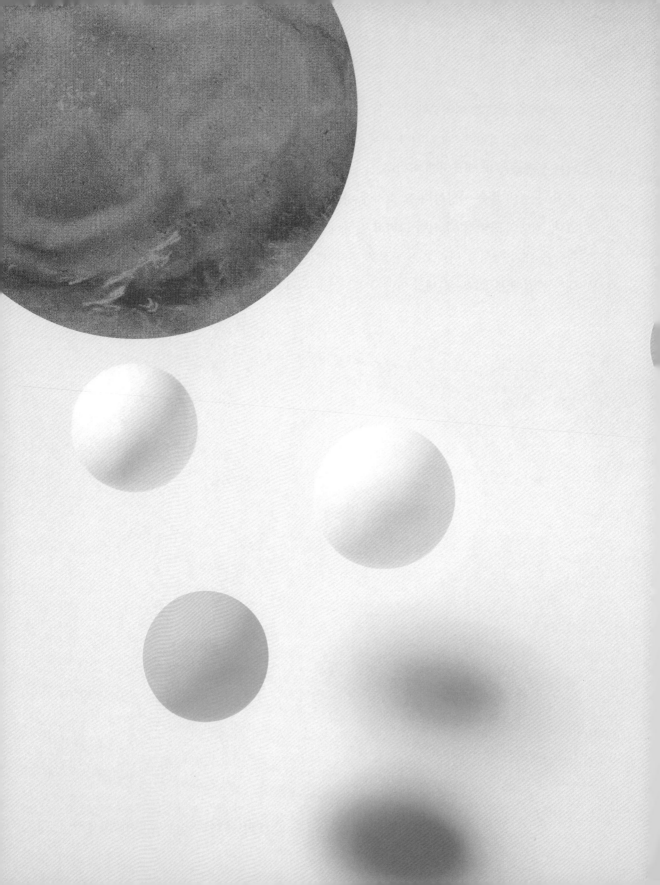

Part 2

그 대 의 신 체 와 삶 을 재 구 조 화 시 켜 라

호흡

호흡하는 방법이 있다.
부끄러움에 휩싸여서
자신을 질식시키는 것이 그 하나이다.
하지만 또 다른 호흡법이 있다.
사랑의 호흡은
그대를 무한으로 열어줄 것이다.

– 루미Rumi[1]

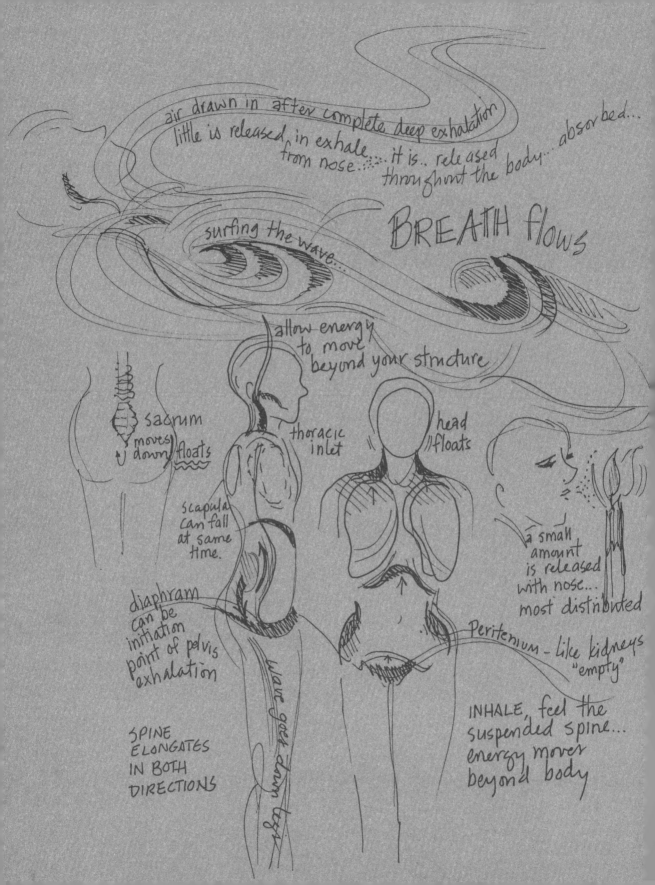

air drawn in after complete deep exhalation
little is released in exhale...it is.. released
from nose... throughout the body...absorbed...

surfing the wave...

BREATH flows

allow energy
to move
beyond your structure

sacrum
moves
down floats

thoracic
inlet

head
floats

scapula
can fall
at same
time.

a small
amount
is released
with nose...
most distributed

diaphram
can be
initiation
point of pelvis
exhalation

wave goes down legs

Peritenium - like kidneys
"empty"

INHALE, feel the
suspended spine...
energy moves
beyond body

SPINE
ELONGATES
IN BOTH
DIRECTIONS

호흡 물결 위에서
중력서핑

중력은 '존재하는 모든 것'과 우리를 연결시킨다. 호흡을 할 때마다 우리는 지구에서 태곳적부터 약동하던 생명의 파동에 올라타 '존재해온 모든 것', 그리고 '앞으로 존재할 모든 것'에 연결된다. 이런 방식으로 호흡을 하게 되면 시간은 동시에 흘러간다.

프랑스 철학자 가스톤 바첼라드Gaston Bachelard는 이렇게 과거, 현재, 미래가 '한순간에' 드러나는 것을 자동—동시적 순간autosynchronic moment이라는 말로 표현한다.

불교에서는 '상호 연관'되어 있는 시간의 흐름 속에서 '현존'할 수 있다면 업業의 속박을 깨뜨릴 수 있다고 한다. 숨 쉬는 순간마다 경계 없는 공간을 수용할 수 있다면 진실로 우리를 지속시키는 무언가를 받아들이게 된다. 끝없는 공간을 발견하고 만들어낼 수 있으며, 마치 여러 개의 강이 하나로 합류하듯 그 공간을 통해 우리의 현존을 확장할 수 있다. 이렇게 아름다운 호흡을 통해 '존재하는 모든 것'에 연결되어 있음을 깨닫고, 무한자를 애인처럼 마시고drinking in, 키싱백kissing back한다면, 그 무한자가 우리의 호흡처럼 친숙한 존재로 변한다. 워크숍에 참가했던 한 학생은 이를 액체 사랑liquid love이라고 표현했다.

> 처음으로 소마학습을 배우던 날, 나의 뼈들이 움직이는 가운데 각기 어떤 역할을 하는지 알아챌 수 있었다. 그리고 내가 액체처럼 되는 것도 느낄 수 있었다. 나는 이때의 통찰을 매일 통합시키고 있다. 대상 모드objective mode로 느껴질 때마다 나는 액체 모드fluid mode로 되돌아간다. 이 상태는 수용적이고 열려있으며 무언가를 주는 상태이다. 액체 모드에서는 주는 것과 받는 것, 잠겨 드는 것과 올라오는 것이 동시에 일어난다. 자신을 위해 지금 여기에 존재하라. 동시에 그대가 접촉하는 사람이 누구이든지 북돋아 주어라. 이것은 그대가 진실로 경험해보아야 하는 것이다. 참으로 미묘하고 아름다운 소마학습 세계로 그대를 초대한다.
>
> – 트레이시Tracy

나무가 뿌리를 내릴 때처럼, 인간도 지구와의 상호침투interpenetration가 깊어질수록 더 많은 유동성과 강인함을 지니며 점차 빛으로 변해간다. 지구중심에서 중력이 당기고 있고, 땅은 우리가 넘어지지 못하게 받쳐준다. 땅이 지지하는 힘은 다리를 타고 올라와 몸통, 머리를 지나 위로 뻗어나간다.

현존을 확장할수록 자신의 뿌리가 땅 속으로 깊게 파고들면서 척추를 타고 올라온 파동이 증폭을 이루고, 머리로 뻗어 나가 하늘 에너지를 새롭게 만든다. 수분이 가지를 통해 목마른 나뭇잎으로 뻗어 나가듯, 우리의 팔은 심장 중심을 통해 증폭된 에너지를 '마시게' 된다. 이 에너지는 손가락 끝을 통해 공간으로 뻗어 나가 세상과 '키싱백'을 이룬다.

인간은 우주가 스스로를 재생하는 과정의 한 부분으로 참여한다. '비차별화된 전체'가 펼쳐지며 형상으로 변하고(**체화된 의식의 풀림**unfolding), 이와 동시에 '비차별화된 전체'가 스스로를 감싸며 모이면서(**체화된 의식의 닫힘**enfolding) 끊임없이 '자기재생'이 이루어진다. 이론 물리학자인 데이빗 봄David Bohm은 이러한 자기재생 과정을 전일운동holomovement이라고 정의한다. [2]

소마학습의 가장 독특한 면은 수련을 통해 얻을 수 있는 '자유'에 있다. 자유는 신체 밖 경험out of body experience을 필요로 하지 않는다. 우리가 '체화된 의식'을 '감지'하지 못한다면 자유는 제한적으로 느껴진다. 마치 창문은 열려있지만 벽은 아직 허물어지지 않은 것과 같다. 소마학습을 통해 '현존'을 확장하고 '키싱백'하는 순간의 기쁨은, 단순히 긴장을 이완하려고 애쓰는 것 이상이다. 이러한 경험을 통해 실제로 우리의 물리적 구조와 기능이 변화한다. 수련을 통해 '자기구조화'를 이루는 일은 자신이 서 있는 땅을 새롭게 다지는 것과 같다. 비가 내려와 이 땅을 적시면 구조와 기능이 새롭고 신선해진다. 이는 콘크리트처럼 굳은 오래된 땅에 물웅덩이가 생겨서 마른 곳과 습한 곳이 여기저기 흩어져 있는 것과는 다르다.

많은 명상 수련자와 요가 수행자들이 자기 이미지self-image와 '대상/바디'로 이루어진 '자아'를 혁파하고 자유를 얻는다. 하지만 이 자유는 매우 제한적이다. 이들은 통증을 경험하지만, 통증 때문에 고통받지는 않는다. 또한 이들은 생명 혹은 공간과의 연결성을 맛보곤 한다. 하지만 이 경험이 자신의 구조와 기능 그리고 움직임 속에서 일반화되지 못한다. 그렇기 때문에 요가 매트와 명상 쿠션에서 일어나 밖으로 나오면 이전과 똑같은 긴장, 제한, 통증 가득한 구조 속에 노예처럼 갇히게 된다.

일단 단편적인 '자유'를 얻은 수행자들은 과거의 '스토리'가 만들어내는 '고정'으로 인한 집착이 약하지만, 마치 물에서 방금 나온 오리처럼, 그들의 근육은 통증과 상처, 트라우마에 저항하며 다시금 긴장 상태로 변해간다.

수련하는 중에는 공간과 자유를 느끼지만 세상으로 걸어 나오는 순간, 신체 조직에 기록되어 자기 '정체성'을 만들어내는 '습관화'와 '제한'이 재발한다. 체화된 의식이 풀림unfolding을 통해 형상form을 이루고, 닫힘enfolding을 통해 형상없음formless으로 되돌아가면서 끊임없이 '자기재생'을 이루지 못하고, '이미지 정체성'이 만들어내는 환상에 사로잡혀 여전히 '대상/바디'를 움직인다.

'비이원적 인지'를 '소마지성'이라고 부를 수 있다. 소마지성은 우리의 신경계를 전혀 다른 방식으로 활용한다. 숨을 쉴 때마다 대뇌 피질과 피하층의 열린 대화를 통해 스스로를 표현한다.

깨어있음을 체화시키면 자기감지, 자기구조화, 자기재생을 이루는 능력이 증진된다. 이러한 체화를 가능하게 하는 방법이 바로 호흡이다.

'현존'과 '차별화' 과정을 통해 그대는 '형상'에 고착되지 않은 채, 생성의 물결the wave of becoming을 탈 수 있을 것이다. 이 모든 것이 한 호흡에서 비롯된다.

1. 호흡과 출산

'체화'를 비유적으로 가장 잘 설명해주는 것이 바로 출산이다. 나뿐만 아니라 소마학습을 배운 수련생들 중 많은 이들이 출산을 보조해준 경험이 있다. 우리는 황홀한 상태에서 출산이 이루어질 수 있다는 것을 눈으로 확인할 수 있었다.

호흡을 하면서 중력서핑을 하며 산모는 자신의 척추를 '신장'시킨다. 어머니는 아이가 호흡의 물결을 타고 세상으로 나올 수 있도록 천천히 문을 연다. 아이를 억지로 밀어내는 것이 아니라, 날숨의 끝에서 횡격막의 긴장을 푸는 것에 주의집중을 하면 각각의 호흡이 만들어내는 물결을 타고 '현존'이 가득 차오른다. 두 아이 출산 후 셋째를 이런 방식으로 낳은 산모는, 너무도 황홀하게 별로 큰 힘을 들이지 않고도 아이를 낳을 수 있다는 사실을 믿기 어려워했다. 그녀는 이전과는 비교할 수 없을 정도로 이완되고 열린 상태에서 생명력을 느끼며 아이를 낳을 수 있었다.

케리 Carrie 이야기: 출산

소마학습 수련에서 호흡하는 법을 배우면서 나는 우주가 내 안에 있음을 발견하게 되었다. 처음에는 두려움을 느꼈다. 내 신체는 호흡에 따라 엄청나게 잘 반응하며 '신장'되었다. 너무 빠르게 변화가 일어나자 내가 발견한 내부의 공간 속에서 어떻게 생활해야 할지 혼란스러웠다.

세 번째로 임신에서 나는 소마명상이 아이를 편안하게 하고 신체의 균형을 유지하는 데 큰 도움이 된다는 것을 알 수 있었다.

출산 과정에서 활용했던 모든 호흡법과 인지요법에 정말 큰 감사함을 느낀다. 세 번째 출산 시 내 의식 상태는 이전과는 확연하게 달랐다. 호흡하는 것도 쉬웠고, 내 입과 배 안에서 들려오는 소리 모두를 인식할 수 있었다. 나는 아직도 아이가 나오는 길을 만들어내던 소리의 느낌을 잊을 수가 없다.

카파로 박사는 내가 호흡할 때마다 몸을 신장할 수 있도록 용기를 주었다. 그래서 나는 완전한 이완을 이루며 내 몸을 통과해서 지나가는 '지지력'을 감지할 수 있었다.

그녀는 내 회음부를 받쳐주며 아이가 태어날 수 있도록 도와주었다. 눈을 깜박이는 것처럼 쉽게 내 질이 열리고 닫히는 모습을 카파로 박사가 묘사해주었던 것이 기억난다. 아이를 낳는 순간의 물리적인 감각은 매우 강렬하지만, 난 한 호흡에 눈물도 흘리지 않고 아주 쉽게 아이를 낳을 수 있었다. 아이의 머리, 어깨, 몸이 나오는 것도 기억하고 있다.

셋째 아들을 낳은 후에도 난 여전히 신장, 인지, 그리고 지속적인 회복을 가져오는 소마학습 수련을 통해 멋진 경험을 계속 하고 있다. 요즈음 내 신체는 첫째 아이를 낳을 때보다 더 건강하다.

2. 생명의 물결

출산처럼 힘든 순간에도 확장된 전체성 속에서 긴장을 이완하고, 자신을 새롭게 태어나게 할 수 있다.

우리는 생명의 물결인 호흡에서부터 시작할 것이다. 이 책에서 소개하는 신장, 요가 아사나, 소마명상 등은 모두 이 호흡 수련의 연장일 뿐이다. 호흡이야말로 소마학습에서 배우는 모든 수련법들의 근간이다. 횡격막, 장부, 골격, 림프, 근육, 막 등의 움직임을 차별화하는 것이 이 호흡 수련에 포함된다.

이제 자신의 신체 구조를 이해하는 것에서부터 시작해보자.

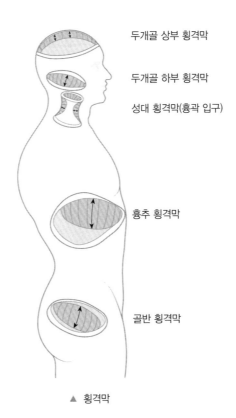

두개골 상부 횡격막

두개골 하부 횡격막

성대 횡격막(흉곽 입구)

흉추 횡격막

골반 횡격막

▲ 횡격막

2-1. 횡격막의 위치

사람들은 보통 횡격막은 호흡 횡격막(흉추 횡격막) 하나라고 생각한다. 하지만 횡격막 diaphragm이라는 것은 신체의 공간이나 영역을 나누는 근육, 막, 그리고 액체 구조를 가리키는 것으로 하나가 아니다(그림 참조). 이들은 호흡할 때 동시에 움직인다.

가장 아래에 있는 것은 골반 기저부 횡격막이다. 이 횡격막은 골반 앞쪽의 치골에서 뒤쪽의 꼬리뼈까지 이어지며 골반 기저부를 이룬다. 골반 기저부를 감지하기 위해서 케겔운동Kegel exercise을 몇 차례 해보기 바란다. 케겔 운동은 소변을 참을 때 쓰는 근육과 항문 괄약근을 빠르게 수축한 다음에 완전히 이완하는 운동이다. 하지만 여기서 제시하는 호흡 수련은 케겔 운동처럼 강한 수축을 필요로 하지 않는다. 단지 골반 기저부 감지력을 깨우는 데 도움이 되기 때문에 제시하는 것이다.

일단 골반 기저부 근육을 감지하게 되면 호흡을 내쉴 때 이곳에서부터 천천히 시작하라. 하체에 문제가 있거나 제한이 심한 경우를 제외하면, 내쉴 때 복부가 자연스럽게 들어가며, 골반 기저부 횡격막도 부드럽게 구동하게 된다.

날숨의 끝에 자연스럽게 도달하면, 긴장하지 말고 천천히 골반 횡격막을 이완시켜서 특별한 노력 없이도 호흡이 그대에게 들어오도록 내버려 두어라. 들숨은 수동적인 것이 아니다. 오히려 매우 능동적으로 공기를 받아들이고 맛보는 행위이다. 호흡할 때마다 골반 기저 횡격막에서부터 날숨을 시작한다는 것을 기억하라.

2-2. 심호흡에 대한 오해

일반적인 믿음과는 달리 인간은 들숨을 확장시켜주는 근육을 가지고 있지 않다. "깊게 호흡하세요"라는 말을 들으면, 마치 들숨을 확장시키기 위해 무언가를 해야만 하는 것처럼 들린다. 여기에는 오해가 있다. 심호흡을 하는 데는 특별한 노력이 필요치 않다. 들숨을 깊게 하기 위해서는 날숨을 완벽하게 하면 된다. 폐의 상부와 중부까지 공기를 채우는 것 이상으로 들숨을 강압적으로 만드는 근육은 없다. 폐의 공기를 제대로 비우게 되면 들이쉴 때 폐의 나머지 부위까지 채울 수 있다. 풀무가 닫히듯이 폐를 능동적으로 비우게 되면 폐의 깊은 바닥까지 채울 수 있는 공기를 끌어당길 수 있다. 나는 이것을 들고나는 숨 tidal breath이라 부른다.

들이쉴 때 돔 모양의 흉추 횡격막이 납작해지며 흉곽을 부풀리고, 이로 인해 흉강 내압이 감소하게 된다. 흉강의 압력이 760 mmHg에서 758 mmHg로 감소하면서 밖의 공기가 폐 속으로 끌려오게 된다.

만약 가슴에서부터 숨을 내쉬게 되면 호흡이 불안해지며 폐의 공기를 모두 내보내지 않은 상태에서 다시 들이쉬게 된다. 내쉴 때 폐의 산소를 모두 혈류 속으로 내보낸다고 상상해보라. 그러면 단순히 공기를 폐 밖으로 배출하는 것이 아닌, 프라나prana(공기 중에 존재하는 에너지 또는 생명력)를 받아들이는 호흡을 하게 될 것이다.

우리가 해야 할 일은 심부 내재근과 근막을 활성화 시켜 폐의 공기를 완벽하게 비우기만 하면 된다. 그러면 들숨은 저절로 이루어질 것이다. 다시 한번 말한다. 날숨의 끝에 긴장 없이 도달하게 되면, 애쓰지 말고 편안하게 이완하여 공기가 빨려 들어올 수 있도록 내버려 두어라. 이런 방식으로 호흡하면 숨을 빨아들이는 노력 없이도 자신이 가득 채워지는 느낌을 받게 될 것이다. 그러면 호흡이 자신의 길을 따라 움직이고, 그대는 이완되며 깨어나기 시작할 것이다.

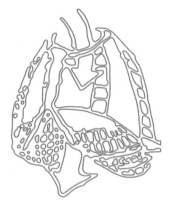

▲ 들이쉴 때 흉강

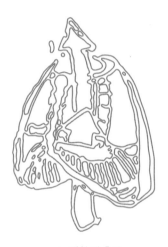

▲ 내쉴 때 흉강

3. 복막을 활성화시켜 장부와 뼈 띄우기

골반 기저 횡격막을 감지한 후에는 복막으로 넘어간다. 흉강은 등 쪽에서 길고, 몸 앞쪽에서 짧기 때문에 복막을 활성화시켜야 공기를 폐 뒤쪽 아래 깊숙이 끌어당길 수 있다.

복막은 복부의 뒤쪽, 옆쪽, 그리고 앞쪽을 둘러싸고 있는 막으로, 나뭇잎처럼 생긴 장

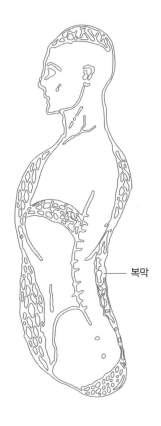

복막

간막mesenteries에 부착되어 있다. 이 장간막이 장부를 제대로 잡고 있어야 복강 내의 장부들이 서로를 압박하지 않는다. 복막과 장간막이 제대로 기능하고 있으면 장부가 연부조직의 바다 위에 떠 있을 수 있지만, 구조가 붕괴되어 장부가 탑처럼 쌓이면 호흡에 따른 장부 움직임mobility과 고유운동motility이 방해 받는다. '고유운동'이란 장부가 양분과 노폐물을 이동시키며 이루는 고유한 움직임을 뜻한다. 이렇게 장부의 움직임이 제한받게 되면 장부 주변 그리고 장부를 관통해 흐르는 혈류 순환이 방해를 받는다.

골반 기저부에서 그리고 등 뒤쪽을 따라서 날숨을 시작하며 무슨 일이 일어나는지 감지해보라. 등 뒤쪽 복막을 활성화시킬 때는 마치 신장에서 날숨이 시작하는 것처럼 하면 된다.

숨을 내쉬면 골반 기저부 횡격막은 위로 움직이고, 복막은 안쪽으로 움직인다. 그 느낌은 햇볕에 말린 자두와 같다. 하지만 말린 자두처럼 딱딱하게 만드는 것이 아니라 호흡을 내쉼에 따라 점점 느낌이 희미해져 결국 복막의 경계가 없어지도록 내버려 두어라. 이렇게 골반 기저부 횡격막과 복막이 구조의 중심core으로 움직이게 되면, 장부는 흐름을 타고 위로 떠오른다.

숨을 내쉴 때 장부가 떠오르면, 신체 조직은 뼈에서부터 멀어진다. 이러한 방식으로 우리는 골격계 주변에 더 많은 공간을 발명/발견invent/discover하게 된다. 머리카락 한 개 정도의 공간만 있어도 그대의 뼈를 띄울 수 있다. 그리고 뼈 주변의 공간이 열리며 생기는 힘에 의해 연부조직의 신장elongaton이 일어 난다.

> 뇌, 신경계 그리고 심장은 모두 전자기장을 방출하며
> 뼈와 신체의 결정질 물질에 공명을 일으킨다. 결정질로
> 이루어진 뼈는 이러한 에너지와 정보를 나머지 신체 시스템과
> 세포 그리고 세포 이하의 결정질 구조로 증폭하여 방출한다.
>
> – 가브리엘 쿠젠스Gabriel Cousens[3]

가브리엘 쿠젠스 박사가 이야기하듯, 뼈는 우리 신체에서 유일한 고체 결정질 물질로 전자기장을 발생시키고 다른 장부, 경락, 혈액세포 그리고 신경에 영향을 미친다. 몇몇 연구에서는 뼈가 전자기장을 발생시키는 능력을 압전효과piezo-electric effect라고 보고한다.

도교 수행자인 미첼 윈Michael Winn은 수십 년 전에 다음과 같은 말을 했다.

> 뼈는 우리 몸에서 단지 소리굽쇠 역할만을 하는 것은 아니다.
> 견고한 뼈의 구조로 인해 깊고, 율동적이며, 진동하는 미묘한

에너지 전달이 가능해진다. 이 에너지는 생물학적으로 미세한 원자에서 별들이 표현하는 태고의 리듬까지 우리를 연결시킨다.[4]

앉아서 이 책을 읽고 있는 동안에도, 숨을 내쉴 때 골반 기저부 횡격막과 복막이 신체 중심부로 움직이는 것을 느껴보라. 계속해서 허리, 흉곽 뒤쪽, 뒷목으로 감지력을 넓혀가라. 겨드랑, 목구멍 양옆, 입천장, 두개골 기저부, 그리고 머리 꼭대기까지 느낌을 확장시켜라.

날숨의 끝에 이르면 천천히 그리고 부드럽게 모든 횡격막을 이완시켜라. 프라나가 긴장하지 않은 상태에서 그대에게 들어오는 것을 느껴보라. 그대의 현존이 확장해 구조를 넘어서며 '마시기'와 '키싱백'이 일어나도록 온몸을 이완시켜라.

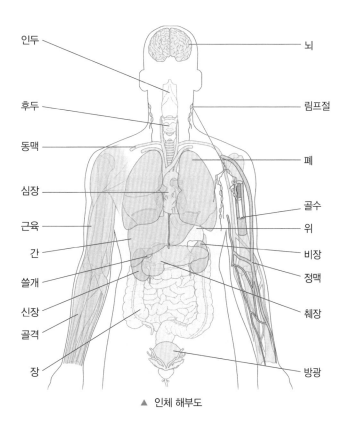

▲ 인체 해부도

4. 림프 감지

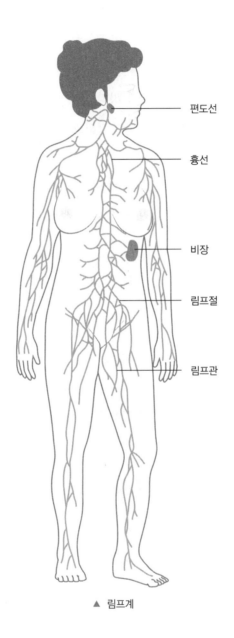

편도선

흉선

비장

림프절

림프관

▲ 림프계

실질적인 수련에 들어가기에 앞서 림프계에 대해 살펴보는 것이 좋을 것 같다. 림프계는 심혈관계와 달리 림프액을 펌프 시키는 장부가 없다. 따라서 주변 조직의 움직임에 의해 림프 순환이 일어난다.

림프는 주로 유기체의 내부와 외부가 가장 많이 상호작용하는 곳에 집중되어 있다. 림프계는 면역 기능뿐만 아니라 양분 흡수와 독성물질 제거에도 관여한다.

서 있을 때 흉곽에 제한(고정)을 지닌 사람들이 많다. 이들의 흉곽은 말 그대로 곽廓, cage처럼 뻣뻣하게 움직인다. 늑골은 상대적으로 그 움직임의 독립성이 약하다. 따라서 늑골의 움직임이 제한되면 흉곽 전체에 고정이 일어나며 결국 호흡을 방해한다. 이렇게 흉곽의 움직임이 제한되면 '심호흡'을 한다고 해도 림프가 집중된 부위의 움직임이 떨어진다.

반면 호흡에 따라 우리의 몸 전체가 움직이면, 마치 물먹은 스펀지를 짜는 것과 같은 움직임이 림프절에서 일어나며 림프 순환을 촉진시킨다. 그러므로 진정한 의미의 '심호흡'은 울혈을 방지하고 면역 기능을 활성화시킨다. 그리고 세포로 양분 전달을 용이하게 하며 노폐물을 감소시켜 독성 물질이 신체에 재흡수 되는 것을 예방한다.

호흡 운동을 깊게 이해하기 위해서는 내부 공간을 창출하는 데 중요한 역할을 하는 횡격막에 대해 더 익숙해질 필요가 있다. 잠시 횡격막 그림을 살펴보기 바란다. 수련을 시작하면서 우리는 세 개의 핵심적인 그릇-모양 횡격막bowl-shaped diaphragms을 인지하게 될 것이다.

5. 횡격막 차별화

기능적으로 통합된 호흡을 하기 위해서는 신체의 모든 부위가 호흡과 관련해서 움직여야만 한다. 이러한 움직임은 '정상적'인 성인에게서도 보기 드물다. 하지만 아이들에게서는 가슴과 복부뿐만 아니라 등, 엉덩이, 다리, 팔, 심지어는 발바닥, 손바닥 그리고 머리까지 움직이며 호흡하는 모습을 관찰할 수 있다.

인간은 자라면서 습관화habituation된다. 신체 표면의 골격근을 사용해 기립자세를 유지하려 하고, 이로 인해 긴장이 생겨 횡격막의 움직임이 제한된다. 퇴행과 고착을 만드는 사이클이 반복되며, 결과적으로 지면에서 올라오는 지지력을 제대로 받지 못하게 되면서 이를 보상하려고 골격근의 긴장이 더욱 높아진다.

횡격막은 장부와 골격근의 움직임을 최적화시키는 지렛대 역할을 한다. 이를 통해 체 표면의 골격근에 의존하지 않고도 뼈를 통해 전달되는 무게를 분산시킬 수 있다. 또한 횡격막은 파동을 증폭시키고 재분배하는 역할도 한다. 그러므로 횡격막을 '파동조절기'로 이해해도 무방하다.

우리 몸에는 근골격계에 영향을 주는 그릇 모양으로 된 세 종류의 횡격막이 존재한다.

1. 골반 기저부 횡격막the pelvic floor diaphragm
2. 두개골 기저부the base of the skull
3. 발바닥the soles of the feet

- 횡격막 활성화시키기: 이 세 종류의 횡격막은 상호의존하며 움직인다. 골반 기저부에 위치한 횡격막이 이들 중에서 가장 크다. 그렇기 때문에 가장 강한 인력을 지니고 있다. 마치 달이 지구 중력장의 영향을 받아 자신의 궤도를 돌듯, 발바닥과 두개골 기저부에 있는 작은 횡격막도 골반 기저부 횡격막의 움직임에 반응한다. 따라서 골반 횡격막을 활성화시키면 다른 횡격막도 활성화된다. 골반 기저부 횡격막에서부터 날숨을 구동initiate시켜라. 골반 횡격막이 올라가고 납작해짐에 따라 발바닥에 있는 '달' 횡격막이 어떻게 미묘한 움직임을 보이는지 감지하라. 몸 안에서 마치 엘리

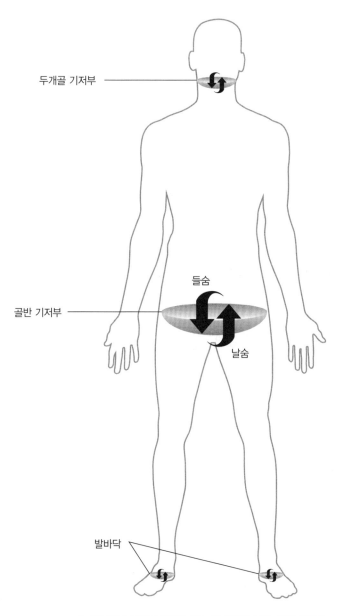

두개골 기저부

골반 기저부

들숨

날숨

발바닥

▲ 근골격계 구조에 영향을 주는 세 종류의 그릇–모양 횡격막

베이터가 올라가는 느낌이 들 것이다. 날숨의 끝에 도달하면, 천천히 그리고 부드럽게 모든 횡격막을 이완하라. 그러면 애써 들이쉬려고 하지 않아도 몸 깊숙한 곳까지 공기가 들어오는 것을 느낄 수 있다. 두 번째 날숨 또한 골반 기저부 횡격막을 구동시키는 것에서 시작한다. 하지만 이번에는 골반 횡격막과 함께 두개골 기저부와 입천장 부위가 위로 올라가는 것을 느껴보라. 익숙해지면 그릇 모양으로 된 모든 횡격막과 등 쪽의 복막까지 동시에 감지하는 수련을 한다. 움직임이 부드럽고 편안하게 느껴질 때까지 여러 번 들숨과 날숨을 반복한다.

6. 중력서핑과 척추 신장 수련

척추 신장spinal elongation은 소마학습의 근간이 되며 이 수련을 통해 중력과의 관계를 변형시킬 수 있다. 중력에 저항해 골격근이 마치 적군과 싸우듯 신체를 꽉 붙잡는 대신, 자연스러운 호흡을 통해 중력을 동맹군으로 변화시키는 법을 배우게 된다. 횡격막을 재활성화시켜서 중력의 지지력을 받아들이게 되면 통증을 일으키는 습관화된 근긴장에서 자유로울 수 있다.

체표면의 골격근을 움직여 힘을 가하면서 동작을 하게 되면 신체 구조를 관통해 흐르는 파동을 방해하게 된다. 물결이 자연스럽게 흘러갈 수 있게 해주는 것은 그대의 '인지'이다. 움직임을 '차별화'하고 '습관화된 패턴'을 이완시키는 능력이 어느 정도냐에 따라 흐름의 질이 결정된다.

앉은 자세, 선 자세, 엎드려 누운 자세(복와위), 등을 바닥에 대고 누운 자세(앙와위), 옆으로 구부린 자세(측와위), 걸어 다닐 때 등 어떤 자세에서도 척추 신장이 가능하다. 의자에 앉아 발바닥을 지면에 댄 자세, 또는 다리를 교차하고 앉은 자세(인도식 가부좌)로 이 책을 읽어가는 중에도 편안하게 척추 신장 수련을 시작할 수 있다. 의자에 앉아 있을 때는 등받이에 기대지 않는 것이 중요하다.

세 개의 그릇-모양 횡격막의 움직임이, 척추 신장 수련 중에 닻내리기anchoring 기법을 어떻게 지지해주는지 확인하라. 닻내리기는 파동을 증폭시켜 흐름이 깨지지 않도록 도와준다.

1. 골반 기저부 횡격막 – 천골을 통해 척추 신장.
2. 두개골 기저부 횡격막(**또는 입천장**) – 후두골과 하악골을 통해 두개골 신장.
3. 발바닥 횡격막 – 발뒤꿈치를 통해 발과 다리 신장. 척추를 땅과 연결.

닻내리기는 근육을 이용해 애써가며 하는 수련이 아니다. 횡격막에 의해 공간이 열리면 중력에 의해 뼈가 자연스럽게 움직인다. 닻내리기를 할 때 누군가 보트 밖으로 던진 닻이 물속으로 잠겨 들어가며 척추 하단을 당긴다고 상상하라. 닻내리기가 이루어진 후 그대의 현존을 닻을 통해 확장시키면 파동이 증폭될 것이다.

6-1. 천골 닻내리기

천골sacrum에 특별히 더 많은 관심을 가져라. 말 그대로 성스러운sacred 뼈가 천골이다. 천골은 움직임과 현존의 다른 차원으로 문을 열어준다. 천골 닻내리기를 할 때 골반이 앞뒤로 기울거나 이동하지 않도록 주의하라. 골반이 불안하면 근긴장이 발생해 파동이 척추를 통해 흐르지 못하게 된다.

골반 기저부 횡격막이 올라가면, 척추 하부에서 발을 통해 지구 중심으로 천골 닻내리기를 한다. 횡격막의 움직임이 자연스러우면 천골 닻내리기도 부드럽게 이루어진다. 닻내리기란 공간 속에서의 움직임이 아니라 오히려 힘의 정렬이다.

천골이 중력에 의해 정렬되면 문 또는 채널이 열린다. 이 문을 통해 우리는 지구 중심과 하늘 양쪽으로 연결성을 느낄 수 있게 된다. 천골 닻내리기가 이루어지면 지구 중심에서 당기는 힘, 그리고 이것과 같은 크기로 우리가 쓰러지지 못하도록 지지해주는 힘을 동시에 느낄 수 있다. 지지력은 몸을 관통해 위로 올라간다. 지구 중심에서 당기는 힘과 위로 올라가는 지지력은 허리에서 나누어진다. 이러한 파동은 측정할 수 있는 것이 아니다. 천골 닻내리기는 파동 패턴을 증폭하고 모든 방향으로 무한한 확장을 이루게 한다. 이를 통해 척추의 신장이 이루어지고, 모든 관절이 열리게 된다.

그대의 현존을 확장해 이 물결을 전체적으로 감지하게 되면 움직임이 훨씬 진보하게 된다. 이는 서퍼surfer가 물결 위에서 자신의 주의집중을 통해 서핑을 더욱 진보시키는 것에 비유할 수 있다. 마치 호흡 물결을 타고 중력서핑gravity-surfing을 하는 것과 같다.

6-2. 두개골 기저부와 발바닥 닻내리기

두개골 기저부 횡격막은 후두골 닻내리기를 통해 파동을 증폭시킬 수 있다. 파동 증폭이 일어나면 꽃잎이 햇빛을 향해 활짝 열리듯이 후두골을 기반으로 두개골 전체가 모든 방향으로 열리면서 확장된다.

발바닥 횡격막이 올라가면 다리 전체가 땅에 뿌리를 내리게 된다. 이때 종골(발뒤꿈치)은 주된 뿌리가 된다. 이러한 뿌리내림rooting을 통해 지지력이 위로 올라오며 증폭된다. 지구 중심에서 당기는 힘에 의해 그대가 쓰러지지 못하도록 받쳐주는 힘이 지지력support이다. 그대는 이 지지력이 척추를 타고 위로 올라가는 것을 느낄 수 있을 것이다.

6-3. 날숨: 뼈 띄우기

세 종류의 횡격막이 모두 활성화 되면 허리에서 아래로 내려가 발꿈치로, 허리에서 위로 올라가 두정과 팔로 지나가는 다양한 방향의 파동을 느낄 수 있다. 현존을 확장해 구조 너머로, 즉 손과 머리 바깥쪽, 발바닥을 통해 땅 속으로 파동을 흘러가게 만들면, 이 파동은 구조에 갇히지 않고 되돌이효과rebounding effect를 만들어낸다.

날숨의 끝에 도달하면, 천천히 횡격막을 이완시키고 점진적으로 모든 긴장을 내려놓으며, 땅에서 뼈를 타고 올라오는 지지력을 받아들여라.

이러한 방식으로 그대는 매 호흡마다 새로운 신장을 이루며 무nothing에 접속하게 된다. 호흡 물결 위에서 중력서핑을 하면서 그대의 긴장과 습관화된 패턴을 제거한다. '현존', 즉 무한자와의 '키싱백'을 통해 그대의 즐거움은 점차 증가하게 될 것이다.

6-4. 들숨: 연못 깊게 하기

들숨은 호흡의 음陰 상태이다. 다시 말해 숨을 들이쉴 때 깊은 이완이 일어난다. 하지만 사람들은 보통 의도적으로 숨을 들이쉰다. 능동적이고 의식적인 호흡은 이미 날숨에서 했다. 호흡을 들이쉴 때는 모든 긴장이 연못 속으로 녹아든다는 느낌으로 하는 것이 좋다. 액체 상태로 그대가 더 많이 녹아내릴수록 연못은 더욱 깊어진다. 나는 이것을 연못 깊게 하기deepening the pool라고 부른다. 목마른 지구가 내 모두를 마신다는 느낌을 받게 되면, 나는 더 이상 지구와 분리되어 존재하지 않게 된다. 모든 곳에서 '한순간에' 들어오는 공기를 마시는drinking in 느낌을 음미하라.

내가 설명한 것들을 감지하지 못했다고 해서 걱정할 것은 없다. 그대가 감지하는 것을 믿는 것부터 시작하라. 수련을 하면서 느끼는 것이 무엇이든지 이를 통해 그대는 자신의 현존을 확장하게 된다. 그 감각을 음미하라.

가장 중요한 점은 지나치게 갈망하지 말라는 것이다. 골격근을 활용해 지나치게 '노력'하면 움직임을 증진시키는 것이 아니라 오히려 제한하게 될 것이다. 인지를 '차별화'하는 연습을 하라. 신체를 변화시키려고 애쓰는 것이 아니다. 그대는 이미 '자유'를 지닌 채로 태어났다는 것을 기억해야 한다.

7. 횡격막 차별화에 도움이 되는 히싱호흡

여기서 제시하는 어떤 수련을 하든지, 의식적인 마음이 여전히 강하게 그대를 사로잡고 있다면 이 방법으로 도움을 받을 수 있다. 호흡할 때 소리를 내면서 하는 히싱호흡 Hissing Breathing은 모든 수련 초기에 활용 가능하다.

● **히싱호흡의 이점**

a. 날숨을 귀로 들을 수 있게 해준다. 자신의 호흡 패턴을 인지하고, 폐에 공기가 완전히 비워졌는지 확인할 수 있으며, 호흡을 참고 있는지 아니면 호흡을 지렛대로 제대로 활용하고 있는지 알 수 있다.

b. 대부분의 사람들이 들고나는 호흡tidal breathing을 잘 하지 못한다. 이 수련을 통해 호흡을 척추로 되돌리는 데 도움을 받을 수 있다.

c. 소리를 내면서 호흡을 하게 되면 내쉬는 속도를 조절할 수 있다. 따라서 속도를 줄이고 전체 호흡을 고르게 유지할 수 있다.

● **히싱호흡의 한계**

이 호흡법을 통해 수련을 시작할 때 도움을 받아 한 발짝 나아갈 수는 있지만, 새로운 기능을 통합시킨 후에는 오히려 방해 요소로 작용할 수 있다. 입에서 소리를 내면서 호흡을 하면 의식이 한 부위(**입천장이나 혀**)에 집중되기 때문이다. 수련이 진행되면서 몸 전체의 모든 횡격막이 콘서트를 하듯 자기조절self-regulation하는 형태로 발전하게 되면 히싱호흡은 오히려 방해가 된다.

어느 순간 그대는 혀를 단지 입천장에 붙이고 성대는 열어두고 입은 닫은 채로 피부 모공으로 호흡하는 법을 탐구하고 싶어 할지도 모른다. 히싱호흡은 상황에 맞춰 적절히 활용하되 지나치게 의존하지 않기 바란다.

● **방법**

호흡 수련을 할 때 소리를 첨가할 수 있다. 입을 거의 닫은 상태에서(**완전히 닫는 것은 아니다**) 히싱hissing(**역주: 한국어 발음으로는 '스〜'에 가깝다**) 소리를 내며 숨을 내쉰다. 이때 혀는 윗니 바로 뒤쪽의 경구개에 댄 상태에서 입술을 거의 움직이지 않으면서 공기가 소리를 내며 입 밖으로 빠져나가게 한다.

소마학습 기본 호흡법을 할 때와 마찬가지로 폐에서 공기가 모두 빠져나가면, 인지를 유지한 상태에서 천천히 횡격막들을 이완시키며, 긴장되지 않은 상태에서 몸으로 들어오는 공기를 받아들여라. 호흡을 음미할수록, 그대의 현존은 더욱 더 확장하며 '키싱 백'을 이루게 될 것이다.

8. 효과

호흡 물결을 타는 '중력서핑'은 소마학습 수련 전체의 근본 바탕을 이룬다. 이 수련을 통해 우리는 좀 더 깊이 있게 '경계 없는 공간'을 '체화'하게 된다. 매 호흡마다 깨어있음에 대한 가능성을 잉태하고 있음을 알아채기 바란다.

> 우리 존재의 중심에는 율동적인 움직임이 있습니다.
> 이 움직임은 확장과 수축을 주기적으로 반복하며,
> 우리 몸 안과 밖 모두에,
> 우리 몸과 마음 모두에,

우리의 의식 안과 밖 모두에 존재합니다.

– 앤드류 웨일Andrew Weil, MD[6]

● **중력서핑을 통해 깨어나야 할 것**

a. 태초부터 모든 생명에 우리가 연결되어 있다는 사실을 깨닫기. 매 호흡마다 생명을 유지시키는 태고의 율동이 배태되어 있다. 바다에서 시작된 단세포 유기체에서부터 척추동물에 이르기까지, 인간의 모든 조상들을 키운 생명 에너지의 흐름이 바로 호흡임을 깨닫는다.

b. 매 호흡마다 현존을 확장하며, 무한히 열린 상태에서, '하나 됨'의 우아함을 온전하게 받아들이며 깨어나기.

c. 자신이 형태를 지닌 존재라는 꿈을 꾸는 몽상 상태에서 깨어나기.

d. 자신이 형태를 지니고 호흡을 하는 존재라는 몽상 상태에서 깨어나기.

무한의 사랑이 기적처럼 내게로 들어오고, 그 무한자가 나를 원한다는 것을 감지하게 되면서, 나는 감사함으로 충만하다. 경계 없는 무한함을 받아들이며 최대의 감사를 표현하는 것이 우리들의 역할이다. 이러한 합일, 즉 경계 없는 의식을 체화하는 것이 새로운 삶을 탄생시킨다.

그대의 삶을 새롭게 탄생시키는 데는 단 한 호흡이면 충분하다.

론 Ron 이야기:
긴장에서 즐거움으로

매우 존경받는 카이로프랙터chiropractor인 론은 60대에 이르러 소마학습을 만나게 되었다. 수련을 하면서 그는 자신의 일과, 음악 그리고 삶에서 엄청난 자유를 발견해 나가고 있다. 그는 어렸을 때 받은 트라우마로 인해 항상 피로를 느끼며 살았지만, 수련을 시작하면서는 스스로를 치유해 나가고 있을 뿐만 아니라 자신이 운영하는 클리닉을 찾는 환자들에게도 도움을 주고 있다. 그는 자기 삶의 목표를 향해 활기차게 나아가고 있다.

공간을 체화하게 되면서 론은 자신의 환자 치료에서도 깊은 수준에서 진보가 일어났다. 그리고 다른 사람과 함께 일하는 데에도 열린 마음으로 자유로움을 느끼고 있다. 그는 환자에게 자신의 자유를 강요하는 대신, 그들이 자신의 생명력을 발견할 수 있도록 지지해 주는 사람이 되었다

아래 글은 론이 소마학습 수련을 통해 얻은 통찰들이다.

소마학습으로 인해 나는 주변 사람들을 돕고, 좀 더 예리한 감각을 지닌 '촉진자'가 될 수 있는 깊은 탐구, 자유, 그리고 치유의 길에 접어들었다.

나는 소마학습이 '인지'와 '차별화'라는 근본적인 문제를 명료하게 해줌을 알고 있다. 소마학습은 과거와 기지the known의 세계를 애써 극복하는 것이 아니라 내면의 통찰이 절로 일어날 수 있도록 공간을 열어준다. 나 스스로 그 공간에 열린 자세가 된다면 단편적인 조각이 아닌 전체적인 형태를 체화할 수 있다.

인체 시스템을 굳게 만들고 혼란시키며 기능을 떨어뜨리는 과거의 트라우마와 문제들은 차별화가 깊어질수록 점점 줄어든다. 소마학습은 우리 신체의 운영체계가 만들어내는 통합기능을 높이며 차원이 다른 가능성을 열어준다. 이러한 통합이 깊어질수록 우리는 점점

지적이고 또 사랑으로 열린 마음이 된다.

론은 신체 조직에 새롭게 수분을 공급하여 재생을 만드는 수련을 매우 즐거운 경험이라고 묘사한다.

질감과 형상을 지닌 내 몸을 관통해 지나가는 물결을 느끼는 것은 매우 즐거운 경험이다. 마치 세포가 즐거워하며 반응하는 것 같다.

수련을 하면 딱딱한 세포가 녹아내리면서 물에 젖은 느낌이 난다. 이렇게 변형이 일어나면 잔뜩 긴장한 세포가 부드러워지며 좀 더 큰 평화로움과 연결성을 느끼게 된다. 세포의 변형으로 나는 살아가면서 만나는 사람들을 좀 더 쉽게 포용할 수 있게 되었다.

난 뭔가 핵심적인 것을 감지하는 법을 배우며 익히고 있다. 말로 표현하기가 쉽지 않지만 눈을 감고 내 마음의 집착을 계속해서 부드럽게 만들고 있다. 예전에는 '보는 것'과 '감지하는 것'이 하나로 붙어 있어서 거의 빈틈이 없었는데, 이제는 이 둘 사이에 차별화가 일어나 더 큰 공간이 느껴진다. 내면을 느끼는 것은 단순해 보이지 않지만, 사실 단순하다. 자신을 감지하는 것은 매우 심오하다. 이를 통해 무언가 풍부해지는 느낌, 그리고 고요함이 발생한다. 실제로 얼마나 많은 변화가 일어나는지 경험하기 전에는 내가 느끼는 이 심오함을 당신이 이해하기 어려울 것이다.

차별화 과정을 통해 자유가 발생한다. 마음이 좀 더 건강해지고, 온유해지고, 살아나는 느낌을 받게 된다. 세포가 깨어나면서 내부가 액체로 변화는 느낌을 받는다. 그러면 내 신체 구조에서, 그리고 내 온 경험에서 자유와 편안함이 발생한다. 오랫동안 나를 억제하고 있던 요소에 공간이 열리며 트라우마와 상처가 치유되고, 나는 더 큰 행복감과 평화로움을 느낀다.

애써서 무언가를 이루려는 것보다 좀 더 창조적으로 접근하는 것이 좋다. 내가 이러한 공간에서 자유로움을 느끼게 된 이유는 놀이하듯이 이완되었기 때문인 것 같다. 난 그동안 매우 심각하게 내가 하는 일에 접근했다. 소마학습은 놀이와 같아서 매력적이다. 이 수련은 내게 편안함을 선사한다. 그러면서도 통합적이고 방향성 있는 삶을 살 수 있도록 도움을 준다.

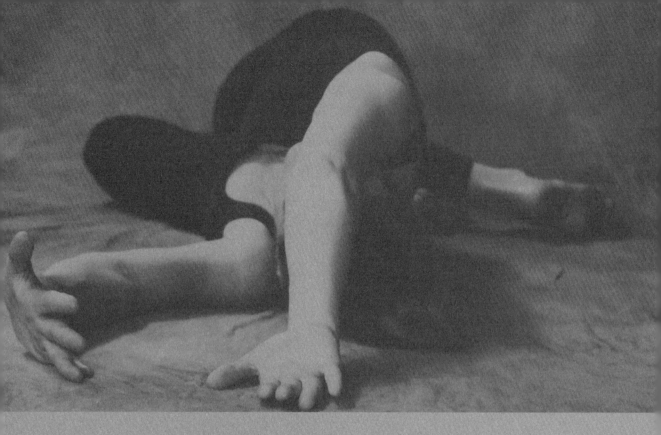

오랜 시간 동안 나는 먼지가 되어
의지를 지닌 공간에서 떠다녔다네.
존재한다는 사실도 모르고,
그렇게 잠을 자고 있었네.
시간과 공간이 교차하는 사거리
기다림의 빈 공간에서
움츠리며 기다리고 있었네.
이제 나는 광활한 초원으로 걸어 나와
새천년에 쓰일 우유를 짠다네.
누구나 자신만의 방식으로 이와 같은 일을 한다네.
의식적으로 결정 내리며 기억 속에서 살아가는 것이
너무도 자신을 축소시킴을 알고 있지만,
모든 이들이 잠자리에서만 물처럼 흐른다네.
무한한 사랑의 품속으로…

– 잘랄루딘 루미 Jalaluddin Rumi[1]

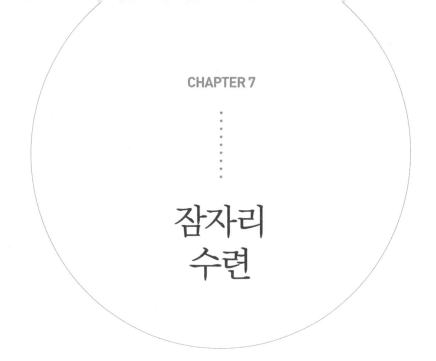

잠자리
수련

나는 수련을 잠자리에서부터 시작한다. 왜냐하면 하루를 신성한 기분으로 시작하는 것이 매우 중요한 일이기 때문이다. 우리 마음과 신체 조직에 기록된 긴장 때문에 발생하는 잡음을 잠자기 전에 제거하는 것은 매우 중요한 작업이다. 잡음이 제거된 상태로 잠에 들면 훨씬 더 깊은 휴식을 취할 수 있다.

최근 동료 의사 중 한 명이 24시간 동안 환자들의 심박수 변화를 관찰한 연구를 내게 보여주었다. 연구에서는 명상 수련을 하는 짧은 시간 동안 그리고 식사 직후에 성장, 재생 그리고 면역을 담당하는 부교감신경계가 가장 활동적으로 나타났다. 그런데 환자에게서는 방어를 담당하는 교감신경계가 잠을 자는 중에도 활동적으로 나타났다. 스트레스를 짧게 받는다거나 흥분 상태에 있을 때를 제외하고는 부교감신경계가 교감신경계보다 활동적이어야 신체가 건강하게 기능한다. 하지만 스트레스 가득한 환경에서 사는 현대인들의 생활 사이클은 이와 반대이다. 주로 배가 가득 차 있기 때문에 뱃속의 양분을 소화시키기 위해 부교감신경계보다는 교감신경계가 항진되어 있다. 결과적으로 많은 사람들이 온종일 스트레스에 쌓여있거나, 잠을 자는 6~8시간(하루의 1/3)에도 긴장을 이완시키지 못하며 수면에 든다. 그로 인해 충분한 휴식과 재생이 이루어지지 않는다.

교감신경계가 활성화되면 복부의 혈관이 수축하고 닫히면서 혈액을 심장과 신체의 대근육으로 돌려보내 '투쟁/도피' 반응을 준비한다. 또한 대뇌의 신피질(의식적인 마음이 위치한 자리)에 있는 혈액을 피하층에 있는 변연계와 파충류 뇌로 보낸다. 생존이 위급한 상황에서는 의식적인 사고를 활용해 느리게 행동할 수 없다. 뇌의 무의식 영역이 몇 배 더 빠르게 기능해야 이러한 위기 상황에서 벗어날 수 있다.

자율신경계는 생명이 위급한 상황에서 실질적인 도움을 준다. 하지만 긴장 패턴이 습관화되면서 자신만의 정체성(역주: 여기서 말하는 정체성identification은 부정적인 의미가 강하다. 소마학습에서는 '이미지/대상' 세계가 만들어내는 '정체성'의 속박을 벗어나 '경계 없는 의식'과 하나되는 것을 강조한다)이 형성되며, 이로 인해 생긴 스트레스 반응이 신체 기능을 '반사적'으로 만든다. 혈액이 변연계로 이동하면 '투쟁/도피' 반응이 활성화되고, 결과적으로 재생과 복구 기능을 차단시키며, 양분과 수분 흡수를 방해한다.

자율신경계의 활성화는 진화의 특정한 시점에서 인간에게 큰 도움을 주었다. 탁 트인 벌판에서 호랑이, 사자 그리고 곰으로부터 공격을 받았을 때 빠르게 위험을 벗어나게 해주는 데 이 기능은 필수적이었다. 생물학자인 브루스 립톤Bruce Lipton이 농담 삼아 이야기 한다. "호랑이를 피해 달아날 때에 소화를 방해하는 박테리아는 그다지 중요한 것이 아니다." 호랑이에게 잡아먹히고 나면 이 소화 억제 박테리아는 호랑이의 부담이 된다. 잡아먹힌 인간의 부담거리가 아니다.

문제는 스트레스가 만성화되었을 때 발생한다. 우리 선조들은 호랑이로부터 도망쳐 안전한 곳으로 도피한 후에야 긴장을 풀었다. 이때 부교감신경이 활성화되면서, 생명을 재생, 지속시키는 상태로 돌아갔다. 하지만 현대를 살아가는 사람들은 더 이상 호랑이를 피해 도망 다닐 필요가 없다. 현대인들은 주로 '이미지/대상'의 영향을 받아 형성된 '부끄러움과 두려움' 때문에 스트레스가 발생한다. 이러한 스트레스가 만성화되면 일반적으로 면역기능이 저하되며, 이로 인해 기회 감염성 질환(역주: 질병 등으로 사람의 면역 체계가 약해져 있을 때 해가 되는 바이러스가 더 쉽게 신체를 침범할 수 있다. 이를 기회 감염성이 높다고 표현한다), 퇴행성 질환 그리고 자가면역 질환이 쉽게 발생할 수 있다. 중추신경계는 정부와도 같다. 그런데 이 정부가 삶의 질을 높이는데 기여하는 교육, 보건, 예술 그리고 사회복지 서비스에 들어가는 예산을 대폭 삭감하여 국방에만 쏟아붓는다면 어떻게 되겠는가?

립톤이 하는 이야기는, 정부가 사회복지에 돈을 분배하지 않고 국방에만 집중하는 상황과 비슷하다. 그러므로 우리의 내적 에너지와 자원을 어떻게 분배하느냐가 중요한 관건이다.

1. 내적 자원 분배: 에너지 재분배

유대 전통에서 자란 나는 자기 전에 시간을 내어 몸을 이완하며 내 에너지를 재배열하고 가다듬는 습관이 있다. 무엇이든 수용하는 공간을 창조하고, 경계 없는 사랑을 받아들이면서 나의 하루를 시작한다. 나는 모든 인간의 내면 깊숙한 곳에는 '존재하는 모든 것'과의 연결을 바라는 마음이 있다고 믿고 있다. 크리슈나무르티가 "세상에 의해 살지 말고, 세상 안에서 살아라"라는 말을 했지만, 우리는 어김없이 이미지와 대상이 만들어내는 영역을 실재 세상으로 오해한다. 하지만 자신이 지닌 내적 자원을 끊임없이 재분배하게 되면 '이미지/대상'이 만들어 내는 자기self에 고착되지 않고 끊임없이 자신을 '재생'시킬 수 있다. 이렇게 '존재하는 것', '무한히 열린 사랑'을 기억한 상태에서 잠에 들면 꿈을 꾸면서도, 그리고 깨어나서도 명료한 의식 상태를 유지할 수 있다.

다음 수련은 낮에 쌓았던 긴장과 습관화된 패턴을 푸는데 도움을 줄 것이다. 잠을 자면서도, 그리고 깨어있는 상태에서도 창조적이고 합리적으로 활동할 수 있게 해주는 소마지성을 깨우는 수련이다.

2. 잠자리 수련: 5~20분

잠자리 수련은 꼭 밤에 잠자기 전에만 하는 것이 아니다. 편히 쉴 수 있는 시간이라면 아무 때라도 괜찮다. 미끄럽지 않은 견고한 매트를 깔고 시행하는 것이 좋다. 매트 없이 바닥에서 할 때는 상황에 맞게 지시사항을 변화시키면 된다.

2-1. 중력기반 스캔Gravity-Reference Scan

매트 위에 등을 대고 눕는다. 누울 때 느낌이 불편하면 무릎을 살짝 세워라. 하지만 1분이라도 팔다리를 쭉 펴고 누울 수 있다면 그렇게 하는 것이 좋다. 이 자세에서 어떤 느낌을 감지할 수 있는지 확인하라. 땅과 밀착되지 않은 부위는 어디인가? 등에 잉크를 묻히고 바닥에 찍는다고 상상했을 때 어떤 문양이 찍히는가? 오른쪽과 왼쪽의 차이점을 확

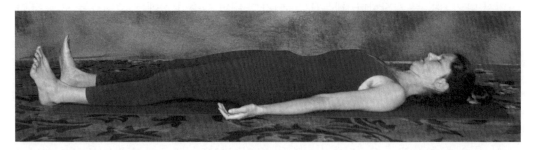

▲ 중력기반 스캔

인하라.

이제 무게분산을 확인하라. 몸무게가 매트에 몰려 있는가? 자신을 감자 부대라고 생각했을 때, 그 부대를 위에서 누군가 당기는 느낌이 나는 쪽과, 매트에서 당기는 쪽을 구분하라. 몸 전체로 봤을 때 무게분산은 어떻게 이루어져 있는가? 얼마만큼 유동적인가? 어느 부위는 물이 흐르듯 자연스럽게 무게분산이 이루어지지만 또 어느 부위는 그냥 매트의 한 곳에 무게가 고여 있는 것처럼 느껴지기도 한다. 근육의 어느 부위가 딱딱하게 긴장해서 당기고 있는지 감지하라.

다음으로 호흡을 확인하라. 아무것도 하지 않고 가만히 내버려 두었을 때 호흡은 어떻게 이루어지는가? 어디에서부터 움직임이 일어나는가? 어떤 사람은 복부에서, 어떤 사람은 가슴에서부터 호흡이 시작된다. 호흡이 끝나는 곳도 감지해보라. 늑골의 어느 쪽이 움직이고 어느 쪽이 안 움직이는가? 등 아래쪽, 팔, 목 등에서도 움직이는 부위와 움직이지 않는 부위를 확인하라. 복부와 가슴에서만 움직임이 일어나는가? 호흡할 때 자신의 신체가 어떻게 움직이는지 확인하기 바란다.

이제 자신이 이러한 경험에 어떻게 참여하고 있는지 확인하라. 눈을 감은 상태에서 마음의 눈으로 밖에서부터 스캐닝하고 있지는 않은가? 이것은 '시각적 스캐닝'이다. 자신의 신체 조직에서 전해지는 느낌, 즉 고유수용감각을 활용해 감지하고 스캐닝하고 있는가? 한 부위에 집중하지 않고 전체 구조를 감지할 수 있는가? 또는 전체적인 움직임 맥락 속에서 특정한 부위와 움직임을 감지할 수 있는가? 시각적 인지를 통한 접근은 그다지 큰 도움이 되지 않는다. 시각적 인지는 마치 망원경으로 신체 밖에서 시선을 이동해가며 자신을 관찰(역자: 3자 관점의 관찰)하는 것과 같다. 고유수용감각 지성을 활용해서 스캔하면 '한순간에' 모든 부위를 감지할 수 있다. 자신의 신체 조직 전체를 이용해 감지하기 때문에 여기에는 '관찰자'도 없고 '관찰 되어지는 대상'도 없다. 현재 자신이 어떤 방식으로 몸을 스캔하는지 파악하라.

여기서 말하는 모든 것들을 감지할 수 없다고 해서 걱정할 필요는 없다. 내부에서 다른 느낌이 느껴져도 열린 상태를 유지하며 자신에게 다가오는 정보를 '리스닝'하기 바란다. 지속적인 수련으로 시각적 인지를 통해 상상하는 것 너머의 것을 감지할 수 있게 될 것이다.

- **주의**: 중력기반 스캔을 할 때는 자신의 건강 상태가 매우 좋지 않아 다리를 펴고 눕기 힘든 상황을 제외하고, 다른 기계적인 교정 보조 도구를 이용하지 않는 것이 좋다. 수련하는 동안 '안에서 밖으로', '자기구조화'가 어떻게 진행되는지 스스로 발견하는 것이 자신에게 더 이롭다는 것을 알게 될 것이다. 비기계적인 '자기재생'을 이루기 위해서는 기계적이고 인위적인 조작을 멈추어야 한다. 자신의 몸에서 좌우 비대칭적인 요소가 느껴진다 하더라도 그것을 스스로 교정하려고 하지 말라. 단지 이러한 비대칭을 확인만 하고 미래 변화의 기준으로 삼기 바란다.

2-2. 고속 척추 이완Quick Spinal Release

● 준비

바닥이나 견고한 매트에 등을 대고 똑바로 눕는다(앙와위). 카펫이나 요가 매트에서도 가능하다. 만약 요가 매트에 눕는다면 매트 끝단을 조절하여 다리가 바닥에 닿도록 한다.

똑바로 누웠으면 이제 양손을 머리 위로 뻗어 기둥, 또는 의자 다리처럼 고정되어 있어서 움직이지 않는 것을 부드럽게 잡는다. 침대 위에서 한다면 머리맡의 나무판을 잡으면 된다. 침대 모서리에 다리가 있다면 바닥에 사선으로 누워서 잡으면 된다. 만약 이런 고정판이 없이 요가 매트에 누워 있다면, 매트 끝을 손가락으로 잡고 해도 무방하다. 매트 근처에 이렇게 견고한 지지대가 없다면, 굳이 이 수련을 할 필요는 없다. 다른 수련으로 대체해도 된다.[2]

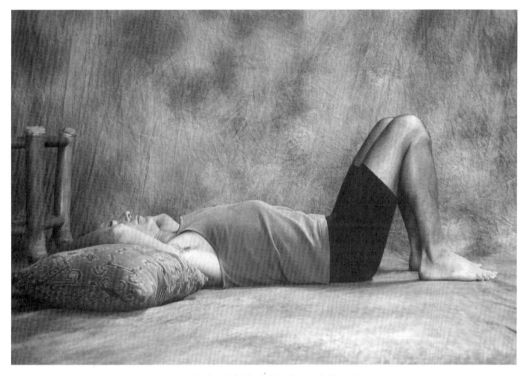

▲ 바닥에 누워 침대 다리를 잡고 수련하는 모습

• **주의**: 바닥(**침대나 매트**)에 누운 상태에서 손을 위로 뻗었을 때 팔꿈치가 바닥에 닿지 않고 붕 뜨거나 불편하다면 베개를 팔꿈치 아래 넣어서 받쳐라. 팔이 대롱대롱 매달려서 잔뜩 긴장되게 만들지 말라.

● **수련**

준비 자세에서 무릎을 구부려 마치 서 있는 것처럼 다리를 세운다. 그러면 허리가 매트나 바닥에 편안하게 닿는다. 이 수련을 통해 허리가 이완되면, 다리를 쭉 편 상태에서도 허리가 긴장 없이 바닥에 편안하게 안착된다.

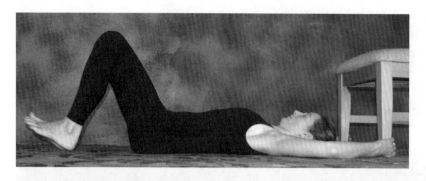

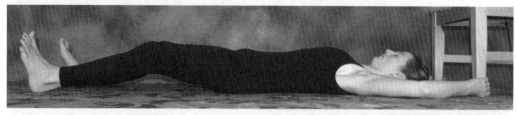

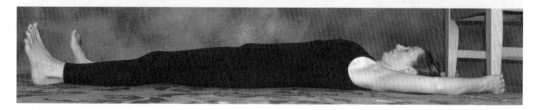

▲ 고속 척추 이완

● **방법**

다리를 구부리고 누운 상태에서 한쪽 무릎을 들어 올린다. 마치 꼭두각시 인형이 줄에 매달려 있는 것처럼 무릎을 들어 올려 발과 하퇴(역주: 정강이와 종아리 부위를 합쳐서 이르는 말)가 지면과 수직이 되게 한다. 그런 다음 최대한 편안하게 발바닥을 고관절(엉덩관절)과 일직선상에 오도록 해서 바닥에 놓는다.

이제 천천히 다리의 무게를 발바닥을 통해 지면으로 쏟는다. 특히 발뒤꿈치(종골)를 통해 무게를 가하면서 다리를 통해 지지력이 물결처럼 척추를 타고 올라와 머리까지 전달되는 것을 느껴보라.

허리가 바닥에 편안하게 닿아 있을 때 골반 기저부에서부터 날숨을 시작하라. 이때 '히싱호흡'을 이용한다. 히싱호흡은 혀끝을 입천장에 댄 상태에서 히싱hissing 소리를 내며 숨을 내쉬는 방법이다. 특히 수련 초반에 매우 유용하다.

사람들은 호흡을 내쉴 때 자기도 모르게 끝점에서 호흡을 멈추고 그 힘을 지렛대처럼 활용해 배를 내민다. 소리를 내면서 호흡을 내쉬면, 소리가 끝나는 지점이 날숨의 끝점이라는 것을 알기 쉬울 것이다. 히싱호흡은 자신의 호흡을 척추로 되돌리는 데에도 크게 유용하다(자세한 설명은 6장 '히싱호흡'을 참조하라).

허리로 바닥을 밀려고 하지 말라. 오히려 호흡에 따라 허리가 액체처럼 변하며 마치 우물이 깊어지는 느낌으로 시행하라. 호흡 물결 위에서 중력서핑을 하며 척추가 신장되는 느낌을 즐겨라. 골반 기저 횡격막이 올라가면, 천골 닻을 내리며 척추 하단이 발바닥을 통해 지구 중심까지 확장되는 것을 느껴라. 물리적인 구조로 물결을 '초대'하여 그 구조 너머로 돌려보내라. 횡격막들이 움직이면, 공간이 열리며, 천골 닻내리기는 자연스럽게 이루어진다(필요하다면 6장 '중력서핑'에 대한 내용을 확인하라).

다리를 구부린 상태에서의 수련을 충분히 하고나서 다리를 펴고 싶은 느낌이 들면 호흡을 내쉬면서 양 다리를 천천히 편다(발뒤꿈치 먼저, 다음엔 발바닥을 굽혀 발끝이 천정을 향하게 한다). 이때 머리 위쪽에서 잡고 있던 지지대를 양손과 척추를 통하여 부드럽게 잡아당긴다. 모래시계에서 모래가 빠져 나가듯이 천천히, 양손으로 잡고 있던 지지대에서 전달되는 지지력을 팔과 척추로 끌어당긴다. 마치 모든 뼈가 액체로 된 수정처럼 변해서 바닥으로(특히 팔꿈치를 통해) 스며든다는 느낌으로 시행하라. 호흡을 내쉬면서 척추를 펴는 중에, 발바닥을 통해 지면으로 천골 닻내리기를 한다. 이러한 일련의 과정은 양 다리를 계속 펴면서 이루어진다.

다리가 마치 고관절에 부속품처럼 매달려 있는 것처럼 느껴지면 안 된다. 마치 수많은 방향에서 물결 파동이 확장되며 허리 아래쪽으로, 그리고 허리 위로 척추를 타고 올라가 머리와 팔로 움직이는 느낌이 들어야 한다. 이러한 연결성을 유지하면서 끊임없이 흘러가는 느낌으로 다리를 편다. 척추 확장이 다리까지 계속해서 이어지도록 한다.

날숨 끝에 도달하면 천천히 모든 횡격막을 이완시키며 몸 전체의 긴장도 내려놓는다. 동시에 지면에서부터 뼈를 타고 올라오는 지지력을 받아들여라. 이때 몸의 모든 뼈가 바짝 마른 강바닥에 놓인 통나무들이라고 상상하라. 지지력이 올라오면 강에 물이 차올라 이 통나무들이 서서히 떠오른다. 체표면의 모든 긴장이 이완될 때까지는 다음 번 신장elongation을 시작하지 말라. 그러면 새롭게 시작하는 신장 수련에서는 말 그대로 '신선한' 느낌이 전달될 것이다. '무無'에서 다시 시작하는 느낌으로 다음 번 신장을 시작하라. 이러한 방식으로 호흡 물결을 타고 서핑을 하게 되면, 중력이 그대의 몸에 쌓인 긴장과 습관화된 패턴을 벗겨줄 것이다.

'고속 척추 이완'을 척추와 관절 사이사이에 공간이 열린 느낌이 생길 때까지 여러 번 반복하라. 긴장이 녹아내릴수록 그대의 현존은 맑은 호수의 물처럼 느껴지고, 호흡을 들이쉴 때마다 목마른 지구가 그대를 마시는 느낌이 날 것이다. 이렇게 지구와 그대가 서로 소통하게 되면 '이완된 각성' 상태가 더욱 확장되고 깊어진다. 이러한 '각성'은 특정한 자극을 통해 이루어지는 것이 아니다. 이완된 각성 상태에서 잠에 들면 그대는 아주 깊은 숙면을 취할 수 있다. 그러면서도 필요한 순간에 주의집중을 일깨울 수 있다. 다리를 다 폈으면 팔을 한 번에 한쪽씩 내린다. 이때 어깨가 들리지 않도록 유지하면서 척추와 90°를 이루는 곳까지 가져온다(이런 **자세를 수평선상의 팔**arms on the horizon**이라고 부른다**). '수평선상의 팔'을 움직여 몸통 측면까지 가져오는 것이 또 다른 도전이다. 겨드랑이 아래 공간이 무너져 전체적인 팔 모양에 변형이 오지 않도록 움직이는 것이 중요하다. 마치 팔이 물속을 지나가면서 '빈 공간의 충만감'을 느끼듯이, 이러한 저항감을 이용해 공간이 그대의 팔 구조 안으로 들어오도록 '초대'하라. 그러면 호흡을 내쉴 때 척추에서 나오는 에너지가 팔의 열린 공간으로 흘러들어갈 것이다. 호흡이 들어오면 팔은 이 물결 위에서 부드럽게 떠다니게 된다.

다른 팔도 같은 요령으로 움직여 허리 옆으로 가져온다.

● 적용

저항을 활용해 척추 신장이 일어날 때의 흐름을 온전하게 경험하는 것을 나는 나비가 고치를 뚫고 나오는 것에 비유한다. 나비는 혈액을 날개로 보낸 후, 벽을 밀고 날개를 편다. 고치 밖을 나오려는 나비를 도와주게 되면, 나비는 날지 못하고 곧 죽게 된다고 한다. 나비 스스로 자신의 고치를 깨고 나와서 자신의 날개를 펼쳐야 온전한 새 생명이 탄생한다.

고속 척추 이완법은 출산할 때 매우 유용하다. 내 제자 중 한 명이 출산을 할 때 이와 같은 자세에서 그녀의 손을 잡아준 적이 있다. 그녀는 내가 잡은 손에서 전달되는 지지력의 흐름을 활용해 척추 신장을 하며 별다른 통증 없이 아이를 낳았다.

● 휴식

모든 동작이 끝나면 연부 조직이 더욱 유동적인 상태로 재배열 되면서 온몸의 뼈가 땅으로 쏟아지는 느낌으로 이완하라. 이 상태에서 호흡을 할 때마다 이완이 깊어지며 마음이 고요해지는 것을 느낄 수 있다. 이완되었지만 각성된 상태를 유지하며 몸은 점차 확장된다. 온몸을 편하게 유지하고 중력기반 스캔을 하면서 어떤 변화가 일어났는지 확인하라.

시스템이 새로운 질서에 적응할 수 있는 시간을 두어라. 그렇지 않고 바로 자리에서 일어나게 되면 그대가 발견/발명한 공간을 통합시켜 자기구조화를 이루는 데 손해가 발생한다. 비옥한 토양에 씨앗을 뿌리고 나서 수확을 얻기도 전에 물러나는 것과 같은 이치이다. 그대가 얻은 소중한 것들을 너무도 쉽게 내버리지 말고 통합의 시간을 가져라. 소마명상을 잠자기 전에 하면 효율적인 이유가 바로 이 때문이다. 자기 전에 수련을 하게 되면 자면서 자연스럽게 휴식을 취할 수 있다. 아침에 수련을 하면 그대의 현존이 확장된 상태에서, 무한자를 사랑으로 받아들이는 '마시기'와 '키싱백'을 하며 하루를 시작할 수 있다. 그대의 에너지가 깊숙한 곳에서 정렬을 이루며 사랑 안에서 생동하며, 창조적이고, 열정적으로 깨어있는 상태에서 하루를 힘차게 보낼 수 있다.

● **중력기반 스캔: 확인**

침대나 바닥에 누운 상태에서 수련하기 전과 어떻게 다른지, 자신의 몸무게가 바닥에 어떻게 찍히는 느낌이 나는지 확인한다. 어떤 부위는 이전에 비해 더 많이 신장되고, 또 어떤 부위는 모양이 달라진 것처럼 느껴진다. 목과 허리 아래의 공간은 어느 정도나 차이가 나는가? 다리 아래 공간은 어떠한가? 무게분산은 어떻게 변했는가? 무게가 투박하게 떨어지는 곳과 액체처럼 유동적인 부위는 어디인가? 아마 이전과는 다른 느낌일 것이다.

호흡할 때 움직이는 부위를 확인하라. 움직임 제한이 있는 부위는 어디인가? 밖에서 봐서는 잘 알 수 없지만, 내적으로 호흡을 잡고 있는 부위가 있을지도 모른다. 움직임이 몸 전체를 관통해 흐르는 느낌이 나는가?
잠시 동안 자신이 어떤 방식으로 '감지'하고 있는지 확인하라. 몸을 관통하는 느낌으로 감지하는가?**(고유수용감각을 활용한 감지)** 아니면 관찰자와 관찰 대상이 분리되어 있는가?(시각 인지를 통한 감지) 인지를 통해 움직임이 가벼워진 느낌이 나는가?

● 신장을 최대화하기 위한 발의 위치

a. 무릎을 구부리고 발을 매트 위에서 세울 때 발가락 사이에 공간을 벌려라. 발가락과 발볼을 바닥에 내려놓으면서 그 사이 공간을 벌린다. 그런 다음 천천히 날숨의 물결을 타고 발의 외측과 내측에 있는 모든 뼈들 사이의 공간을 확장한다. 발을 구성하는 뼈들 사이에 공간이 생기는 느낌이 날 때까지 발뒤꿈치를 바닥에 내려놓지 말라.

b. 침대보다는 바닥이나 매트가 더 견고하다. 따라서 발 뼈 신장을 하는 데 더 큰 도움이 된다. 발 뼈가 신장될 때 척추와 신체의 모든 관절, 특히 발목, 무릎, 엉덩이 관절이 함께 열린다. 한 번에 한 발씩 하는 것이 좋다. 손을 이용해 발 뼈 신장을 보조할 수 있다. 한발씩 수련하게 되면 대조를 통한 차별화가 깊어진다. 한 발을 하고 다른 발과 차이를 비교한 다음 몸의 변화를 확인하고 다음 발을 하면서 또 그 차이를 비교하라.

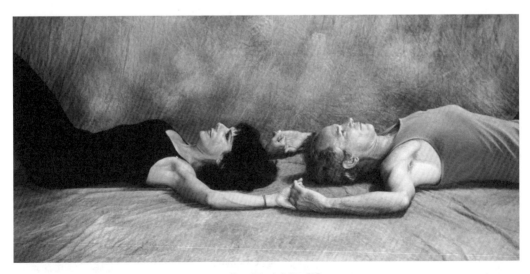

▲ 파트너를 지지대로 활용

● 파트너와 함께 수련

지지대 대신 파트너의 팔을 통해 전해지는 저항을 이용해 수련할 수 있다. 파트너와 서로 반대로 누워 양 손을 마주 잡는다. 이 자세에서 서로 '히싱호흡'을 하게 되면 파트너와 호흡을 맞추면서 서로의 손을 통해 일정한 저항을 가할 수 있다.

다시 한 번 말한다. 수련을 하는 중에 긴장이 일어나지 않도록 주의하라. 팔이 매트나 침대 바닥에 편안하게 닿지 않는다면 그 밑에 베개를 넣어 팔꿈치를 받쳐주어라. 팔이 대롱대롱 매달려서 긴장된 느낌이 전달되지 않게 하는 것이 중요하다.

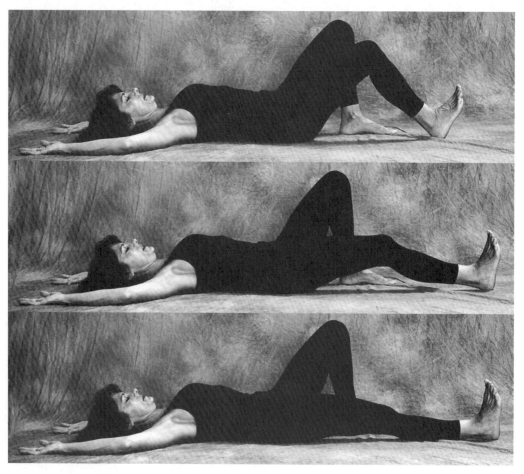

▲ 혼자서 저항없이 수련. 한 번에 한 다리씩 시행

● 혼자서 하는 수련

지지대가 없다면 혼자서 저항을 이용하지 않고도 똑같은 수련을 할 수 있다. 하지만 이 경우에는 한 번에 한 다리씩 시행하는 것이 좋다.

● 더 많은 문을 열어주는 심화된 차별화 기법

복막의 움직임을 감지하면서 수련하게 되면 더 깊은 차별화가 가능해진다.

일단 골반 기저부 횡격막에서부터 날숨을 시작하며 콩팥kidney에서부터 호흡을 비워나 가라. 늑골이 하나하나 자유로워지면서 천골을 향하여 떠내려가는 느낌을 받을 것이 다. 계속해서 척추의 움직임을 제한하던 긴장도 천천히 이완되면 좀 더 깊은 신장이 이 루어진다. 자유로움을 만드는 요소가 하나씩 첨가될수록 척추 신장이 최대화되고 바닥 에서부터 허리를 통해 올라오는 지지력을 더 잘 느낄 수 있다. 허리는 점차 물처럼 변 하며 연못 같은 느낌으로 다가온다. 수련을 진행하면서 긴장된 요소를 발견하고 이완 시킬수록 이 연못은 깊어진다. 그리고 횡격막과 뼈에서부터 움직임을 구동시킬 수 있 다면, 심지어 다리를 펴는 중에도 깊은 연못 상태를 유지할 수 있다.

2-3. 공을 가지고 하는 형상-이동 수련

이 수련은 침대에서도 가능하다. 바닥에 요가 매트를 깔고 낮 동안 어느 때라도 할 수 있다. 여기서는 미끄럽지 않은 매트가 없어도 된다. 딱딱하고 추운 바닥만 아니면 괜찮다.

이 수련은 구조를 조직 레벨에서 해체하여 더 많은 공간을 확보한 통합된 형태로 재구 조화를 이룰 수 있게 해준다. 그렇기 때문에 이 형상 이동shape-shifting 수련을 잘하기 위해 서는 고정된 '자신'과 '대상/바디'가 만들어내는 '정체성'을 녹이는 과정이 필요하다.

● 준비

a. 견고하고 작은 공(테니스 공보다 크지 않은 것) 또는 뾰족 뾰족한 고무 가시가 달려있는 통증 감소 용도의 공(개인적으로 선호하는 공이다) 또는 바디워크 숍에서 구입할 수 있는 '미라클 볼'도 괜찮다.

b. 옆으로 누울 때 사용할 베개 2개. 그리고 똑바로 누웠을 때(앙와위) 머리 아래에 베고 누울 베개 1개를 준비한다.

● 주의사항

공을 몸 아래 놓았을 때 공이 가하는 압력 때문에 처음에는 불편하게 느낄 수 있다. 이 압력이 기존의 긴장된 부위를 자극해 통증을 표면으로 끌어올리기도 한다. 하지만 이러한 불편함을 그냥 꾹 참고 있는 것은 별로 도움이 안 된다. 불편한 느낌이 가득한데도 거기에 저항하며 몸을 긴장하는 것은 해로울 수 있다. 몸 아래 공을 놓으면 얼마 안 가서 이완되는 느낌을 인지할 수 있어야 한다. 통증을 참으며 오래 기다리지 말라.

다른 모든 수련도 마찬가지지만 당신의 안전과 건강에 책임이 있는 사람은 바로 당신이다. 수련을 할 때마다 공에서 전해지는 압력에 우리의 고유수용감각은 다른 반응을 보일 수 있다. 심지어 같은 자세에서도 다른 느낌이 전해지곤 한다. 오직 당신만이 자신의 상태를 제대로 파악할 수 있다. 감지력을 활용해 어느 정도의 감각이 현존을 확장해 주는 문을 열어주는지 확인하라. 공이 가하는 압력이 자유와 생명력으로 변화하는 것을 느껴라. 이완을 시작하고 공간을 수용하는 순간에 '좋은 느낌'이 나지 않으면 공을 치우고 쉬면서 더 나은 느낌을 전해주는 자세를 찾아라. 이 자세에서는 호흡에 따라 더 많은 열림과 이완이 일어난다. 통증이 일어나는데도 오래 참아가면서 수련하는 것은 삼가라.

우리는 조건화된 세상에서 살아가고 있다. "통증이 없으면, 얻는 것도 없다"라는 금언은 이 수련의 경우 아무런 도움이 되지 않는다.

공을 목이나 상처 부위 바로 밑에 놓지 말라. 이완은 국소적으로 일어나지 않는다. 다른 부위의 긴장이 이완되면 목과 상처 부위도 간접적인 이완이 일어난다.

수련 시작 전에, 그리고 계속해서 틈나는 대로 물을 마셔라. 몸 안에 공간이 열리면 물은 필요한 조직으로 끌려간다.

● **방법**

내가 고안한 공을 놓는 순서가 있다. 이 순서대로 하면 공에서 전달되는 압력 강도가 증가되면서 신체와 피드백을 이루게 될 것이다. 하지만 익숙해지면, 공을 어디에 놓아야 할지 어떤 순서로 진행해야 할지 자유롭게 결정할 수 있게 된다. 또는 자신의 몸이 이끄는 곳에 공을 놓으며 수련을 진행해 나갈 수 있다.

바닥과 몸 사이에 공을 놓을 때는 매트 위에서 몸을 옆으로 살짝 돌리고 공을 천천히 굴리면서 넣고 또 굴리면서 빼낸다. 요가 매트에서 이 수련을 하게 되면 공이 쉽게 미끄러지지 않을 것이다.

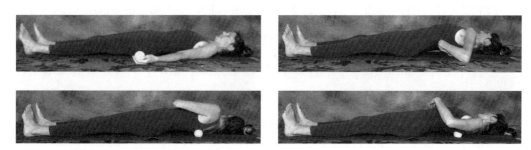

▲ 공 위치시키기

시작과 끝에서 중력기반 스캔을 하라

자세와 순서를 바꾸기 전에 중력기반 스캔을 하라. 특히 신체 측면에서 어떤 차이가 있는지 확인하라. 수련 전과 후의 변화를 항상 확인하는 습관을 길러라. 수련하기 전에 여기서 제시한 방법 모두를 끝까지 읽고 시작하기 바란다. 소마학습에 관한 음성 자료나 비디오 자료를 통해 안내를 받고 시작한다면 수련을 해나가면서 도움이 될 것이다.[3]

공을 연인이라고 상상하라. 이 연인이 가하는 접촉에 저항하지 말라. 태양빛에 버터가 녹아내리듯 몸에서 딱딱한 부위가 액체처럼 부드럽게 녹아내리는 것을 주의 깊게 감지하라. 공에 힘을 가해 밀지 말고, 호흡에 의해 신체의 형태가 변화할 수 있도록 열린 상태가 되어라. 그대가 액체 상태가 되면서, 공이 이 액체 매트릭스에 흡수되도록 '초대'하여라. 매 호흡마다 그대의 형상이 녹아내리며 액체로 변해가면, 땅이 이 액체를 마시는 느낌이 든다. 궁극적으로 그대와 공 모두 지구라는 거대한 '액체 매트릭스' 속으로 사라지는 것처럼 느껴진다.

● 비-국소 감지

공과 접촉하고 있는 특정 부위에서 압력이 느껴진다면, 호수에 던진 돌이 잠겨들듯이, 공이 닿아 있는 그 부위에 공간을 '초대'하여 '열림'이 일어나게 하라. 중력에 의해 당겨진 돌이 깊숙하게 가라앉을 때, 물로 변한 신체는 돌의 형상과 무게를 동시에 흡수한다. 공이 완전히 흡수되면, 돌이 떨어진 곳에서 발생한 물결이 가라앉으며 새로운 고요가 찾아온다. 공이 닿은 곳은 국소적이지만 물결은 전체로 퍼져나가며 새로운 질서를 만들어낸다.

움직임이 진행되면서 상대적으로 딱딱하고 고정된 것처럼 느껴지던 구조가 그대에게 자신을 내보이기 시작할 것이다. 처음에는 심장 박동과 같은 파동을 느끼며 시작하겠지만, 그대가 액체 상태로 변해갈수록 좀 더 미묘한 파동이 자신을 드러낸다. 장부 움직임이나 두개천골 리듬이 느껴질 수 있지만 굳이 구분할 필요는 없다. 이러한 파동을 감지하게 되면, 형상-이동이 일어나면서, 몸의 신장, 긴장의 감소 그리고 고요함에 도달해 신체 재구조화가 시작된다. 신체 조직을 구성하는 기저물질도 그 배열과 실질, 그리고 해중합depolymerization(역주: 해중합解重合은 중합체가 분해하여 단위체를 형성하는 반응이다) 등과 같은 것들에 실질적인 변화가 올 수 있다.

제임스 오슈만James Oschman이 한 세미나에서 다음과 같은 이야기를 했다.

> "생명 매트릭스 또는 신체의 기저물질은, 생명체가 이루는
> 모든 활동을 반영하는 불안정한 구조로 이루어져 있다."[4]

이 수련은 '무언가를 고치는' 것보다 오래전에 프로그램되었던 요소에 사로잡히지 않고 현재를 살아갈 수 있게 해준다. 그대의 현존이 '경계 없는 의식'을 유동적으로 '체화'하며 '생성'의 첨단으로까지 확장될 수 있도록 깨어있으라.

1) 시퀀스 1: 상체, 팔, 머리

앙와위 자세로 누워 무릎을 구부린다. 이때 발은 서 있는 것처럼 세운다. 또는 무릎 밑에 베게나 돌돌 말은 이불을 넣어 허리가 바닥에 편안하게 안착되도록 지지해준다.

〈공의 위치〉

1. 두개골 중앙

2. 두개골 기저부의 후두골

3. 오른쪽 견갑골 하각과 척추 사이

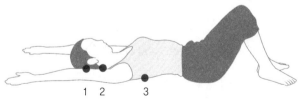

▲ 시퀀스 1에서 공의 위치

2) 시퀀스 2: 골반과 다리

무릎을 편 상태에서 똑바로 눕는다(앙와위). 고속 척추 이완 수련을 한 후에 바로 이 동작을 취한다면 다리를 펴고 누운 자세에서 허리가 조금 더 편안하게 느껴질 것이다. 만일 다리를 편 자세가 불편하게 느껴진다면 무릎을 굽히고 무릎 아래 베개나 돌돌 말은 이불을 넣어 허리를 편안하게 만들어라.

〈공의 위치〉

1. 왼쪽 엉덩이 근육 정중앙
2. 왼쪽 대퇴부 정중앙
3. 왼쪽 종아리 정중앙, 경골과 비골 사이

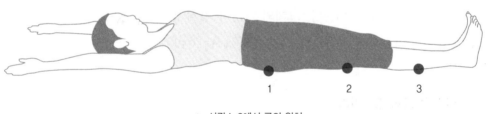

▲ 시퀀스 2에서 공의 위치

3) 시퀀스 3: 흉곽, 어깨, 고관절

측면을 보면서 눕는다(측와위). 이때 베개를 이용해 머리와 경추를 지면과 수평을 이루게 한다. 아래쪽 팔은 굽혀서 베게 끝부분에 편안하게 닿게 하고, 다른 팔은 늑골이나 엉덩이 쪽에 놓는다. 다음 두 개의 시퀀스 3, 4는 침대에서 하는 것이 편하게 느껴질 것이다. 만약 바닥에서 하기로 결정했으면 매트나 카펫 같이 부드러운 것을 깔고 시행하

라. 처음엔 주의 집중이 잘 되는 방향을 바라보며 시행한 후 자세를 반대로 바꾼다. 반대 자세 수련을 다음날 한다면 시작하는 자세를 바꾸어서 하면 된다.

〈공의 위치〉

1. 고관절 정중앙, 굽힌 무릎 사이에 베개를 넣는다.

2. 늑골 정중앙

3. 대퇴 정중앙, 이때 아래쪽 다리는 펴고, 위쪽 다리는 무릎을 굽힌다.
   아래쪽 무릎과 바닥 사이에도 공이나 베개를 넣을 수 있다.

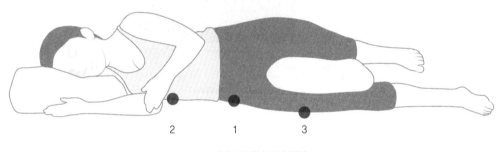

▲ 시퀀스 3에서 공의 위치

4) 시퀀스 4: 심장과 골반 열기

엎드린 자세(복와위). 목에 문제가 있는 사람은 이 자세가 불편할 수 있다. 이 자세를 취하기 힘든 사람은 하지 않아도 된다. 일반적으로는 복부를 바닥에 대고 누운 자세에서 목을 한 쪽으로 돌리면 목에 가장 적은 압박이 가해진다. 손을 올린 쪽으로 고개를 돌리고, 반대편 손은 허리 옆에 편안하게 놓는다. 목은 편하게 느껴지는 방향으로 돌리도록 하라.

〈공의 위치〉

1. 얼굴을 향하고 있지 않은 쪽의 쇄골과 어깨, 그리고 늑골 사이

2. 흉골 끝 바로 위쪽에서 좌우 늑골 사이

3. 치골과 고관절 사이

하나의 공을 놓고, 그 다음 공을 놓을 때는 자신의 느낌이 이끄는 대로 따라가도 된다.

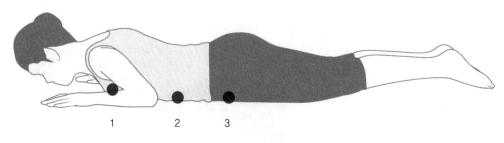

▲ 시퀀스 4에서 공의 위치

● 피질층과 피하층의 열린 대화

공을 가지고 수련할 때, 초기에는 불편하지 않은 쪽(**오른쪽이 불편하다면 왼쪽 먼저 시행**)부터 시행하는 것이 좋다. 공을 대고 긴장을 풀어나가는 동안, 공을 대지 않은 반대쪽에서 '열림'을 바라는 '통증'이 느껴질 수 있다.

수련을 하는 동안 공을 한 쪽에서 다른 쪽으로 이동시킨 후, 다시 그 반대쪽으로 움직일 수 있다. 공의 압박에 의해 직접적으로 자극을 받지 않는 쪽은 받는 쪽을 통해 피드백을 이룬다.

때로는 공을 자신의 느낌에 따라 이리저리 움직이는 대신, 공이 놓인 부위를 중심으로 모든 부위가 재구조화를 이룰 때까지 지그시 오래 놔두는 것도 괜찮다. 예를 들어 공이 경골과 비골 사이에 놓여 있을 때, 얼마 안가 이 공을 대퇴부 쪽으로 이동시키고 싶은

느낌이 들 수도 있다. 하지만 다리 전체가 이완될 때까지 전체적인 느낌을 감지하며 가만히 기다려 보라.

공과의 접촉이 있는 부위가 열리고 이완이 일어나면 이 느낌을 받아들이면서 편안하게 쉬어라. 이렇게 직접적인 피드백이 일어나는 쪽을 최전선frontline이라고 부르도록 하겠다. 최전선에서는 공에 의한 피드백이 바로 전달되지만, 반대편에서는 이 최전선이 열리면서 생기는 '차별화된 인지'에 의한 '간접적인 이완'이 이루어진다.
때로는 좌우 양쪽에 동시 접촉을 가할 수도 있다(**기다랗고 동그란 막대 이용**). 하지만 한쪽씩 하는 것을 추천한다. 한 부위에서의 변화를 다른 부위에서 감지하며 피드백 할 수 있기 때문이다. 그 과정에서 차별화가 깊어진다. 더 큰 자유와 생명력을 유도하기 위해서는 최전선에서 일어나는 '학습'을 반대편에서 '해석'하며 현존을 확장시키는 것이 양쪽을 한꺼번에 접근하는 것보다 낫다.

● 머리와 사지의 내적인 연결성
공과 직접적인 접촉을 하고 있지 않은 '반대편'도 내적으로는 유동적인 연결성을 지니고 있다. 따라서 몸통 한쪽에서의 변화는 다른 쪽으로 이어진다. 하지만 머리와 팔다리는 겉보기에는 연결되어 있는 것처럼 보이지만, 인형의 어깨에 팔이 붙어있는 것처럼, 내적인 연결성을 못 느낄 수도 있다. 몸통은 좌우가 하나로 합류되는 강의 지류처럼 흐름이 생기지만 머리와 사지에서의 느낌은 조금 다를 수 있다는 것을 기억하라.

● 명료한 상태로 자고, 일어나기
잠들기 전에 꿈속에서 자신이 '꿈꾸고 있는 사람'이라는 사실을 인지하고자 하는 의도를 지닌 채 잠에 들면 꿈을 꾸면서도 명료한 의식을 유지할 수 있다. 자신이 '꿈꾸고 있는 사람'이라는 인지를 하는 것과 꿈속에 등장하는 캐릭터를 자신과 동일시하는 것은 다르다. 마찬가지로 아침에 잠에서 깨어날 때 '내가 누구인지'에 대해 명확한 인지를 한 상태에서 깨어날 수 있다. 잠들기 전에 '무한한 의식을 체화'하겠다는 의도를 지닌 채 잠자리에 들어보기 바란다.

나는 학생들에게 종종 아침에 깨어난 직후의 '순간'에 특별한 주의를 기울이라고 요청한다. 깨어난 순간에 주의를 집중하면 통증, 이명, 우울증 그리고 불안장애 같은 만성적인 문제들조차도 얼마간 없는 것처럼 느껴진다는 이야기를 듣는다. 하지만 만성적인 문제로부터의 자유는 겨우 몇 초 정도밖에 지속되지 않는다. 그 이후에는 세포에 기록된 자신의 '스토리', 즉 그날 해야만 하는 일, 자신이 쌓아온 문제와 한계 리스트가 기록된 '스크립트'가 발동하며 긴장과 방어 모드로 바뀐다. 다시 말해 자신과 세상에 대해 그들이 지닌 '이미지'가 다시 형성되는 것이다. 만성적인 문제가 사실은 고정되거나 변화될 수 없는 그 무엇이 아니라는 것을 이런 '순간'에서 확인할 수 있다는 것이 중요하다.

이 수련은 이미지 레벨에서 형성된 '자신'을 탈출할 수 있도록 도움을 준다. '이미지/대상' 레벨에서 형성된 '정체성'을 참된 자신으로 착각하고 살면 엄청난 에너지가 소모된다. 그런데도 우리들은 이 바닷가에 쌓은 모래성을 보호하고 방어하며 유지해야 한다는 느낌을 받는다. 그로 인해 본능적으로 두려움을 피해 교감신경계를 활성화시킨다. '이미지/대상'에서 비롯된 '정체성'을 혁파했을 때에야 비로소 우리는 바다와 같은 자유를 느끼게 된다. 이런 상태가 되면 그 무엇도 우리에게 나쁜 영향을 주지 않는다. 자기 이미지를 보호, 방어 그리고 유지하는데 모든 에너지를 낭비하지 않아도 되는 것이다. 만성적으로 새어나가는 에너지는 이제 '깨어있음'을 지속시키며, 의식의 불꽃을 계속 타오르게 하는데 사용된다.

잠자리 수련을 강력 추천한다. 왜냐하면 잠들기 전, 그리고 아침에 일어나기 전 침대에서 행하는 이 수련으로 인해 그대의 현존은 확장을 이루며, '낮의 꿈'과 '밤의 꿈' 모두를 명료하게 인식할 수 있기 때문이다. 나는 당신이 이 꿈 속에서 깨어있기를 희망한다.

- **참고**: 잠에 빠지기 전 '아침 수련' 편에 있는 루미의 시를 읽어보라. 깨어있는 상태에서 침대 밖으로 나올 수 있을 것이다.

3. 일어나기 전 아침 수련

새벽 산들바람이 그대에게 전하는 비밀이 있답니다.

다시는 잠에 빠지지 마세요!

그대는 자신이 진정으로 원하는 요청에 답해야 합니다.

다시는 잠에 빠지지 마세요!

사람들은 문지방을 이리저리 넘나듭니다.

다시는 잠에 빠지지 마세요!

두 세계가 만나는 곳. 문이 활짝 열려 있습니다.

다시는 잠에 빠지지 마세요!

– 잘랄루딘 루미Jalaluddin Rumi[5]

3-1. 잠자리 소마영상: 명료한 의식으로 깨어나기

명료한 상태로 잠에서 깨어나는 방법이 수없이 제시되었다. 예를 들어 카를로스 카스

타네다Carlos Castaneda는 잠에서 깨어나서 자신의 손을 보고, "너는 꿈을 꾸고 있니?"하고 질문하는 방법을 제안한다. 잠자리 소마명상을 통해 '낮의 꿈' 속에서도 명료한 의식을 유지할 수 있다. '자신이 형태를 지닌 존재라는 꿈을 꾸는 몽상가'라는 것을 자각할 때에야, 우리는 자신이 살고 있는 현실을 '발명/발견'하는 과정에 창조적으로 참여할 수 있다.

물론 외부에서 누군가 나의 잠을 깨워서 일어나는 것보다 '자기조절'을 통해 스스로 깨어나는 것이 가장 좋은 방법이다. 알람을 맞춰놓고 그 소리에 맞춰 깨어날 때에도, 압박에 못 이겨 일어나는 것보다는 부드럽고 천천히 자신을 열며 하루를 맞이하도록 하라.

잠에서 깨어난 직후 몇 분을 이렇게 주의 깊게 변화를 감지하며 하루를 시작하면 매우 즐겁다.

고요한 상태에 머무르며 천천히 마음을 일깨워라. 소마지성의 깊은 영역과의 연결성을 잃지 않도록 하라. 이런 방식으로 자리에서 일어나면 마음의 표층도 심층의 고요한 레벨과 반응한다. 심층과 표층이 하나로 동조하게 될 때, "그대는 도달했으며, 이미 집에 있다." 이 상태는 제임스 조이스James Joyce(역주: 아일랜드 소설가이자 시인. 20세기 문학에 큰 변혁을 초래한 작가. 37년간 망명객으로 국외를 방랑하며 소설을 남겼으며 대표작은 『더블린의 사람들』 『율리시스』가 있다)가 기술한 '몸에서 아주 약간 떨어져서 사는 것'과는 매우 다르다.

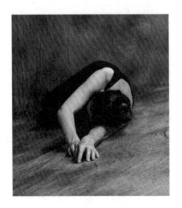 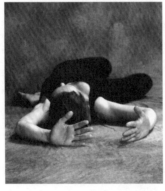 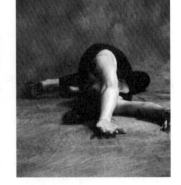

▲ 잠자리 소마명상, 유기적인 움직임

● 방법

잠에서 깨어나면서 자신의 몸이 어떻게 움직이고 싶어 하는지 '리스닝' 하라. 그리고 그 움직임이 '안에서 밖으로' 유기적으로 발생할 수 있도록 내버려 두어라. 이것은 '스트레칭' 운동이 아니다. 창턱에 앉아 잠을 자던 고양이가 깨어나는 모습을 상상하면 도움이 될 것이다. 잠에서 깨어난 고양이는 근육이 원하는 방향으로 몸을 뻗고 당긴다. 바닥에 몸을 비비며, 그 바닥이 뼈를 누르는 느낌을 감지한다. 그리고 별로 큰 힘을 들이지 않고도 스프링처럼 자리에서 일어난다. 아침을 맞이하려는 강렬한 열망에 휩싸인 채.[6]

그대의 현존이 바닥을 통해 확장되면 비옥한 토지에 뿌리가 내리듯이, 빛으로 이루어진 촉수가 자라나 세포와 조직을 활기찬 생명으로 가득 채운다. 연인의 감미로운 손길이 그대에게 와 닿을 때처럼, 호흡을 통해 살아나는 움직임을 생생하게 느껴보라.

몸을 신전시키는 것은 움직임의 '양陽 상태'이다. 그리고 구조를 이완하고 녹여내는 것은 '음陰 상태'이다. 이 둘 모두 중요하다. 이들 사이에 연속성을 찾지 말라. 태곳적부터 내려온 들고나는 호흡의 율동을 깨우는 것이 소마학습 수련이다. 들숨에서 구조가 녹아내리고, 날숨에서 형상이 드러나며, 이러한 호흡 과정을 통해 현존이 경계를 넘어 확장한다. 전체가 자신을 드러내기만 하면, 그대는 비차별화된 전체성으로 돌아오게 된다. 이와 동시에 그대는 '비차별화된 전체성'과 '형상의 세계' 모두를 '재생'시킨다. 이것이 저명한 이론 물리학자인 데이빗 봄이 이야기했던 전일운동holomovement이다. 이 과정을 통해 전체 또한 스스로 재생한다.

여기서 제시하는 방법이 충분하지 못하다고 느낄 수도 있다. 나는 단지 근육이 갈구하는 방향을 따라가라고 제안하고 있다. 이는 확실성의 경계를 넘어 모호함으로 가득한 '미지'의 세상과 만나길 원하는 '초대'이다. '미지'의 세계가 그대에게 어떤 말을 하는지

'발견'하라.

● 응용

'잠자리 소마명상'은 자유롭게 선 자세, 의자나 바닥에 앉은 자세, 벽이나 파트너에게 기댄 자세 등 다양하게 시행할 수 있다.

● 잠자리 소마명상의 이점

잠잘 때, 그리고 아침에 하는 수련은 단 몇 분밖에 걸리지 않는다. 하지만 그대의 수면 전체를 변화시키고 생명력을 일깨우며 하루 종일 이를 유지할 수 있게 해준다. 많은 사람들이 잠을 자면서도 편한 휴식을 취하지 못하고 깨어나서도 몸 여기저기에 긴장이 가득하다. 잠자리 수련을 통해 깊은 휴식뿐만 아니라 이완된 각성 상태를 통한 재생이 이루어진다.

요통이 있는 사람은 이 수련을 통해 다시금 허리를 바닥에 대고 누울 수 있을 것이다. 하지만 바로 누워 잠에 빠지는 것은 추천하지 않는다(**잠자는 자세에 대한 일반적인 주의사항을 확인하라**[7]). 자는 시간은 약 8시간 안팎이다. 그리고 상대적으로 깨어있을 때보다 덜 움직인다. 조금만 주의 집중을 해서 잠잘 때 자세를 지렛대로 활용하면 건강에 큰 도움을 받을 수 있다.

〈잠자리 수련에서 얻을 수 있는 이득〉
• 교감신경 모드에서 부교감신경 모드로 전환하며 이완.
• 쉬고 있을 때 근육 긴장 감소.
• 무게가 어떻게 분산되어 있는지, 지지를 얼마만큼 일정하게 받고 있는지 감지.

- 모든 체액 시스템의 순환 증진.
- 장부의 운동mobility, 고유운동motility, 그리고 활력vitality 증진.

● 잠들기 전, 깨어난 후

'밤의 꿈'과 '낮의 꿈' 모두를 명료하게 인지하는 힘이 커지면, 몇 분간이라도 펜을 들고 글을 써보길 권한다. 깨어있는 상태에서 글쓰기는 '자신과의 대화'를 깊게 하고 그대를 내면의 신성과 연결(또는 닻내리기)해준다. 잠자기 전에 펜과 노트를 챙겨라.

3-2. 침대에서 나오기

침대에서 나오기 전에 잠깐 시간을 내어 '고속 척추 이완'과 '중력기반 스캔'을 하라.

완전히 깨어난 느낌이 나면 무한한 공간으로 열어주는 호흡을 하라. 그대의 몸을 흐르는 모든 체액들이 순환하고, 몸 전체로 액체처럼 흘러가며, 견고한 지면의 지지를 받아 공간이 열릴 때, 몸을 나선형으로 돌리며 침대에 앉아라. 아무런 무게도 느끼지 못하는 듯 두 발을 바닥에 대고, 중력이 그대를 지구 중심에서 당기는 힘과 반대로 작용하는 지지력을 받아 천골 닻내리기를 하면서 무릎을 펴고 천천히 일어난다. 단순히 몸을 위로 들어 올리겠다는 생각 대신, 몸무게가 지구라는 곡물저장소로 떨어져 내리듯이 이완하라.

중력이 그대를 위해 일하도록 내버려 두어라. 물이 밑에서 위로 올라가는 느낌을 감지하라. 이 상태에서 그대는 더 이상 자신을 '대상화'하지 않게 된다. 그리고 기계적으로 움직임도 없어진다.

일어난 후에는 바로 얼굴을 씻고, 이를 닦고, 옷을 갈아입어라. 특히 자연 섬유로 되어 있는 헐렁한 옷을 입고 아침 수련을 준비하라. 아침 수련을 위해 15분을 할애하지도 못하고 이메일부터 확인하며 오늘 할 일을 챙기는 것은 금하는 것이 좋다. 신성한 아침 시간에 고독을 즐길 수 있을 만큼 충분히 이른 시간에 일어나는 것이 좋다. 잠을 못자는 상황에서도 이러한 수련을 하게 되면 온종일 전혀 다른 느낌으로 살아갈 수 있다. 일반적으로 20분 수련하는 것이 20분 잠을 더 자는 것보다 훨씬 건강에 좋다.

4. 효과

● 상처 치유

소마학습을 통해 일어나는 치유와 재생에 대해 이해하기 위해서 노라Nora와 제임스 오슈만James Oschman의 '생명 매트릭스living matrix' 이야기를 들어보기로 하자.[8]

미세소관microtubules 만이 연부조직에서 정보를 저장하는 역할을 하는 것은 아니다. 저명한 생리학자가 어떻게 결합조직에 정보가 기록되는지 소개하고 있다. 많은 사람에게 알려진 〈포유류의 삶The Life of Mammals〉이라는 책에서 저자 영 J.Z.Young은 결합조직의 가소성과 정보 저장 능력을 멋지게 설명한다.

영은 어떤 조직이든 그 구조는 다른 조직과 환경에 따라 발전하고 영향을 받는다고 이야기 한다. 예를 들어 막, 건, 뼈, 인대 그리고 연골 등과 같은 결합조직을 이루는 콜라겐 섬유는 장력 라인을 따라 배열된다.

폴 와이스Paul Weiss는 조직 배양과 상처 치유에 대해 연구했는데, 영이 이야기한 현상을 잘 설명하고 있다. 피브린fibrin 섬유를 포함한 혈전이 형성되면서 상처가 회복되기 시작하는데, 처음에는 이 피브린 섬유가 무작위로 배열된다. 그리고 혈전이 녹아내리면 장력을 받지 않은 섬유가 먼저 녹으면서 배열된 피브린 섬유 망web이 뒤에 남겨진다. 이 망으로 섬유아세포fibroblast가 이동하여 피브린 섬유를 따라 배열되는데 주로 장력 라인을 따라 콜라겐을 침착시킨다. 장력 라인을 따라 배열되지 않은 콜라겐 섬유는 혈전 과정에서 발생한 것과 비슷한 재조정 과정을 통해 제거된다. 결과적으로 섬유로 구성된 조직은 정상적인 움직임이 만들어내는 장력에 적합한 방향으로 배열된다.

다양한 분야에서 활동하는 치료사들은 상처를 입고 나서 가능한 빨리 정상적인 움직임을 해주는 것이 치유에 도움이 된다는 사실을 잘 알고 있다. 정상적인 움직임이 적절한 콜라겐 섬유 형성을 도와주기 때문이다. 상처를 입고 움직이지 않은 조직에서는 섬유가 무작위로 배열되고, 사용을 잘 하지 않는 근육은 쉽게 유착이 일어난다. 제임스 시리악스James Cyriax는 이것을 유착 형성formation of adhesions 이라고 부르고, 아이다 롤프Ida Rolf는 조직이 풀로 붙인 것처럼 된다고 해서 글루잉gluing이라고 표현한다. 두 가지 용어 모두 근섬유와 근막 사이 연결망이 무작위로 배열되는 현상을 가리킨다. 근막이완요법과 같이 이러한 망을 분리시키는 접근법을 통해 근육과 막 사이의 마찰액lubricating fluid 층을 부드럽게 하여 근육의 움직임을 유연하게 만들 수 있다. 이렇게 유착이 제거된 근육은 효율적이고 정확한 움직임을 할 수 있게 되어 운동 통제motor control 능력이 높아진다.

사용하지 않거나 상처를 입은 조직에서는 섬유가 무작위로 유착된다. 물론 이러한 글루잉gluing에도 생리적인 이유가 있다. 유착이 일어난 조직은 부피가 커지며 서로 달라붙지만, 신체를 안정화시키고 지지해 주는 '목발'과 같은 역할을 한다.

초기 인류에게 있어서는 생존이 가장 중요한 과제였다. 신체가 빠르게 '유착'을 하게 되면 먹잇감이 되는 것을 피할 수 있는 속도가 확보된다. 하지만 오늘날 인간은 레저를 즐기면 신체 조직을 천천히 그리고 완전히 재생시키며 최대 관절가동범위를 확보할 수 있다. 상처가 난 조직은 마치 꿰맨 양말과 같아서 정상적인 조직에 비해 탄성이 떨어진다. 상처로 인해 불규칙적인 배열을 이루는 반흔scar 조직은 감염의 위험도 높다. 감염의 위험이 높아지고 탄성이 떨어진 조직은 미래에 상처 입을 확률이 증가한다.

소마학습 수련처럼 부드럽게, 그리고 무게를 가하지 않고 미세하게 움직이는 운동과 근막이완요법 같은 터치요법touchwork은 반흔 조직이 형성되는 것을 막고, 상처 입은 조직을 대체할 새롭고 건강한 세포를 생성시켜준다.

● 연부 조직 기억

제임스 오슈만과 노라 오슈만은 생명 매트릭스에 대한 생물물리학적 접근법이 학습, 기억, 의식, 구조와 기능의 통합에 대한 설명 논리를 제공해준다고 말한다. 이러한 설명은 과거에 나온 연구 결과들에서는 찾기 힘든 내용이다.

> 결합조직은 유기체에 가해진 힘을 기록하고 기억한다. 이러한 기록은 두 가지 요소로 구성된다. 인류의 조상이 어떻게 지구 중력장에서 성공적으로 적응해 왔는지 하는 스토리가 '유전적인 요소'에 반영되어 있다. 그리고 개인이 살아온 과정에서 어떤 선택을 하고, 어떤 습관이 생기고, 그리고 어떤 종류의 트라우마를 겪었는지가 '습득 요소'를 이루고 있다. 콜라겐 섬유는 미래에 겪을 스트레스를 가장 잘 견디며 유기체가 자주 하는 움직임과 하지 않는 움직임을 지속시키는 방향으로 배열된다.

> 영J. Z. Young이 기술한 내용은 단지 상처 치유 과정만 설명하는 현상이 아니다. 콜라겐 섬유의 재배열은 생명 매트릭스의 모든 부분에서 항상 일어나고 있다. 이러한 재배열은 신체에 가해진 긴장에 조직이 어떻게 적응하고 움직임을 만들어냈는지를 확인할 수 있는 지표이다. 영은 기억이 콜라겐 섬유 네트워크에만 저장되는 것이 아니라 엘라스틴elastin 섬유소, 심지어는 결합조직 전체에서 발견되는 조직

세포, 섬유아세포, 골아세포, 형질세포, 비만세포, 지방세포 등에도 기록된다고
말한다.

영이 이야기하는 결합조직과 세포가 기억을 한다는 개념은 우리가 살아가면서 겪
는 스트레스, 상처, 질병, 근긴장 패턴, 감정적인 문제, 그리고 반복적으로 불균
형을 이루는 움직임 등이 신체 구조에 영향을 미칠 수 있다는 생리학적인 설명 논
리를 제공해준다. 또한 다양한 움직임 요법movement therapies을 통해 발생하는
극적인 효과도 설명해준다.

우리가 하는 모든 움직임이 생명 매트릭스에 기록된다는 말에 놀랐을지도 모른
다. 반복적으로 그리고 습관적으로 하는 움직임이 특정한 결합조직의 구조를 변
화시킨다. 습관을 아주 조금만 변화시켜도 구조가 변할 수 있다.

직관과 감수성을 높여 우리는 이 근원적이고 진화적으로 오래된 연결 시스템(**결합
조직**)과 상호작용하는 실질적인 방법을 개발해왔다. 이 연결 시스템은 구조와 기
능을 통합하고 통일시킨다. 결합조직의 통합은 모든 종류의 상처를 치유하는 데
엄청난 중요성을 지닌다.

오슈만은 소마학습과 바디워크 접근법의 유용성에 대한 정합적인 이해 모델을 제공한
다. 이들 접근법들은 연결 시스템(**결합조직**)을 열어서 감정적·신체적 트라우마를 녹여낸
다. 그 과정에서 누적된 독성물질이 제거되고, 유연성이 회복되며, 통증이 감소된다.

생물물리학Biophysics은 인체 시스템을 전체적으로 보는 관점 때문에 현재 급속히
진보하고 있는 학문이다. 기본단위fundamental unit를 찾는 연구는 이제 전체 안에
서 다양한 부분들의 관계망web of relations을 연구하는 형태로 바뀌었다. 생명 매

트릭스는 연속성을 지니고 있으며 유기체 전체로 확대된다. 그러므로 이제 과제는 유기체 전체 맥락에서 관계망을 탐구하는 형태가 되었다. 생명 매트릭스는 어떠한 기본단위도 가지고 있지 않다. 또한 가장 중요하고 가장 기본이 되는 부분도 없다. 네트워크의 통합은 모든 요소들의 활동에 의해 일어나며, 모든 요소들은 전체와의 관계성에 의해 통제된다.

그러므로 세상은 복잡한 사건들로 구성된 조직tissue으로 드러난다.
세상 속에서 서로 다른 요소들 사이의 관계는 바뀌고, 겹치고, 결합하며
마침내 전체의 질감texture을 결정하게 된다.

베르너 하이젠베르크Werner Heisenberg, 1958[9]

조안 Joan 이야기:
통증 없는 사랑의 춤

나는 춤을 사랑한다. 댄스플로어에 맨 먼저 올라가 가장 늦게 내려오는 사람이 바로 나다. 그런데 수년 동안 무릎에 문제가 생겨 춤을 출 수 없었다. 다양한 바디워크도 받아보고 몇 년째 침, 카이로프랙틱, 영적치유, 영양 보충제 등 안 해본 것 없이 다 해봤지만 아무런 소용이 없었다. 네오프렌neoprene 고무로 만들어진 보조기를 무릎에 차고 춤을 추고 나서는 며칠 또는 몇 주 동안 기어 다녀야 했다. 그러다가 소마학습을 만나게 되었고 단 1회 세션 만으로도 무릎이 편안해짐을 느낄 수 있었다. 몇 차례 세션을 받은 후에는 내 무릎 문제가 완전히 회복되었다. 그리고 자세도 극적인 개선을 이루었다. 앞으로 돌출되어 있던 내 머리가 다시금 제자리를 찾게 된 것이다. 그런데도 이 수련은 놀랄 정도로 부드러웠다.

소마학습은 내 신체가 스스로 무슨 일을 해야 할지 알고 있다는 믿음을 일깨워준다. 그리고 신체가 스스로 편안하고, 균형 잡히고, 올바른 기능을 할 수 있는 상태로 재구조화될 수 있도록 만들어준다. 터치요법과 함께 이 수련을 병행하게 되면, 수련을 통해 얻은 것들이 통합되고, 유지되고, 확장된다.

나는 소마학습의 효과가 지속적으로 만들어내는 변화에 매우 놀라고 있다. 이 수련으로 더 많은 공간과 편안함, 움직임과 안정성이 내 몸 안으로 들어오는 느낌이다. 정말 무한한 감사를 드린다. 여러분과 댄스플로어에서 만나길 기대한다!

카트라마 Katrama 이야기:
공간을 창조하고 구조를 변형시키다

카트라마는 은퇴한 비디오 예술가이다. 3일짜리 소마학습 세미나에 참석한 그녀는 카메라를 통해서 바라본 자신의 변화된 모습에 엄청 놀라워했다. 사진을 찍고 나서 그녀는 본격적으로 소마학습을 배우기 시작했으며, 소마명상이 습관화된 패턴과 긴장을 지닌 신체 구조를 역전시키는데 큰 역할을 한다는 것을 발견했다. 신체 구조를 압박하는 요소가 풀리면서 그녀의 삶은 놀라울 정도로 개선되었다. 60대 후반인 카트라마는 별로 큰 노력을 들이지 않고도 자신의 몸을 그토록 변화시킬 수 있으리라고는 상상도 못해봤다고 한다.

소마학습으로 내 몸은 심오한 변화를 이루었다. 이 기법은 매우 정교하고 실질적인 변화를 이끌어낸다. 춤을 연구하는 것은 내 오랜 취미 중 하나이다. 나는 항상 내 몸을 잘 알고 있다고 느꼈으며, 무언가 변화가 생기면 잘 알아챌 수 있다고 믿었다. 소마학습으로 나는 신체 경험에 있어 전혀 새로운 관점을 갖게 되었다. 여기서 나는 몸을 신장시키는 방법과, 내부에 더 큰 공간을 창조하고 이전에 없었던 공간을 느끼는 법을 배울 수 있었다.

소마학습을 수련하기 전까지 나는 내 안의 뼈와 근육 사이에 어느 정도의 공간이 있는지, 어떻게 장부를 띄울 수 있는지 전혀 몰랐다. 이들은 마치 아름답게 연출된 발레가 무대에서 공연되듯이 내 안에서 조화를 이루며 움직이고 있었다. 나의 인지는 고유수용감각 능력이 개발됨에 따라 완전히 바뀌었다.

나는 이전에는 전혀 경험해보지 못했던 미묘한 움직임을 감지한다. 이 수련은 '안에서 밖으로' 신체를 여행하고 탐험할 수 있게 해준다. 움직임은 참으로 감미롭고 신이 난다. 이 부드러운 수련법으로 소마지성을 개발시킬 수 있었다는 사실에 감사한다. 내 신체 구조는 재배열되었고, 현재 최적의 기능을 이루고 있다.

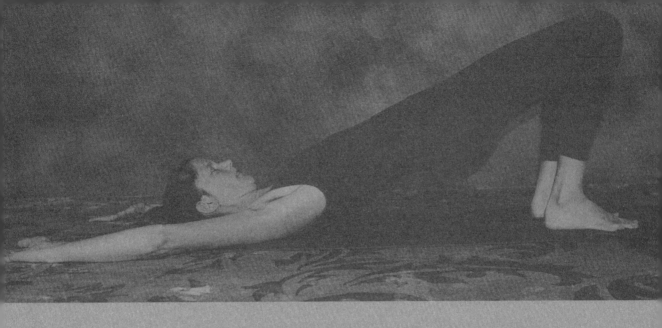

오늘도, 다른 날들과 마찬가지로,

텅 빈 상태로 깨어나

깜짝 놀란다네.

배움의 문을 열고 책부터 꺼내어

급하게 읽는 일을 그만두어라…

아름다움이 행위 속에 녹아들게 하라.

무릎을 굽혀 지구에 키스하는

수백 가지 방법이 있다네.

−잘랄루딘 루미 Jalaluddin Rumi[1]

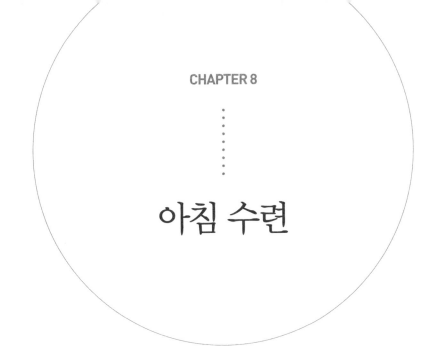

CHAPTER 8

아침 수련

아침 수련이 특히 중요한 이유는 잠을 자며 충분한 휴식을 취했고 공복상태여서 일반적으로 다른 시간보다 마음이 고요하기 때문이다. 일어나서 바로 수련을 하는 것이 가장 좋다. 다른 사람의 간섭, 번잡한 일상, 그리고 살아가는 과정에서 생기는 잡음에서 가장 멀리 떨어진 시간이 바로 이때이다. 루미가 말한 것처럼, "배움의 문을 열고 책부터 꺼내어 급하게 읽는 일을 그만두어라. 아름다움이 행위 속에 녹아들게 하라."

1. 아침 수련 준비

수련을 시작할 때, 주의해서 주변 환경을 조절하라. 수련하는 공간이 차갑다면 시작하기 전에 충분히 따뜻하게 만드는 것이 좋다. 미끄러지지 않는 요가 매트를 활용하고, 차가운 바닥에 바로 눕지 말라. 이 수련은 바닥에서 하는 것이 더 좋다. 견고하고 안정성 있는 바닥과 매트는 지지력을 높여주어 몸을 신장시키고 다리를 지면에 '뿌리 내리기' 좋게 해준다. 몸을 늘리고 굽힐 때 방해가 되는 천이 깔린 침대는 피하는 것이 좋다. 하지만 침대에서 시작한다면 아이 자세(역주: 아이처럼 앞으로 웅크리고 엎드린 자세)로 시작하라. 양말은 미끄러지는 느낌을 주어 다리가 '자기구조화'하는 데 방해가 된다. 맨발의 느낌을 즐겨라.

딱딱한 이불과 요가 블록(폼foam, 원목, 또는 내구성 높은 타파웨어Tupperware)도 필요하다. 대략 10×15×30 cm 정도 되는 블록이면 된다. 블록이 없다면 이불을 접어서 사용하라.

2. 아침 수련: 20~40분

2-1. 연속 신장

신장elongation은 '호흡에 따라 건, 뼈, 막, 근육 그리고 장부가 차별화를 이루며 확장되는 움직임'이며 소마학습에서 배우는 모든 운동의 핵심을 이루는 기법이다.

'연속 신장'은 차별화differentiation 기법을 활용한 운동이다. 차별화란 '차이를 감지하는 과정에서 이루어지는 학습'이다. 내부에서 자신의 변화와 움직임을 감지할 수 있다면, 겉으로 보기에 고정되고 딱딱한 요소들을 녹이고 활짝 열 수 있다. 차별화 능력이 개발될수록 소마인지는 점차 미묘해진다. '중력기반 스캔'으로 시작하고 수련 후 다시 이를 통해 변화를 비교하라.

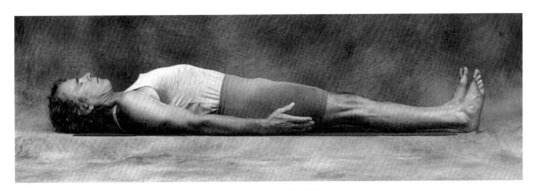
▲ 앙와위 자세에서 중력기반 스캔

〈앙와위 자세에서 중력기반 스캔〉

등을 바닥에 대고(앙와위) 다리를 편 상태로 바닥에 누워 중력기반 스캔을 시작한다.

- 땅에 어떤 형태로 누워 있는지 확인하라. 무게는 어떻게 바닥으로 떨어지는가? 누워있는 모양은 어떠한가? 몸과 바닥 사이에는 어느 정도의 공간이 있는가?
- 잠시 동안 자신이 호흡을 어떻게 하는지 감지하라.
- 시각 인지를 통해 스캔을 하는가? 아니면 고유수용감각을 활용해서 안에서 밖으로 스캔을 하는가?

1) 골반 밑에 블록 넣기

무릎을 한 번에 한쪽씩 구부려 발바닥은 지면에 닿고, 종아리는 지면과 수직이 되게 한다. 무릎을 바닥에서 들어 올릴 때 지면에서 몸을 타고 올라오는 물결을 느껴보라. 양발 사이를 좌우 고관절 넓이만큼 벌린다. 이 상태에서 편안함을 느낄 수 있어야 한다. 발바닥이 바닥에 가까워질 때 전해지는 지지력을 감지하라. 그대가 액체 상태에 더욱 가까워질수록 움직임이 흐르는 느낌 또한 강해진다.

● 차별화 높이기

몸을 최대로 펴기 위해서는 발을 신장시켜야 한다. 한 번에 한쪽씩 시행한다. 발가락을 먼저, 발볼을 그 다음에 내려놓는다. 날숨의 물결을 타고 천천히 발 뼈들 사이의 공간을 확장한다. 특히 발 양쪽 측면에 더 큰 관심을 가져라. 발뒤꿈치가 바닥에 닿으려는 욕구를 참으며 발 뼈들 사이 공간이 충분히 확장되도록 기다려라. 발이 신장되면서 척추와 몸의 모든 관절들, 특히 발목, 무릎, 그리고 고관절도 같이 신장된다. 두 번째 발을 신장시키기 전에 잠시 쉬면서 양쪽의 차이를 비교하라.

양 발을 모두 신장시켰으면 이완하며 얼마간 그 느낌을 즐겨라. 천골 닿내리기와 발뒤꿈치 뿌리내리기를 하면서 골반 기저부 횡격막에서부터 날숨을 구동시켜라. 다방향으로 흐르는 물결이 아래로 내려가고, 또 허리에서 척추를 타고 위로 올라가 팔과 머리로 지나간다. 폐가 비워지면 모든 횡격막들을 천천히 이완한다. 애쓰지 않아도 몸 안으로 들어오는 호흡을 통해 '경계 없는 공간'을 마셔라. 호흡을 들이쉬면서 감지할 수 있는 모든 긴장을 녹이면 다음 날숨에서 재생이 시작된다. 호흡을 내쉬면서 그대의 현존을 공간 구석구석 스며들게 '키싱백' 하라. 호흡 물결이 만드는 파동을 타고 끝없이 밖으로 확장되어 나가라.

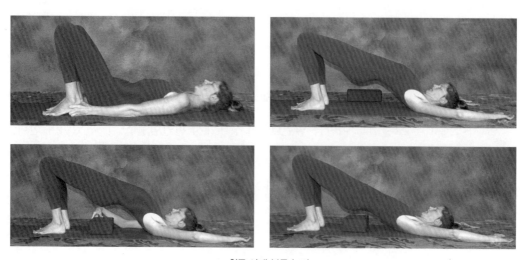

▲ 천골 아래 블록 놓기

● 블록 위에 허리 올리기

이완되고 신장된 느낌이 나면 다음 날숨에서 골반과 척추를 바닥으로부터 들어 올린다. 머리에서 경추 7번까지는 바닥에 닿아 있고 척추의 압력을 줄이기 위해 천골을 같이 늘려준다. 옆에 있던 블록을 천골 밑으로 밀어 넣고 얼마간 들어 올린 자세를 유지한다. 천천히 골반을 바닥으로 내린다. 이때 경추 7번에서부터 천골까지 척추를 한 번에 한 마디씩 내린다는 느낌으로 시행한다. 날숨을 할 때마다 척추 마디에 신장이 일어나 공간이 확보되도록 한다. 블록 대신 이불을 이용한다면 넓게 퍼지는 것보다 견고하게 말 수 있는 것을 선택하라. 호흡을 내쉴 때 천골과 미골(꼬리뼈)이 이불이나 블록을 압박하는 것을 느껴라. 발과 다리, 특히 발뒤꿈치를 통해 바닥에 내린 뿌리가 깊어지는 느낌을 확인하라.

숨을 내쉴 때 골반 기저부 횡격막이 올라가면 천골과 미골 닻내리기를 하라. 현존이 지면으로 더 깊이 확장될수록, 뿌리가 나무처럼 점점 자라나는 느낌을 받을 것이다. 한쪽 다리 또는 양쪽 다리가 지면 아래로 뿌리 내리는 것을 감지할 수 있는가? 현존은 얼마나 깊게 확장되는가?

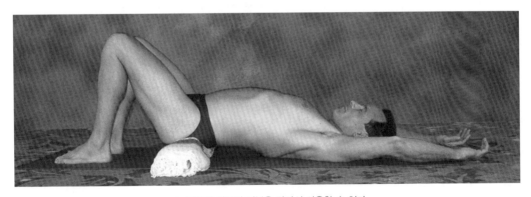

▲ 블록이 없으면 이불을 말아서 사용할 수 있다

● 머리 위쪽에 팔 내려놓기

다음 신장 기법을 시작하기 전에 팔은 편안하게 머리 위쪽 지면에 내려놓는다(7장에서 팔이 불편할 때 베개를 이용해 받칠 수 있다는 설명을 했다. 확인하기 바란다). 시간을 두고 팔을 통해 감지되는 것을 한쪽 팔씩 '차별화'하라. 지면에서 더 많이 떨어진 쪽, 또는 통증이 더 많이 느껴지는 쪽을 선택하여 뼈로 이루어진 '액체 수정 매트릭스'(역주: 손의 뼈가 고체로 이루어졌다고 생각하지 말고 '수정'이 녹은 '액체'로 이루어진 '매트릭스'처럼 느낄 수 있으면 이완하는 데 도움이 된다. 매트릭스란 여기서 '연속성을 지닌 구조'이다)를 팔꿈치를 통해, 마치 모래시계에서 모래가 떨어지는 느낌으로, 바닥으로 쏟아 부어라. 이제 이 수정 매트릭스가 팔꿈치를 지나 손바닥과 손가락 끝으로 퍼져나가는 것을 느껴라. 마치 한밤의 산들바람이 해변가에 모래 언덕을 쌓는 느낌으로 시행하라. 근육의 힘을 이용해 땅을 강압적으로 밀게 되면 통증과 염증 반응이 자극받을 수 있다. 호흡 물결을 타고 움직이며 중력에 따라 신체 조직이 어떻게 반응하는지 차별화해서 감지하라.

뼈로 이루어진 액체 수정 매트릭스가 바닥으로 스며드는 느낌이 나면 팔의 연부조직은 재구조화를 이루게 된다. 그리고 관절 사이의 공간이 확보되면서 팔 전체 뼈의 길이가 새롭게 늘어나며 주변의 순환도 개선된다. 이제 시간을 들여 신장된 팔의 느낌이 어떻게 변했는지 또 아직 신장되지 않은 반대편 팔과는 어떤 차이가 나는지 확인한다. 신장된 팔보다 그렇지 않은 팔이 어느 정도로 긴장되고 딱딱한 느낌이 드는지 느낀다. 그런 후에 나머지 팔도 신장시킨다.

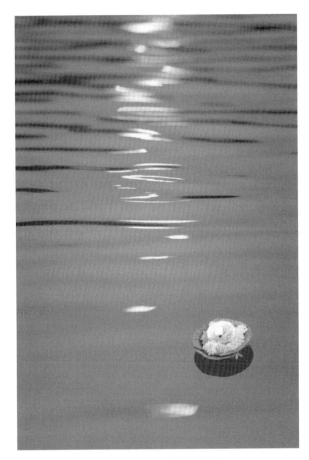

▲ 갠지스 강에 떠있는 종이배

● 늑골 이완

천골 닻내리기를 하면서 늑골(갈비뼈)을 하나씩 이완시킨다. 자유롭게 떠오르는 느낌이 나서 더 이상 곽caged처럼 느껴지지 않을 때까지 수련한다. 작은 종이배가 축제 때 갠지스 강에서 떠오르는 것처럼 호흡 물결을 타고 늑골이 이완되는 것을 상상하라. 그러면 흉곽이 이루는 구조의 장벽이 느껴지지 않으며 폐에 공기가 찰 것이다.

물결이 진정되면서 깊은 곳에서 표면으로 올라오는 느낌을 그대로 받아들여라. 호흡이 그대를 관통하도록 내버려 두어라. 완벽한 날숨이 일어나면 땅을 통해 뿌리가 깊게 이어진다. 서혜부, 겨드랑이, 그리고 목과 가슴이 만나는 곳에 위치한 림프절을 감지하라. 뼈 주위의 근육들이 짜지면서 림프 순환이 촉진되어 노폐물이 제거되고 면역기능이 증가한다.

숨을 내쉴 때 횡격막이 몸의 중심으로 이동하는 느낌이 나는가? 횡격막이 장부의 무게를 떠받쳐주면 무게감이 점점 줄어든다. 마치 신체 내부가 사라지는 느낌이 들 것이다. 오직 빈 공간만이 무한히 확장된다. 내부와 외부의 경계 또한 녹아내릴지 모른다. 골반 기저부에서 몸 전체를 통해 무게가 없어지는 느낌을 감지할 수 있는가? 이렇게 빈 공간으로 온전한 개방이 이루어질 때 뼈의 확장이 이루어진다. 팔에서 손가락으로, 목 뒤쪽에서 머리끝까지.
지구와 서로 연결되는 느낌을 계속 유지하라.

호흡을 하면서 모든 횡격막을 한꺼번에 느낄 수 있는지 확인하라. 골반 기저부 횡격막, 등과 흉추를 지나 목까지, 양쪽 목과 입천장을 지나 머리 꼭대기까지 해당 횡격막을 느껴라. 모든 막이 동시에 움직이며 모든 뼈들을 구동시키는 것이 느껴지는가? 한 번 더 호흡하며 지면과의 연결성을 확인하라. 뼈가 떠오르는 느낌이 나는가? 막의 움직임이 좋아질수록, 뼈는 더 잘 떠오른다.
다음 날숨에 다시 한 번 골반을 천천히 들어 올린다. 이때 발뒤꿈치는 계속 뿌리내리기를 시행한다. 천골을 통해 척추를 지속적으로 늘리면 골반을 들어 올리는 중에도 허리에 아치가 생기지 않는다. 골반을 든 상태에서 경추 7번까지 목/머리와 견갑골 윗부분은 바닥에 닿아있다. 이때 머리 쪽에 있는 팔 하나를 내려 골반 아래 블록을 제거한다. 숨을 들이쉬면서 모든 긴장을 이완한다. 이 자세에서 얼마간 호흡을 가다듬으며 기다린다. 다시 천천히 호흡을 내쉬며 척추를 한 마디씩 목에서부터 꼬리뼈까지 내리면서 척추 신장을 시작한다.

천골과 미골을 통해 척추 하단을 신장시키며 아주 천천히 지면으로 내려오면 척추를 재구조화시킬 수 있다. 모래시계에서 모래가 빠져나가듯 뼈가 '액체 수정 매트릭스'로 변해 팔을 통해, 팔꿈치, 손목, 그리고 손바닥까지 바닥으로 떨어져 내린다. 양팔에서 시작된 부드러운 유동성 저항이 척추 신장을 지지해 준다. 이 연습은 깨어있는 소마지성을 필요로 한다. 추악했던 라그넬Ragnell처럼, 만일 집중을 이리저리 분산시킨다면 구조 변화는 이루어지지 않을 것이다. 재생이 이루어지지 않으면 단지 기계적인 교정만이 생긴다. 재구조화를 이루기 위해서는 척추와 팔을 통해 양 방향으로 현존을 '한순간에' 확장시켜야만 한다. 머뭇거리거나 이리저리 집중을 흐트러트리면 구조에 새로운 정합성을 부여하는 일이 어려워진다. 현존을 확장시켜 팔과 흉추, 천골과 무릎 또한 동시에 상호작용을 할 수 있어야 한다.

척추가 신장되면 척추 만곡이 안에서 밖으로 척추의 축을 따라 나란히 배열되는 느낌을 받을 수 있다. 골반과 허리를 바닥으로 내려놓을 때까지 신장이 일어날 수 있도록 충분한 날숨과 이완을 하라.
척추 신장 과정에서 만곡이 사라지거나 오히려 평소와는 반대되는 만곡이 느껴지더라도 걱정할 필요는 없다. 이는 척추가 늘어나면서 생기는 자연스러운 현상이다. 이 과정에서 척추의 압박이 떨어지게 되면 아무런 문제도 일어나지 않는다. 근육의 힘을 이용해 강압적으로 척추를 바닥과 일직선이 되게 하지 말라. 이런 동작은 척추 압력을 증가시켜 좋지 않은 결과를 야기할 수 있다.

땅에 완전히 내려와 척추가 신장되었으면 이번에는 팔을 한 번에 한쪽씩 내린다. 이때 어깨가 들리지 않도록 유의하면서 척추와 90°를 이루는 곳까지 가져온다(**이런 자세를 수평선상의 팔**arms on the horizon**이라고 부른다**). '수평선상의 팔'을 움직여 몸통 측면까지 가져오는 동작이 또 다른 도전이다. 겨드랑이 아래 공간이 무너져 전체적인 팔 모양에 변형이 오지 않도록 움직여야 한다. 팔이 물속을 지나가면서 '빈 공간의 충만함'을 느끼듯이, 이러한 저항감을 이용해 공간이 그대의 팔 구조 안으로 들어오도록 '초대'하라. 그러면 호흡을 내쉴 때 척추에서 나오는 에너지가 팔의 열린 공간으로 흘러들어갈 것이다. 호흡이 들어오면 팔은 물결 위에서 부드럽게 떠다니게 된다.

다른 팔도 같은 요령으로 움직여 허리 옆으로 가져온다.

이제 다리도 날숨에 따라 한 번에 한쪽씩 내려놓는다. 고관절 깊숙한 곳에서부터 시작된 움직임이 발뒤꿈치를 미는 것으로 이어진다. 천골이 신전되어 있는지 확인하고 지속적인 하나의 물결을 따라 무릎 뒤쪽에서부터 발뒤꿈치를 통해 하지의 뼈를 편다.

다음 날숨에서는 반대쪽 다리를 펴면서 첫 번째 다리를 통해 지속적으로 현존 확장을 이룬다(**만일 이 과정에서 첫 번째 다리 확장을 잊어버리게 되면 고관절에 살짝 꼬이는 느낌이 들 수 있다**). 숨을 들이쉴 때 땅에서 연부조직을 통하여 지지력이 올라오며 뼈를 띄우고 근육을 이완시키는지 확인하라. 몸을 잡고 있는 긴장 요소들을 발견하면 지속적으로 이완시켜 땅으로 내보낸다. 뼈를 통해 올라온 지지력을 받으며 이완할 때와 다리가 바로 바닥으로 떨어질 때의 차이를 비교해 보라. 생리학적인 차이만 있는 것이 아니다. 체화된 의식이 차원 확장을 이루는 것과 연결성 없이 분리되어 떨어지는 것과의 차이도 비교해 보라. 집중을 흐트러뜨리지 말고 순일하고 일관성 있게 지금 여기에 머무르며 조직을 통해 전달되는 느낌을 감지한다. 다리까지 모두 폈으면 '중력기반 스캔'을 하라.

2) 더 큰 차별화: 호흡을 깊게 만드는 법

여성: 이 수련은 모든 '여성 문제'에 도움을 준다. 생리전 증후군, 생리통, 자궁 탈출증, 만성요로감염, 요실금, 자궁내막증, 자궁근종 그리고 불임에 도움이 되며 임신과 출산을 편안하게 한다.

호흡을 시작하는 최상의 장소는 도교 수행자들이 이야기하는 '난소궁卵巢宮'이다. 양손 엄지와 검지로 삼각형을 만들고 엄지를 배꼽 위에 위치시킨 후 새끼손가락을 펴면 새끼손가락 끝 지점이 대략적으로 난소궁이다. 새끼손가락 안쪽 골반 깊숙한 곳에서부터 날숨을 시작해 에너지가 난소에서 자궁을 따라 골반 기저부 전체를 지나 몸의 중심과 신체 전면 정중선(**임맥**)으로 흘러가도록 한다.

남성: 남자들의 전립선 순환에 도움을 줄 수 있는 수련이다. 많은 남자들이 전립선 팽대로 고생하는데 이 수련을 통해 정상적인 전립선으로 되돌릴 수 있다.

호흡을 할 때 꼬리뼈에서 치골로 연결된 골반 기저부 횡격막의 움직임을 느껴라. 골반 기저부 깊은 곳의 움직임을 느끼면서, 음낭과 음경을 부드럽게 감싸는 파동이 전립선을 타고 두정으로 올라가는 것을 감지한다.

모든 사람: 골반 기저부 횡격막이 움직일 때 천골 닻내리기를 한다. 이때 요추 하부에서 에너지가 방출되어 빛의 구를 이룬 후 척추를 타고 올라가(**독맥**) 두정으로 나간다고 상상하라. 동시에 두정에서 송과체(**역주: 솔방울샘 또는 송과선**)를 타고 몸 전면의 중심 채널(**임맥**)을 타고 에너지가 쏟아져 내려온다고 상상한다. 혀는 입천장에 대고 목, 심장, 태양신경총, 그리고 골반 중심을 따라 내려오는 에너지를 받아들이며, 계속해서 발바닥에서 위로 올라와 척추를 타고 올라가는 흐름을 감지하라. 이러한 에너지 흐름을 즐길 수 있게 되면, 내면에 절로 미소가 지어지고, 열린 신체 조직 전체로 따스함이 스며든

다. 마치 사랑의 빛으로 샤워를 하는 느낌이다.

3) 자기재생을 위한 성 에너지 개발하기

생식기를 관통해 지나가는 호흡의 움직임을 감지하라. 그러면 타고 남은 장작에 불을 붙이는 것과 같은 효과가 생긴다. 성 에너지를 개발하는 것은 남녀 관계를 개선시킬 뿐만 아니라 원기를 회복시키고 몸 전체의 재생을 촉진시킨다.

4) 다방향 에너지 흐름 감지하기

척추 최하단에서 두정부로 올라가는 에너지 흐름을 감지하면서, 동시에 두정부에서 송과체를 지나, 목, 심장, 폐, 복부, 생식기로 내려온 에너지가 발을 통해 지구로 들어가는 것을 느낄 수 있다. 그리고 땅에서 하늘로 올라가는 에너지, 그리고 신체의 챠크라(에너지 센터)와 척추를 순환하는 에너지를 동시에 느낄 수 있다. 이때 혀는 입천장에 대서 송과체(제 3의 눈)에서 목을 지나 흉곽 입구로 들어오는 에너지 흐름을 연결시킨다. 에너지를 '빛'으로 상상하면 도움이 된다. 이 수련을 할 때는 근육 긴장이 조금도 일어나지 않아야 한다는 것을 기억하라.

5) 장부 강화

장부에서 날숨을 구동하는 것에서부터 실험을 시작하라. 부신피로 증후군, 스트레스, 또는 탈진 등으로 고생을 하고 있다면 신장에서부터 숨을 내쉬며 '기氣'를 강화시킨다. 이렇게 호흡을 하면 빠르게 건강이 증진되고 생명력이 회복된다.

● 주의

1. 앙와위 자세에서 허리를 들어 등을 활처럼 굽히는 요가 동작을 배우는 사람이라면
블록을 이용해 척추를 신장시키는 수련을 워밍업으로 활용할 수 있다. 블록 수련은
'수레바퀴 자세'를 쉽게 할 수 있게 해준다.

　블록을 이용한 신장 기법을 하기 전에 무릎 바로 위쪽을 벨트로 묶고 하면 도움을
받을 수 있다. 벨트를 이용해 블록을 통한 신장을 한 후에 '수레바퀴 자세'를 하면 된다.

　블록을 골반 아래에서 치우기 전에 바닥에 닿아 있는 머리와 목에 휴식을 준다. 그
다음 앞에서 기술한 대로 척추를 신장하며 허리를 낮춘다.

2. 블록 신장은 바닥에서 허리를 들어 올리는 요가 동작과 반대이다. 즉 위에서 아래로
골반과 척추를 내리면서 수련을 한다. 따라서 임신과 생리 기간에도 안전하게 할 수
있는 수련이다.

2-2. 앉아서 상체 굽히기

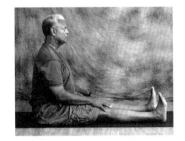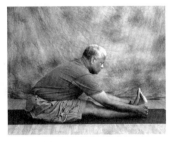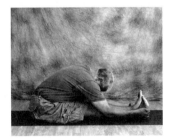

▲ 앉아서 상체 굽히기

● 시간: 3~5분

이 자세에서 허리와 견갑골을 긴장하지 않고도 발가락을 잡을 수 있다면 손가락을 발
가락 사이에 끼우는 것부터 시작하라. 새끼손가락을 새끼발가락과 4번째 발가락 사이

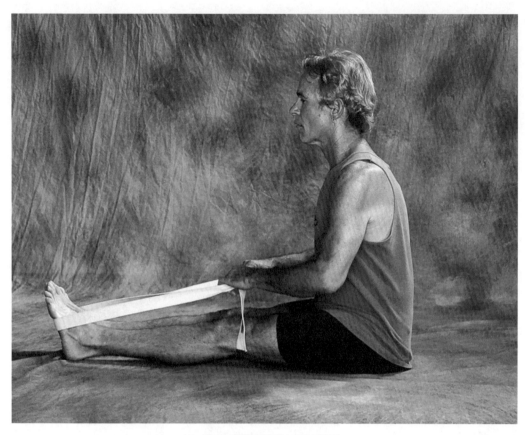

▲ 벨트를 활용해 앉아서 상체 굽히기

에 끼워 발볼에 닿을 수 있다. 나머지 손가락도 마찬가지로 발가락 사이사이에 넣는다. 또는 위 그림에서처럼 발의 외측을 손으로 감싸도 괜찮다.

만일 상체를 굽히는 것 자체가 어려우면 위 그림처럼 벨트로 발을 감싼 후 시행하라. 이렇게 벨트를 이용하면 손으로 하는 것에 비해 척추의 움직임을 방해할 수 있지만, 손과 벨트를 통해 발과 연결되는 에너지 순환로를 완성할 수 있다는 장점이 있다. 상체 앞으로 굽히기 기법은 두 부분으로 나뉜다. 첫 번째 파트는 앞으로 조금도 숙이지 않고 지면과 수직이 되도록 편안하게 앉아서 척추를 펴는 동작이다.

1) 파트 1

골반 기저부, 무릎, 발바닥, 그리고 두개골 기저부에 위치한 그릇 모양 횡격막에서부터 날숨을 시작한다. 횡격막들이 움직이면 뼈를 미끄러뜨려 상체를 숙이고 싶은 마음이 든다. 그리고 체표면의 골격근들이 반응하지만 바로 움직이지 말라. 근육에서부터 움직임이 시작되면 이 움직임은 신체 표면에 구속되며 제한된다.

천골에서부터 척추를 타고 올라가고 또 아래로 내려가는 파동의 흐름을 느껴라. 좌골이 뿌리를 내리며, 좌골에서 무릎, 무릎에서 발목, 그리고 발뒤꿈치에서 발가락까지 공간이 확장된다. 이러한 공간 확장을 통해 무릎 위를 덮고 있는 슬개골이 떠오르며 발등 굽힘이 자연스럽게 이루어진다. 체표면의 골격근에서부터 긴장이 일어나지 않도록 주의해서 시행한다. 천골에서 위쪽으로 파동이 퍼져나갈수록 상체와 머리의 긴장이 조금씩 벗겨져 나가며 몸이 가벼워진다. 어깨와 팔을 긴장시키지 말라. 이들은 이완되어 있어야 한다. 하지만 지나치게 축 늘어뜨리지는 않는다. 손을 뻗어 직접 발을(역주: 허리를 직각으로 한 상태에서는 손을 무릎이나 허벅지에 편하게 올려놓는다) 잡을 수도 있고 벨트를 통해 연결될 수도 있다.

파동이 위쪽으로 머리까지, 아래쪽으로 발바닥까지 흘러갈 수 있어야 한다. 이때 손을 통해 에너지 손실이 일어나지 않게 하라. 물결이 흉추를 타고 위로 올라가면 어깨는 자연스럽게 이완되어 떨어져 내리면서 열린다. 척추를 타고 올라가는 물결이 양쪽 견갑골 사이에 '머리카락 정도 크기의 공간'을 열어줄 것이다. 그러면 '상승기류'를 타고 견갑골 사이에서부터 양 손가락 끝까지 날개를 펴서 띄운다.

계속해서 파동이 구조의 경계를 넘어 자유롭게 퍼져나가는 것을 느껴라. 이 작업을 통해 '대상/바디'가 만드는 제한을 넘어 현존을 확장해나갈 수 있을 것이다.

들이쉬는 호흡에 남아 있는 모든 긴장을 이완시킨다. 내쉬는 호흡에 앞서 신장되었던 느낌을 버리지 말고 계속해서 현존을 확장시키며 뼈 주위의 긴장을 이완시킨다. 골격이 점차 액체 상태로 느껴질수록, '전체'가 호흡을 타고 안으로 들어와 긴장으로 생긴 무게를 재분배 시켜줄 것이다. 그대가 할 일은 없다. 이것이 무위無爲이다. 적어도 5회 정도 전체를 천천히 반복하라. 매 호흡마다 더욱 깊어진 이완과 자유를 만끽하며 시행한다.

2) 파트 2

날숨의 끝, 들숨이 시작되려는 순간, 좌골과 천골을 통한 닻내리기가 이루어지면 고관절에서 떠오르는 느낌이 든다. 마치 깊은 물속으로 다이빙하는 느낌이 들기도 한다. 또는 '자유낙하'하는 느낌이 생기는데, 이때 척추에서 머리까지 몸을 신장시킨다. 흉추와 머리부터 앞으로 숙이지 않는다.

고관절에 공간이 열리며 몸을 앞으로 숙이기 전 다음 두 가지 사건이 일어나야 한다.

1. 무릎에서 발목까지 더 많은 공간 확장이 일어나야 한다.
2. 척추가 가벼워져야 한다. 파동이 머리까지 흘러가면 척추가 가벼워진다.

숨을 들이쉬면서 머리 꼭대기에서부터 앞쪽으로 몸을 굽혀나간다. 이때 앞으로 가려고 애쓰지 말고, 머리와 팔꿈치의 무게로 인해 연부조직이 수동적으로 늘어나도록 내버려 두어라. 매우 중요한 부분이다. 근육을 먼저 구동시키면 생리학적으로 반사 패턴이 발생한다. 신체 표면의 골격근을 스트레칭 하려는 마음을 내려놓고 내부에서부터 움직임을 만들어나가야 한다. 그래야 하나의 상태가 해체되고 또 다른 상태로 재구조화를 이룰 수 있다.

숨을 들이쉬면서 신장이 일어날 때 척추 하단, 두개골, 무릎 그리고 발뒤꿈치에서 닻내리기가 시작된다. 그러면 숨을 내쉬며 머리 꼭대기와 팔꿈치에서부터 상체 굽히기가 시작된다. 상체 굽히기를 하는 동안 척추가 둥글게 될 때 긴장이 느껴지는 모든 근육을 이완하라.

다음 날숨에서 척추 하단에서 위로 올라가는 파동을 증폭시키면, 척추가 더욱 풀리면서 늘어나며 등을 펴려는 노력을 하지 않아도 바르게 된다. 날숨의 끝에서 허리가 둥그렇게 될 때, 누군가가 등 위에 스케이트 보드를 놓고 있다고 상상하라. 호흡의 힘으로 등이 바르게 펴지면 보드의 각도를 바꾸지 않아도 등과의 접촉면이 늘어나게 된다. 하지만 이 모든 일들은 표면이 아니라 내부에서 일어난다. 호흡을 몇 회 더 반복하라. 들이쉴 때마다 고관절에서부터 상체를 굽히는 힘이 발생한다. 상체를 굽히면 등이 둥그렇게 되고 호흡으로 다시 바르게 펴는 과정은 들숨과 날숨에 따라 진행된다. 호흡 물결을 타고 점점 앞으로 숙인다.

골반 기저부 횡격막에서 날숨을 시작하며 천골 닻내리기를 하는 것은 천골을 도르래처럼 이용해 척추를 세우는 것과 같다. 척추는 말려있는 뱀이 몸을 펴는 것처럼 펴진다. 이때 등의 근육을 이용해 억지로 펴려고 하지 말라. 머리와 팔에 '현존'하라. 그러면 척추와 나머지 부위는 저절로 펴질 것이다. 하지만 마치 죽은 사람처럼 하고 있으면 몸무게가 아래로 쳐지며 밑에서 올라오는 지지력과 저항하게 되고, 그로 인해 상체를 바르게 한 상태에서 숙이는 것이 어려워진다.

2-3. 앉아서 하는 명상

● 시간: 10분 이상

몸과 마음이 고요하고 각성되어 있다면 앉아서 명상하기에 정말 좋은 시간이다. 호흡을 도구로 활용해 명상을 할 수 있다. 통제하려 하지 말고, 자유롭고 편안하게 열린 상

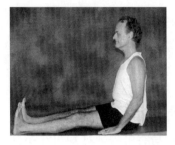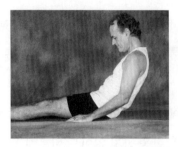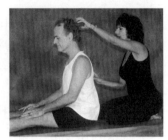

▲ 전갈 꼬리 말기 : 척추 하단부터 머리까지 천천히 이완하며 물결을 감지한다

태로 들숨과 날숨의 흐름을 따라가라. '마음의 눈'으로 초점을 맞추어 '관찰'하지 말고, 안에서 밖으로 일어나는 호흡의 움직임을 '감지'하는 능력이야말로 명상을 통해 얻어야 할 것들이다. 신성의 달콤함을 마시며 현존을 확장하라. 이때의 '키싱백'은 그 어느 때 보다 감미로울 것이다. 호흡을 통해 척추를 관통하는 물결을 따라 그대의 현존이 얼마나 멀리 확장되는지 살펴보라.

나는 이 수련을 할 때마다 모든 존재의 '깨어있음'을 희망한다. 티벳 불교에는 통글린 Tonglin이라는 수련법이 있다. 여기서는 들이쉬는 호흡에 모든 존재의 고통을 심장으로 받아들여 사랑과 빛으로 변형시킨 후 내쉰다. 이런 방식으로 고통을 변형시키는 능력이 개발될수록 그대가 겪는 일상의 고통은 보잘 것 없고 금방 지나가는 것처럼 느껴진다.

마음이 흩어지면 판단을 가하지 말고 원래 상태로 부드럽게 되돌려라. 차를 운전할 때처럼 마음이 순일하게 일정한 코스를 따라 움직이게 하는 법을 배워라. 마음이 지나치게 처져 있으면 가속하거나 에너지를 공급하고, 지나치게 흥분되어 있으면 감속하거나 고요하게 변화시켜라. 처음부터 명상을 오래 하는 것은 좋지 않다. 짧고 밝게 시행하라. 따분한 상태로 오래 앉아 명상을 하지 말고 처음엔 10분 정도로 시작하다 차츰 시간을 늘리는 것이 좋다. 잔잔한 기쁨과 기분 좋은 탐구심을 유지하며 명상을 즐겨라(11 장 '인지명상에 대한 인지'를 보면 더 자세한 내용이 나와 있다).

2-4. 파동 느끼기

● 전갈 꼬리 수련

자신의 몸 상태에 따라 적당한 시간을 내어 이 수련을 하라. 전갈 꼬리 수련으로 '아침 수련'을 마무리 할 수 있다. 끝난 후에는 누워서 쉬어라. 이 동작 다음에는 LUV 시퀀스를 할 수 있다.

척추를 통해 생생하게, 마치 액체처럼 느껴지도록 감각을 개발시켜주는 것이 아침 수련이다. 횡격막 움직임에 반응해 뼈 사이의 공간이 열리고, 장부가 떠오르며, 결합조직과 근육이 늘어나 '자기구조화'를 이룰 수 있도록 하라.

이 수련은 앉은 자세에서 누운 자세로 변화를 줄 때도 활용할 수 있다. 대부분의 사람들은 누운 상태에서 일어나면서 근육을 강하게 긴장하는 경향이 있다. 이는 중력에 반대되는 방향으로 밀며 충분한 힘을 가해야 자신의 몸을 일으킬 수 있다는 착각에서 비롯된다. 소마명상은 '차별화'를 통해 '현존' 하는 능력을 개발시킨다. '전갈 꼬리 수련'의 일부를 우선 여기에서 소개하도록 하겠다. 12장에서 소개하는 나머지 방법들을 통해 긴장 없이 더 깊은 차별화를 만드는 법을 배울 수 있을 것이다.

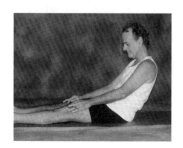 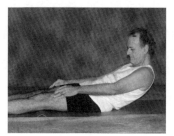 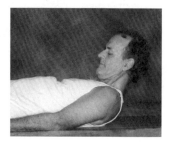

▲ 누우면서 전갈 꼬리 말기(12장에 더 자세히 소개되어 있다)

● 누우면서 전갈 꼬리 말기

호흡을 내쉴 때 전갈 꼬리를 말듯이 눕고, 일어선다면 좀 더 쉽게 자세 변환이 가능하다. 이는 특히 수련 초기에 도움이 된다.

날숨에서 천천히 골반을 이완시켜 척추를 말면서 천천히 바닥으로 눕는다. 고관절에서부터 점진적으로 몸통이 반달 모양이 되게 한다. 중력에 항복하는 느낌으로 천천히 지면으로 몸을 내린다.

숨을 내쉬는 동안 척추 하단과 좌골에서 땅으로, 척추를 타고 몸 전체로 올라와 머리 꼭대기까지 올라가는 파동을 느낀다.

파동이 움직이는 동안 척추의 만곡이 어떻게 변하는지 감지하라. 이완을 하며 누울 때와 자리에서 일어날 때 다리의 연부조직을 통해 뼈가 미끄러지는 느낌을 감지하며 이를 몇 차례 더 반복한다. 매 호흡마다 공기를 완전히 비우도록 한다. 특히 신장에서부터 호흡을 비우기 시작하면 복막을 풀 수 있다. 호흡 횡격막이 이완되면 애쓰지 않아도 호흡이 자연스럽게 폐의 바닥까지, 그리고 척추를 따라 폐 위쪽 부위까지 가득 채우는 느낌이 난다. 몸에 남아있는 긴장을 발견하여 바로 이완시킨다면 다음 번 날숨이 새롭게 느껴진다. 이렇게 호흡을 하면 신장의 기 또는 에너지의 흐름을 강화시킬 수 있다. 체표면의 골격근을 이용해 움직임을 만들지 말고, 장부에서 기의 흐름을 타고 움직임을 구동시켜라.

점차적으로 파동을 깊게 하며 척추를 바닥으로 조금 더 내린다. 한 번에 척추 한 마디씩, 중력이 함께 하는 느낌으로 시행한다. 파동의 흐름을 바꾸며 일어날 때에도 자연스럽게 이루어지도록 하라. 숨을 들이쉴 때는 완벽하게 이완한다.

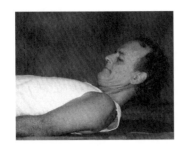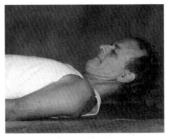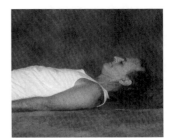

▲ 견갑골 상각에서 머리까지 굴리기

● 견갑골 상각에서 머리까지 굴리기

다음 날숨에서 견갑골의 내측에 있는, '날개 내측 끝'에 해당하는 부위가 바닥에 닿을 때까지 파동을 깊게 한다. 이 지점에서부터 바닥에 닿을 때까지 파동이 더 이상 위로 안 올라갈 수 있다.

날개 내측 끝이 바닥에 닿으면 견갑골과 어깨를 바깥으로 굴려 날개 외측 끝, 즉 손가락까지 만다. 어깨, 목, 머리를 말 때는 목 주변의 근육을 사용해 머리 무게를 통제하려 하지 말고, 마치 밀방망이로 밀가루를 반죽하는 것처럼 하라.

● 휴식

뼈가 바닥에 쏟아 부어지며 연부조직이 신장하여 액체 매트릭스를 이루는 느낌을 감지하라. 호흡에 따라 이완이 깊어지면 마음이 고요해지고 차분해지며, 동시에 각성과 확장이 일어난다. 쉬면서 중력기반 스캔을 하며 전체적인 변화를 비교한다.

신체 시스템이 충분히 새로운 질서에 적응할 때까지 휴식을 취한 후 자리에서 일어나는 것이 좋다. 그렇지 않으면 마치 비옥한 토양에 씨를 뿌리고 수확을 얻기도 전에 떠나는 것과 같다. 그대가 발명/발견한 새로운 공간을 통해 기능 통합이 일어나 자기구조화가 진행될 수 있도록 충분한 시간을 주어라. 새로운 통합이 일어나기 전에 얻은 것을 잃을 수도 있다. 현존이 확장된 상태에서 일상생활로 전환할 때는 주의 집중을 기울여라.

이제 나선형으로 돌아 자리에 앉는다. 잠시 시간을 두고 앉는 느낌이 어떻게 변했는지 확인한다.

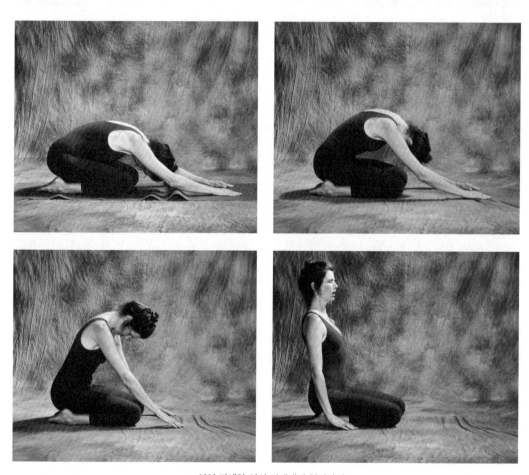

▲ 아이 자세와 아이 자세에서 일어나기

2-5. 아이 자세

'아이 자세'는 가장 다양하게 활용 가능하다. 대부분의 사람들이 어려움 없이 배울 수 있기 때문에 바로 수련 속에 활용해도 좋다. 이 아이 자세를 이용해 휴식을 취해라. 왜냐하면 이 자세를 하는 데는 특별한 준비 도구가 필요치 않다. 피곤이 생겼거나 스트레스가 누적되어 있을 때 바로 활용하라.

아이 자세는 호흡을 척추로 되돌려주기 때문에 더 어려운 수련을 하기 전 워밍업으로 사용할 수 있다. 척추가 호흡 물결 위에서 중력서핑을 하는 것을 인지함으로써 더 쉽게 워밍업이 가능해진다. 중력은 특히 이 자세에서 천골 닻내리기를 할 때 도움을 준다.

● **방법**

매트나 카펫에 무릎을 꿇고 발뒤꿈치 위에 골반이 오도록 앉는다. 그리고 무릎을 꿇은 자세에서 상체를 앞으로 숙여 팔이 머리 위쪽 바닥에 안착되도록 한다(**무릎 꿇고 앞으로 엎드린 자세**).

● **주의**

이 자세에서 통증이 느껴진다면 이불을 말거나 베개를 이용해 무릎 아래, 골반과 발뒤꿈치 사이, 다리 아래, 허벅지와 복부 사이에 대서 편안하게 만든다. 바닥에서 아이 자세를 할 때 통증이 발목과 발에서 느껴진다면 침대 끝, 또는 바디워크 테이블 밖으로 발이 나오게 할 수 있다. 엎드린 자세에서 상체를 일으킬 때 발목이 편안하게 지지되도록 한다. 편안한 자세를 찾지 못하면 며칠 동안 다른 수련을 통해 몸을 신장시키고 나서 다시 시작한다. 그렇게 하면 자신의 신체에서 구조 변화가 매우 빠르게 일어나고 있음에 놀라게 될 것이다.

2-6. 골반에 있는 장부 감지

아이 자세는 골반 기저부의 움직임을 '차별화'하는데 매우 적합하다. 몇 번의 호흡으로 골반 기저부 횡격막이 움직일 때 골반의 장부들, 즉 방광, 직장, 그리고 생식기의 움직임을 감지한다. 특히 요도 괄약근과 항문 괄약근에 집중한다. 이들을 강하게 긴장시킨 후 완벽하게 이완시켜본다. 아이 자세는 여자들이 케겔Kegel 운동을 하기에 매우 좋은 자세다. 골반의 장부를 한 번에 한 개씩 이완시키면서 움직임이 어떻게 변화하는지 감지하라.

골반 기저부 횡격막에서 날숨을 구동할 때, 한 개의 강이 두 개로 갈라지듯이 한다. 즉 닻내리기를 한 천골과 미골에서부터 골반 횡격막까지 얼마나 긴장이 줄어있는지 감지한다. 이 강의 흐름 위에서 골반의 장부들이 떠오르는 것을 감지하라.

좌골 주위에서 액체가 회전하며 소용돌이를 이루는 것을 느껴라. 강기슭의 쓰레기들이 강물의 흐름에 제거되듯, 소용돌이는 골반에 있는 노폐물을 제거해 준다. 작은 에너지 흐름이 고관절에 공간을 만들고 골반의 긴장을 제거하는 것을 감지하라.

구조를 넘어 무한으로 현존을 개방시키며 파동에 녹아들어라. 신체를 힘으로 확장시키려 하지 말고 흐름을 통해 중력이 그대를 자유롭게 하도록 허락하라. 숨을 내쉴 때 뼈가 연부조직의 바다 위에 떠다니는 것을 느껴라. 그리고 들이쉬는 숨에 목마른 대지가 바다로 변한 그대를 흡수하는지 느껴보라.

종골, 천골, 그리고 후두골을 지면에 박힌 말뚝처럼 닻내리기 한다. 이 막대가 자석처럼 변해 자기장을 형성한다. 스스로를 공명하는 진동이라고 생각하라. '대상' 레벨로 자신을 느끼지 말고, 빈 공간으로 둘러싸여 있는 미세한 입자라고 상상하라. 자석에 철이 이끌리듯 집중의 힘이 그대를 '재구조화' 시킨다.

'앉아서 앞으로 굽히기' 편에서 설명한 내용을 확인하라. 나선형으로 다시 눕거나 자리에서 일어나기 전에 이 자세 그대로 중력기반 스캔을 하며 몇 회의 호흡을 통해 휴식을 취한다.

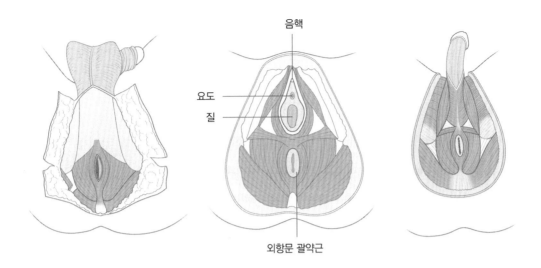

음핵

요도

질

외항문 괄약근

▲ 골반 기저부, 남자와 여자

● 효과

아이 자세는 물구나무서기나 전갈자세처럼 목과 머리의 압력과 긴장을 이완시키는데 기여한다. 무릎 꿇고 앉은 자세에서 아이 자세로 돌아가기 위해서는 우선 발뒤꿈치 위에 있는 골반에서부터 몸을 낮춰가며 천골 닻내리기를 한다. 그리고 척추와 팔 전체로 전달되는 물결을 따라 몸을 신장시키기만 하면 된다. 팔을 통해 흐르는 물결에 닻내리기를 할 때, 특히 팔꿈치와 손목뿐만 아니라 두개골 기저부를 통해서도 닻내리기를 해야 한다.

2-7. LUV 시퀀스

똑바로 누운 자세(앙와위)에서 '중력기반 스캔'을 하고 나서 이 수련을 시작하라.

1) L자 만들기

자궁 또는 골반 안쪽 깊숙한 곳에서 시작되는 호흡을 감지하라. 골반 기저부 표면이 아니라, 이곳에서부터 골반 기저부 횡격막의 움직임을 구동시킬 수 있다면 횡격막이 신체를 지지하는 힘을 더 크게 느낄 수 있을 것이다. 이렇게 호흡을 하면 골반 횡격막이 길을 닦아주는 역할을 하기 때문에 천골과 발뒤꿈치 닿내리기가 훨씬 용이해진다. 또한 천골에서 꼬리뼈를 더욱 확장시켜 척추 하단에서부터 시작되는 에너지 흐름을 최대로 만들 수 있다.

누군가 풀무로 불이 꺼져가는 장작에 공기를 불어 넣어 재점화 시키듯이, 생식기관에 생명력이 살아날 수 있게 몇 번의 호흡을 불어 넣는다. 이처럼 깊은 곳에서부터 이루어지는 호흡을 하면 단지 골격근을 활용해 도달할 수 있는 곳보다 훨씬 먼 곳에 있는 힘의 원천에 도달할 수 있다. 마치 척추동물의 모든 조상들이 상상으로만 갈구했던 힘을 끌어 쓰는 것과 같다. 이제 그 힘이 그대에게로 왔다. 왜냐하면 지금 이 순간을 살아가는 당신이야말로 그대의 조상들이 바라마지 않았던 바로 그 사람이기 때문이다.

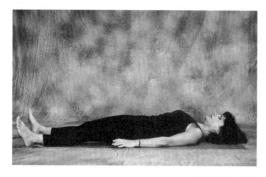 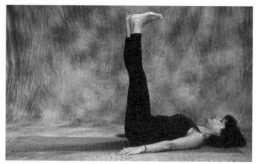

▲ '중력기반 스캔'으로 시작하라. L자 자세

무릎을 굽히고 다리를 세워라. 이때 허리의 '연못'이 깊어지게 한다. 날숨에서 다리가 골반에서부터 시작된 움직임을 통해 위로 올라가도록 하라. 발이 보이지 않는 벽을 타고 미끄러져 올라가 지면과 직각을 이루는 지점까지 도달한 후 멈춘다.

고관절에서 대퇴골을 확장시키고, 무릎관절에서 경골/비골을 확장시킨다. 그리고 발의 양 측면도 확장시킨다. 이렇게 하면 다리 전체에 무게감이 없어지고 들고 있는 다리를 그대로 유지하기 위해 과도한 긴장을 하지 않아도 된다. 몇 번의 호흡으로 이 상태를 음미하라.

들숨에서 몸 전체가 신장되는 것을 느끼며 긴장된 모든 부위를 이완시켜라.

숨을 내쉴 때마다 호흡 물결을 타고 척추가 신장되기 시작한다. 척추와 고관절을 더욱 신장시키고 싶다면 보이지 않는 벽을 다리로 미는 느낌을 가지고 시행하라.

어깨를 바닥으로 쏟는 느낌을 유지하며(역주: 쏟기pouring는 카파로 박사가 즐겨 쓰는 표현이다. 모래 또는 쌀을 바닥에 쏟는 느낌으로 수련하며 골격근을 긴장시키며 쏟는 것은 아니다), 팔을 들어 반원을 그리며 머리 위쪽 바닥에 내려놓는다. 척추를 관통해 흐르는 파동의 수직축뿐만 아니라 어깨와 팔로 흐르는 수평축도 감지하라. 뼈로 이루어진 '액체 수정 매트릭스'가 마치 모래시계에서 모래가 빠져나가는 느낌으로, 어깨, 팔꿈치, 그리고 손바닥을 통해 바닥으로 스며드는 것을 감지하라.

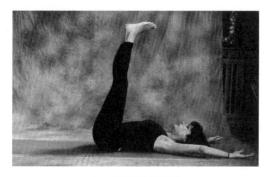

▲   진보된 L자 자세

2) U자 만들기

등과 어깨를 지면에서 이완시키면서, 어깨관절을 중심으로 팔을 수레바퀴의 바퀴살처럼 움직여 손끝이 천장을 향하게 한다. 그러면 팔과 다리가 지면과 수직을 이룬다. 이 자세에서 호흡을 몇 번 더 하면서 척추를 신장시키며 척추와 사지를 통해 수평과 수직의 물결이 관통하는 것을 느껴라.

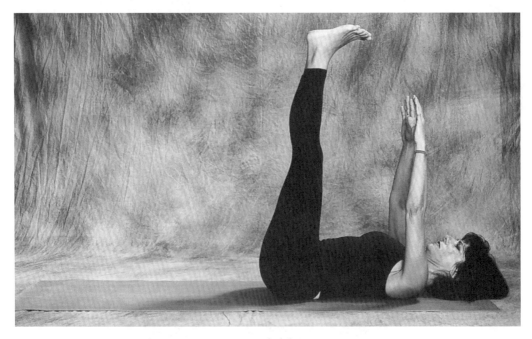

▲ U자 자세

3) V자 만들기

무릎과 팔꿈치를 편 상태를 유지하고 팔과 다리를 모으며 손끝으로 발가락을 부드럽게 잡는다. 이 자세에서 긴장이 느껴진다면 종아리나 무릎 뒤쪽을 잡아도 좋다. 어깨는 바닥으로 '쏟기'를 지속하며 들리지 않게 하는 것이 중요하다.

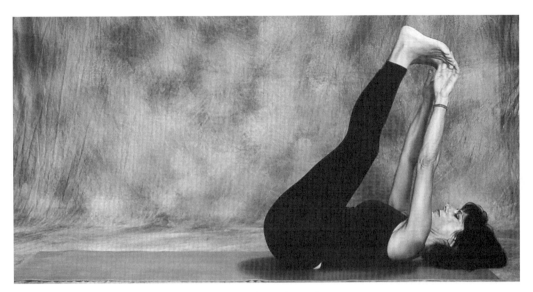

▲ 손가락으로 발끝 잡기

팔과 다리는 '잠자리 수련'에서처럼 저항을 제공하는 지지대로 활용된다. 다리는 어깨가 바닥으로 구를 수 있는 저항을 제공하고, 팔은 꼬리뼈가 바닥으로 닻내리기를 할 수 있는 저항을 제공한다.

고관절에서부터 느리게 다리를 확장하면서 V자 모양으로 편다. 고관절에서부터 움직임을 구동시키면 다리가 관골구에 안착되어 결코 바닥으로 떨어지지 않는다. 골격근을 이용해 스트레칭하지 않도록 하라.

팔을 긴장하고 있다는 느낌이 나면 척추의 근육을 신장시키고 모든 관절들을 확장시키며 이완한다. 이렇게 하면 과도하게 늘어나서 부들거리며 떨리는 근육이 진정된다. 이 동작은 생리학적으로 신전반사가 아니라 신장반사를 활성화시킨다**(역주: 신전반사 stretch reflex는 근육이 늘어날 때 반사적으로 수축하는 현상을 말한다. 하지만 신장반사lengthening reflex or reaction는 특정한 한계에 도달한 근육이 잡고 있던 저항을 뚝 떨어뜨리며 늘어나는 현상이다)**. 따라서 골격근이 체표면에서 잡는 힘이 떨어지며 근섬유의 신장이 일어나게 된다.

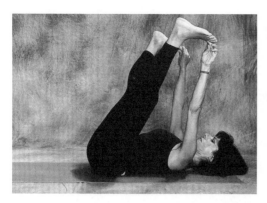
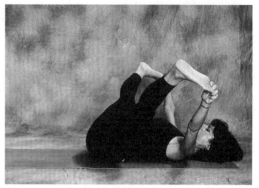

▲ V자 벌리기

자궁 또는 골반 깊숙한 곳에서('**더 큰 차별화: 호흡 깊게 만드는 법**'편을 참조하라) 호흡을 구동시키며 팔과 다리를 다시 모은다. 이 모든 움직임은 숨을 내쉴 때 이루어진다. 숨을 들이쉴 때는 몸과 마음을 이완하며 자신의 현존을 구조를 관통해 경계 너머로 확장시킨다.

발을 잡고 있는 손가락을 풀어 팔과 다리가 U자로 되돌아가게 한다. 이 자세에서 호흡을 몇 번 더 하며 느낌을 음미하라. 그 다음 팔을 천천히 머리 뒤쪽 바닥으로 가져가 L자 자세를 만든다. 바닥에 닿은 팔의 뼈는 '액체 수정 매트릭스'로 변해 바닥으로 쏟아진다.

몇 번 더 호흡하며 신체를 신장하면서 이전의 L자 자세로 누워 있을 때와 V자 수련을 하고 난 후의 변화를 감지한다.

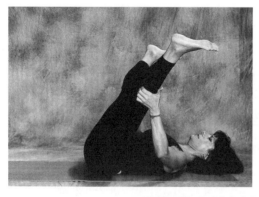
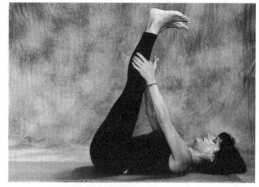

▲ 발끝을 잡을 때 긴장이 발생하면 종아리나 무릎 뒤쪽을 잡는다

4) 다리 내리기

무릎을 굽혀 가슴으로 가져온다. 다음으로 발을 바닥으로 내려놓으면서 허리의 우물을 깊게 만든다. 발볼을 먼저 바닥에 내려놓고 발뒤꿈치를 통해 신전시킨다. 이 자세에서 몸의 신장을 느끼며 발을 펴서 바닥에 놓는다. 앞에서 소개한 블록을 이용한 수련에서처럼 한 번에 다리 한쪽씩 편다.

5) LUV 자세 변화

장부의 운동과 고유운동이 제한되면 연부조직은 긴장된다. 이는 장부의 생명력을 떨어뜨리는 요인으로 작용한다. 심층에 있는 근육의 긴장으로 신체 중심에서 있는 장부의 에너지가 정체될 수 있다. 호흡을 통해 이 에너지가 제대로 흘러가도록 해야 생명력이 살아난다.

장부의 기능이 정상적일 때는 양분 소화와 노폐물 제거뿐만 아니라 호흡과 연관된 모든 움직임도 살아있다. 장부의 움직임**(역주: 장부의 운동mobility과 고유운동mobility을 합쳐 장부의 움직임movement이라고 한다)**이 살아나 에너지 흐름이 좋아지면 유기체 전체가 생명력으로 가득 찬다. 건강하지 못한 신체는 정신적인 문제, 쇼크 그리고 트라우마 등이 누적되어 이와 반대되는 상태에 있다. 즉 습관화된 패턴으로 연부조직 전체가 긴장을 하게 된다.

인체는 '튜브 안에 튜브tube within tube'가 겹친 형태로 다양한 관들이 중첩을 이루고 있다. 빨대를 손가락으로 누르면 빨대의 빈 공간으로 지나가는 액체의 흐름이 막히듯이, 하나 또는 그 이상의 '괄약근'이 긴장하게 되면 마찬가지로 체액의 흐름이 제한되며 장부 전체의 움직임 또한 떨어지게 된다. 따라서 장부의 입구, 목의 식도와 기도, 항문과 요도 주변의 괄약근이 만성 긴장 상태에 빠지면 장의 연동운동, 소화, 호흡, 체액 순환, 목소리의 질이 나빠지는 등 수많은 문제가 발생한다. 다시 말해 중심부의 움직임을 자유롭게 해야 체표면의 긴장을 떨어뜨릴 수 있다.

LUV 시퀀스는 U자 자세에서 시작하는 것을 추천한다. U자 자세에서 등과 목, 그리고 사지 근육에 남아있는 긴장을 이완시킨다. U자 자세는 다른 자세로 바로 전환하기 좋은 자세이다. 수련을 하는 중에 발생하는 생물학적, 구조적 변화로 인해 생긴 잔여 긴장residual tension을 이완시킬수록 신체의 통합에 도움이 된다. 이 자세는 요가에서 하는 어려운 동작을 대체하거나 수련 전 워밍업으로 활용할 수 있다. 어려운 동작을 할 때 자세를 유지하려고 골격근을 과도하게 사용하게 되는데 이 수련을 통해 충분히 준비를 갖추고 시작하면 도움이 된다.

고양이의 복부를 쓰다듬으면 무릎을 펴면서 기뻐하며 소리를 낸다. 자신을 고양이라고 상상하라. 팔과 다리가 공간 속에서 부드럽게 확장하며 무릎과 팔꿈치는 느슨해진다. 복부를 부드럽게 유지하며 호흡을 편하고 자유롭게 한 상태에서 팔다리를 가볍게 흔든다. 이때 호흡이 빨라지지 않도록 주의한다. 처음에는 피로를 느낄 수도 있지만 1분에서 3분 정도 천천히 시행하면 몸 전체가 이완되는 것을 감지할 수 있을 것이다.
이 수련은 림프계를 자극해 면역기능을 높이고, 소화와 내분비 기능을 강화시키며, 몸 전체의 만성 긴장을 떨어뜨려 생명력을 높여 준다. 또한 체표면의 골격근에 각인된 습관화된 긴장을 풀고 호흡을 자유롭게 해준다.

6) 더 깊은 차별화
● 다리 펴고 들어올리기
발을 바닥에 대고 무릎을 굽힌 상태에서 무릎을 펴면서 L자를 만드는 연습에 익숙해졌다면, 이제는 다리를 편 채로 골반 중심을 축으로 해서 마치 다리 전체가 바퀴처럼 움직여 지면과 수직을 이루게 한다. 체표면의 골격근을 이용해 다리를 드는 것이 아니라 LUV 시퀀스를 활용한다면 허리의 에너지를 깊게 하여 점점 더 바닥으로 깊게 잠겨들

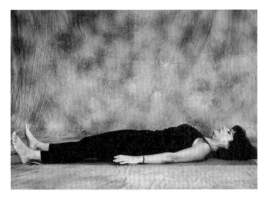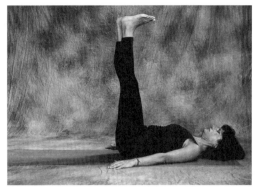

▲ LUV 시퀀스 완성하기

수 있다.

숨을 내쉬면서 다리를 들어 올려 지면과 다리가 수직을 이루게 하면서 허리는 바닥으로 더욱 깊게 쏟기pouring를 한다.

● 다리 내려놓기

LUV 시퀀스가 끝나면 허리의 연못을 바닥으로 더 깊게 만들며(역주: '허리의 연못'은 허리 주변의 근육 긴장이 이완되면서 느껴진다. 액체가 가득 차서 연못처럼 느껴지는 허리가 지면과 '닻내리기'를 하게 되면서 점점 지구 중심으로 '깊어진다') 신체를 재구조화 시킨 후, 반원을 그리며 다리를 천천히 바닥으로 내린다. 이를 통해 형태−이동shape-shift이 이루어지며 중력과의 관계가 재형성된다. 체표면의 골격근을 이용해 움직임을 통제하는 대신, 구조 전체를 통해 오르내리는 지지력을 받아들여라.

소마명상은 '자기구조화'를 강조한다. 공간과 중력을 신체 내부로 '초대'하여 구조를 재형성시킨다. 이렇게 '형태−이동'을 이루게 하는 소마명상 수련은 '물리적인 대상'이 공간 속을 지나가는 일반적인 운동과는 엄청나게 다르다. 필라테스나 다른 운동법들이 코어core의 힘을 개발하기 위해 LUV 시퀀스와 비슷한 형태의 운동을 하고 있다. 이들

운동들에서는 대부분 복부의 근육을 수축하면서 다리의 움직임을 통제한다. 이 운동들이 요통을 감소시키는 데 기여한다는 증명이 이루어졌지만, 여전히 신체가 유동적으로 '자기구조화'하는 능력을 제한한다는 것 또한 증명되었다.

● 휴식과 중력기반 스캔

다리를 펴고 쉬어라. 하지만 자신을 긴장시키지는 말라. '바디'가 변형되도록 내버려두고, 마음이 흘러가는 대로 놔두어라. 매 호흡마다 현존을 확장해 열린 상태에서 무한자가 그대에게 들어오는 것을 음미하라. 숨을 내쉬면서 현존을 확장해 '키싱백'을 이루어라. 상호침투interpenetration가 이루어지지 않는다면 포용도 일어나지 않는다. 상호침투가 없으면 확장도 없다. 모든 강이 하나로 합류하고, 매 호흡마다 '키싱백'이 이루어진다.

심장까지 씻기며 무한에 잠겨들면 그대는 완벽하게 녹아내리게 되고, 비로소 다시 떠오르게 된다. 대상/자신object/self이 세상으로 돌아오는 것이 아니라, 그대 자신이 바로 경계 없는 존재임을 자각하게 된다. 무한한 존재가 떠올라 세상을 포용하도록 내버려두어라.

이러한 연습을 통해 그대는 유동적인 세상으로 진입하고, '이미지/바디'로 이루어진 낡은 '정체성'을 떠나 우주적 본성cosmic nature을 되찾는다. 자신을 '대상/이미지'로 이루어진 '형상'으로 보지 말고 최대의 자유와 살아있음을 '포용'하라. 유동적인 존재가 되어 물 에너지로 가득한 이 땅 위에서 일어나 걸으며 살아가라.

3. 일상생활에 응용

유동적이고 비기계적인 움직임을 발견하게 되면 이제 이 새로워진 신체 상태를 지속시킬 수 있다. '대상/바디'에 기록된 '습관'이 다시 그대를 지배하지 않는지 늘 깨어있어라. 상태 이동state-shifting은 순식간에 일어날 수 있다. 보통 책을 읽어가는 중에도 방금 전에 읽었던 문단의 내용을 잊어버리곤 한다. 마찬가지로 새로운 유동성을 확보했다고 해도 언제든지 기존의 기계적인 활동 패턴으로 되돌아갈 수 있다. 이러한 상실의 순간에 해야 할 일이 바로 자신에게 '분리'가 일어났음을 그 자리에서 알아채는 것이다.

아침 수련으로 하루를 시작했는데 얼마 안 있어 '대상'으로 '단편화'된 자신으로 되돌아갈 때 과정 레벨 인지process-level awareness와 자기감지self-sensing 모드를 빠르게 상기시켜라. 단편화된 '대상/바디' 상태에서는 보통 자신과 타인의 '이미지'를 통해 정보가 교환된다. 이 순간 '자각自覺'하는 법을 배울 수 있다면 우리는 현존을 다시 확장시킬 수 있다. 현존의 확장을 통해 우리는 심층에서 서로 연결되어 있음을 깨닫고 자신을 재발견 하고, 재정의 할 수 있게 된다.

다음은 다양한 일상생활 동작을 하면서 활용할 수 있는 몇 가지 사례들이다.

3-1. 칫솔질 하기

치아를 닦을 때 어깨, 목, 그리고 얼굴 근육을 얼마나 긴장하는지 확인하라. 애써 하려는 자세를 이완하면 어떤 느낌이 나는가? 치아를 닦는 데 어느 정도의 힘이 필요한가? 이러한 발견에 호기심을 가지고 있는가?

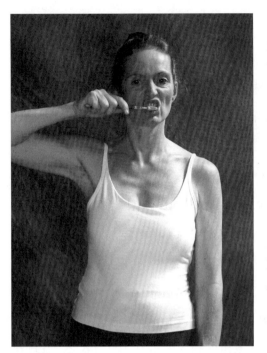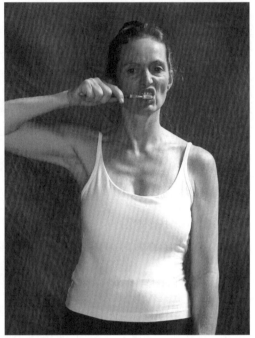

▲ 불필요한 긴장을 하며 이 닦기, 최소 긴장으로 이 닦기

3-2. 거울 보기

거울을 볼 때 안면근육이 어떻게 긴장되어 있는지 확인하라. 그 다음 눈을 감고 호흡을 완벽하게 비운다. 숨을 내쉴 때 사용되는 횡격막이 이완하면, 공기가 아무런 노력을 하지 않아도 폐 속으로 들어온다. 이때 얼굴에 느껴지는 긴장이 이완되는 것을 느껴라. 카메라를 찍을 때처럼 밖의 누군가를 의식하며 웃지 말고 안에서 밖으로 이완되며 나오는 자연스러운 미소를 지어라. 이 미소가 그대의 어깨를 부드럽게 하면 팔과 등의 긴장이 녹아내린다. 천천히 감사와 기쁨의 미소가 따뜻한 빛처럼 얼굴로 퍼져 나간다.

이제 가만히 눈을 뜬다. 거울에 비친 이미지를 눈으로 '잡으려고' 하지 말고 자연스럽게 눈 안으로 흘러들어오도록 내버려 두어라. 그대의 현존이 이미지로 가득 차오르는 것을 느껴본다. 의식적으로 이미지를 붙잡지 않으면서도 보는 것이 가능한지 확인한다. 눈을 감았다 자연스럽게 뜨면서 '지금-여기'와의 연결성이 '한순간에' 새로워지는지 느껴보라. 소마경험은 눈에 보이는 이미지와 자신을 동일시 하지 않을 때 자연스러워진다.

3-3. 괄약근 이완하기

● **요도 괄약근**Urinary Sphincter

소변을 볼 때 과도한 긴장을 하지 않는가? 요도 괄약근을 조여 소변이 나오지 않게 하면 무슨 일이 일어나는가? 참았는데도 계속 소변이 흘러나오는가? 소변이 나오게 하려면 얼마나 이완해야 하는가? 방광의 소변을 다 비우고 나면 어떤 일이 일어나는가? 소변을 다 누고 나서도 요도 괄약근이 계속 이완되어 있는가? 이러한 검사를 소변 눌 때마다 할 수 있다. 요도 괄약근을 어느 정도나 조절할 수 있는지 탐구하라.

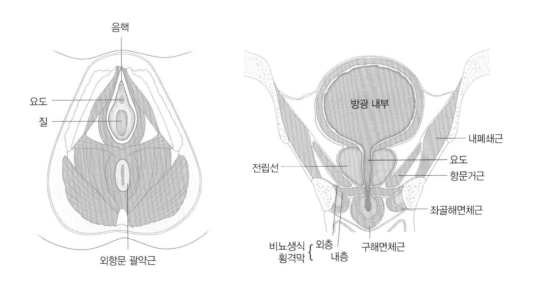

▲ 여성과 남성의 골반 괄약근

● 구강 괄약근Oral Sphincter

입을 가볍게 막으면 무슨 일이 일어나는지 확인하라. 물컵에 빨대를 넣고 윗부분을 손가락으로 막은 후, 이 빨대를 들면 빨대에 담긴 물은 아래로 쏟아지지 않는다. 마찬가지로 혀로 입천장 부위를 막으면 이와 비슷한 일이 일어난다. 장의 연동운동과 호흡의 부드러운 움직임을 방해하는 데는 많은 압력이 필요치 않다. 이러한 막힘은 꽤 오랜 시간 몸에 쌓여 신경계, 소화계, 면역계, 순환계, 내분비계 그리고 정신적인 측면까지 신체의 모든 영역에 영향을 미친다. 장의 운동과 고유운동이 제한될수록 그 움직임을 감지하는 능력도 저하된다.

● 항문 괄약근Anal Sphincter

인체 구조는 '튜브 가운데 튜브'로 이루어져 있다. 이 '튜브'의 양쪽 끝을 막는 괄약근이 조여지면 몸 전체에 기능 장애가 발생할 수 있다. 어린 아이가 가장 먼저 배워야 할 일은 부끄러워하지 않는 것이다. 부끄러움이 발생하면 인간은 보통 입이나 항문을 조이며 몸 안에 자신만의 세계를 만들어낸다. 만일 입과 항문, 양 끝단이 긴장하게 되어 조여지면 이들이 이완되어 풀릴 때까지 거의 아무것도 느끼지 못하게 된다. 따라서 우리에게 부끄러움을 안겨주는 경험을 통제할 수 있어야 한다. 이런 통제에는 돈이 전혀 들지 않는다.

괄약근 긴장을 풀게 되면 자신이 얼마나 투명해지는 느낌이 나는지 감지하라. 이들의 상태를 확인할 때마다 원래의 긴장 상태로 되돌아가 있는가? 그 느낌을 감지하는 데 아무런 문제가 없는가? 이들을 활용한 생리활동을 편안하게 하고 싶을 때 스스로 이완시킬 수 있는가?

3-4. 전화 받기

전화받을 때 어느 정도의 힘으로 전화기를 꽉 쥐는가? 전화기를 잡을 때 어떤 근육을 사용하는가? 목, 어깨, 팔, 손. 어디가 긴장하는가? 이완된 상태에서 전화기를 잡을 수 있는가? 근육을 이완하고 무언가를 잡는 것이 어려우면 우선 더욱 강하게 잡는 것부터 시작하라. 근육을 강하게 수축해서 자신이 하고 있는 동작이 무엇이라는 것을 인지하게 되면 이완시키는 것이 훨씬 쉬워진다. 긴장된 근육을 보상하려고 다른 근육을 사용하는 것보다 이러한 인지운동이 더 큰 도움이 된다.

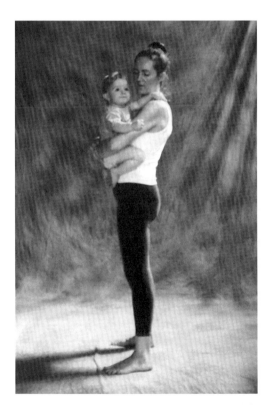 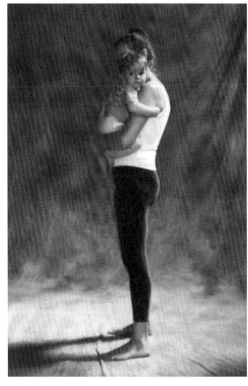

▲ 긴장된 상태로 아이 들기, 이완된 상태로 아이 들기

3-5. 아이 들기

아이를 들 때 얼마나 긴장하는가? 이완하면서 아이를 안을 수 있는가? 호수에 빠진 돌이 물속으로 잠기듯이, 아이의 몸이 액체 상태로 변한 그대의 구조 안으로 쏟기pouring가 일어나도록 내버려 두어라. 중력의 길을 따라 그대의 신체 구조가 '형상-이동'을 하며 지구로 빨려 든다. 중력이 그대의 긴장을 가져가도록 허락하라. 강이 하나로 합류하듯 팔에 느껴지는 아이의 무게와 당신이 '상호침투'를 이룬다. 이런 방식으로 아이를 껴안아 '포용' 하면 기쁨이 증가하는지 느껴보라.

3-6. 운전하기

운전할 때 얼마나 강하게 페달을 '밟으며' 도로를 주행하는가? 수업에 지각을 한 상태에서도 운전을 즐길 수 있는가? 안달하지 않고 운전할 수 있는가? 긴장 없이도 빠른 운전이 가능한가? 운전하다 잠시 멈추게 되면 중력서핑을 해보라. 호흡이 들어오는 것을 느끼며 긴장을 이완한다. 숨을 내쉴 때 몸을 관통해 지나가는 다방향의 파동을 느껴보라. 목적지에 도달하려고 잔뜩 긴장하고 있던 자세를 이완하면 어떤 느낌이 나는가? 운전이 조금 더 부드러워지는가? 운전할 때 현재에 집중하고 있는 자신을 발견할 수 있는가?

소마학습을 배우는 수련생인 코클리코Coquelicot는 장시간 운전을 하고 수련 장소로 찾아왔다. 운전 후 그녀는 피로와 스트레스로 온 몸이 천근만근이었다. 하지만 소마학습을 배우며 운전하는 시간에도 수련을 깊게 할 수 있다는 것을 깨닫고는 뛸듯이 기뻐했다. 그녀는 매우 활기찬 상태로 행복한 표정을 지으며 차를 운전하기 시작했다.

타티^{아나} Tatiana 이야기:
애써^{하려는 것을 멈추고}
통증^{을 변형시키다}

타티아나는 매우 아름답고 재능 있는 의상 디자이너이자 행위 예술가다. 그런데 수년 동안 만성 피로로 온 몸이 쇠약해졌고 통증과 신체 약화로 걸을 수조차 없어졌다. 30대에 미국으로 왔을 때 공항까지 가는데 휠체어를 타야만 했다.

나는 계속 아픔을 겪었으나 시간이 가도 개선의 기미가 보이지 않았다. 소마학습은 내 물리적 신체나 삶의 '스토리'를 개선시키려 하지 않았다. 오히려 내 안에 있는 보이지 않는 원천으로, 나의 영적인 정체성을 찾을 수 있는 직접적인 길안내를 해주었다. 이를 통해 나는 상상했던 것 이상을 배울 수 있었으며 문제의 원인이 내 밖에 있는 것이 아니라는 것을 알게 되었다. 물리적인 몸과 그 몸이 만들어내는 '스토리'로 인해 생긴 과도한 '정체성'이 내 문제를 야기한다는 것을 깨달았다.

내가 배운 것들 중에는 이완하는 능력을 증가시키고, 내부와 연결되는 감각을 느끼는 기법이 포함된다. 아주 작은 주의 집중, 미세한 움직임, 그리고 비-공간적인 움직임 수련을 통해 애써서 하려는 태도를 멈추면 자신의 한계와 통증을 변형시킬 수 있음을 알게 되었다. 나는 중력과 함께 아름다움, 그리고 내적인 우아함을 지닌 채 사랑하고 일하는 법을 배웠다. 물리적인 세계에 내 몸을 마구 부딪치며 누더기처럼 만들어 무능하게 만드는 행동을 멈추게 된 것이다. 소마학습 수련을 2년째 배우고 익힌 나는 40대가 되었는데도 척추가 늘어나면서 키가 약 2㎝는 더 커지고 좋은 자세를 갖게 되었다. 이전의 나는 척추에 석

회화가 진행되어 엄청난 압박이 몸에 가해졌었다. 그로 인해 척추 마디 사이가 거의 융합 될 정도여서 자포자기의 심정이었다.

이전에는 생각지도 못했던 부위에 새로운 공간을 창조하는 법을 배우면서 나는 자신감을 얻게 되었다. 평생 쌓아온 스트레스와 통증을 녹여내는 능력을 가지게 되어 살아가는 데 안심이 되었다. 나는 연출을 맡아서 하던 드라마를 그만두었다. 경쟁하고, 애써서 성취하려 하고 열망하며, 추구하는 태도를 내려놓았다.

몸의 통증이 녹아내리자 다른 사람과의 관계도 개선되었다. 몸이 편안해지니 화도 덜 나게 되었다. 다른 사람을 친절하게 대하고 포용하게 되고 그들이 성장하는 것을 도울 수 있었다. 다섯 번의 유산을 했지만 수련을 한 후 임신도 제대로 할 수 있었으며, 두려움과 부담 그리고 부끄러움까지 변형시킬 수 있는 능력을 갖게 되었다.

내게 일어난 가장 큰 변화는 매일 소마학습 수련을 지속하게 되었다는 점이다. 외부의 전문가 도움 없이도 스스로 변형과 변화를 만들어 낼 수 있게 되었다.

완벽하게 이루려는 옛날의 습관 대신 이제는 수련을 즐기고 있다. 나는 갈망하는 태도가 오히려 큰 장애가 될 수 있다는 것을 느끼고 있다.

또 하나 큰 발견은 천골이 정말 핵심이라는 것이다. 천골에 대해 더 많은 것을 발견할수록 난 더 많은 경험을 하게 된다. 천골은 참으로 핵심일 뿐만 아니라 '미지'의 세계로 인도하는 문이다. 이상한 나라의 앨리스가 문으로 들어가기 위해 자신의 모양을 변화시킨 것처럼 마음먹은 대로 모든 것이 이루어진다. 이러한 일은 생각보다 쉽다. 예를 들어 천골은 이미 화살처럼 생겼다. 그래서 자신이 원하는 곳으로 나를 데려가려고 방향을 지시하고 있다. 천골이 가기를 원하는 바로 그 방향으로 움직이도록 내버려 두기만 하면 나머지 문제는 저절로 풀려나간다. 이 수련은 운동 전문가가 지시하는 동작과 똑같이 내 몸의 자세를 완벽하게 하려고 애쓰는 것과는 엄청난 차이가 있다. 수련을 하면 할수록 나는 학생이면서도 선생이며 이러한 차이는 점점 사라져간다.

소마학습이 내 인생에 미친 가장 큰 영향은 자연스러운 평화를 언제든지 상기시킬 수 있는 능력을 갖게 된 점이다. 삶이라는 드라마에서 경쟁과 두려움에 휩싸이는 대신 언제든 평화로움을 선택할 수 있게 되었다. 난 세상이 '장소'가 아니라 '마음 상태'임을 알아가기 시작했다. 매 순간 인지하면 할수록, 이를 변화시킬 수 있는 힘이 나에게 있음을 자각하고 있다.

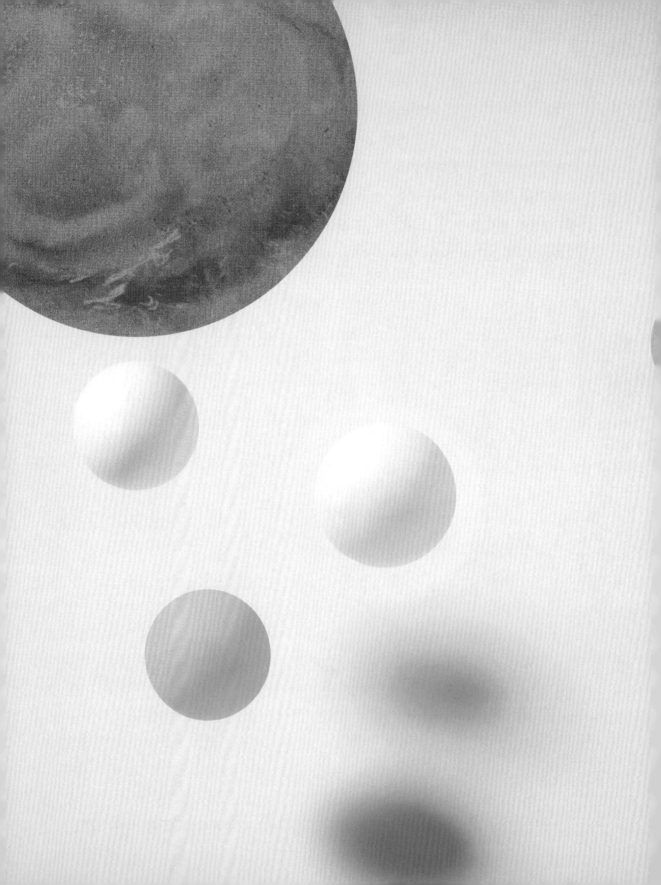

Part 3

언제 어디서나 할 수 있는 소마학습

사람들은 문지방을 이리저리 넘나듭니다.
다시는 잠에 빠지지 마세요!
두 세계가 만나는 곳,
문이 활짝 열려 있습니다.
다시는 잠에 빠지지 마세요!

– 루미Rumi

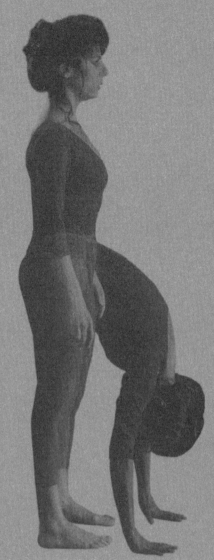

연부조직의 바다에서 몸은 액체의 대륙,
나는 푸른 지구의 심장 소리를 들어요.
생명력 가득한 녹색의 대지는
빛을 원합니다.
흘러내리는 물과 용솟음치는 물이
만나는 그곳을 나는
집이라 부릅니다.

리사 카파로, "섬에서 살기 Living On Island" 중[1]

언제 어디서나 수련
: 바로 서기

3부에서 소개하는 언제 어디서나 수련Anytime Anywhere Practices을 배우면 '매트 너머'로 옮겨가 하루 종일 소마지성을 깨우며 신체를 통합시킬 수 있게 될 것이다.

잠자리 수련과 아침 수련으로 하루를 시작했다면 현존이 차원 확장된 채로 생활할 수 있다. 하지만 신체에 각인된 낡은 프로그램이 어느 순간 다시 자극받게 되면 확장된 현존은 점차적으로 또는 갑자기 줄어들게 된다. 몸에서 발생하는 피드백에 깨어있을 수 있는 정도에 따라 습관화된 프로그램으로 인해 야기되는 다양한 문제들을 그만큼 감소시킬 수 있다. 아마도 당신은 오래된 긴장이 다시 발생하면 기계적이며 비효율적인 움직임 모드로 이동하게 되고, 결과적으로 만성 통증이 재발하게 될 것이다.

차의 기름이 떨어지는 것을 계속 인지만 하고 있는가? 아니면 기름이 떨어졌다는 것을 알리는 경고등이 들어올 때까지 기다리는가? 만성 통증에 대한 일련의 연구 결과는 피드백의 중요성을 잘 알려준다. 수년 전에 피드백의 힘을 아주 생생하게 전해주는 연구 자료를 읽은 적이 있다. 그런데 지금은 정확히 그 자료의 출처가 어디인지 기억이 나지 않는다. 그 연구에 참가한 사람들은 모두 만성 요통을 앓고 있었다. 연구원은 이들에게 벨트를 건네주었다. 그리고 참가자들 등에 있는 골격근에 센서를 부착했다. 등 근육이 수축하면 벨트에 노란등이 켜지고, 과도한 긴장이 생기면 빨간등이 켜지게 되어 있었다. 연구원들은 피드백이 만성 통증에 어떤 영향을 미치는지 3개월간 관찰할 예정이었지만, 연구는 3주 후 조기 종료되었다. 더 이상 만성 통증이 발생하지 않았기 때문이다.

티벳 불교 명상에서는 생각의 움직임을 머리에서 뿐만 아니라 꼬리뼈에서도 감지할 수 있다고 전해진다. 앞에서 소개한 라그넬과 거웨인 이야기가 암시하듯, 통찰 후 일어나는 변형이 어떠하든지 관계없이 그 상태가 계속 지속되는 것은 아니다. 아름답게 변한 라그넬은 끊임없이 추한 노파로 되돌아간다. 그렇기 때문에 수련을 계속 해야만 한다. 마음이 흩어지거나 감정적인 문제가 발생해 차별화 수준이 떨어지면 즉각적으로 이를 자각할 수 있어야 한다. 자기인지가 이루어지지 않는다면 무의식적으로 작동하는 낡은 프로그램이 또다시 구동되며 그대를 나락으로 떨어뜨릴 것이다. 잃어버린 연결성을 인지한 그 다음이 가장 중요하다. '부끄러움'은 '통찰'로 변할 수 있다. '호기심'을 갖게 되면 현존을 지속시키는 '재연결'이 이루어진다. 나는 이 수련을 할 수 있음에 항상 감사한다. 부끄러움 스크립트가 나를 지배할 때에도, 한 호흡이면 재연결이 가능하기 때문이다. 호흡은 내게 있어 저주의 주문을 푸는 '포용'이 되었다. 호흡을 통해 나는 순식간에 아름다움을 찾고 스스로를 재생시킨다.

수련이란 저주의 재발을 막는 도구이다. 어쩔 수 없이 과거의 낡은 프로그램과 믿음 체계가 수면 위로 올라와 그대 몸의 형상을 변화시킨다 할지라도 이를 하나의 선물로 받아들여라. 낡은 프로그램이 구동되는 그 순간이 바로 사고 시스템 심부 구조가 드러나는 때이다. 특정한 환경적 자극이 있을 때마다 계속해서 발동하는 낡은 프로그램을 발견하게 되었다면 이를 일종의 선물로 받아들여라.

키키KiKi라는 불교 수행법이 있다. 키키는 일본어로 '재앙'이라는 의미를 지니고 있다. 일본어 한자로 키키는 '위험' 또는 '기회'란 뜻도 있다. 두려움에 휩싸여 온몸이 경직되는 위험을 자각하면서도, 내게 일어나는 모든 일들을 기회로 받아들이고 이를 포용할 수 있게 된다면, 소마학습을 통한 변형과 변화에 익숙해졌다고 볼 수 있다. 위기와 부담이 되는 상황을 깨어서 감지할 수 있게 되면, 우리를 성숙시켜주는 두 가지 가능성을 만나게 된다. 크리슈나무르티가 이야기 하듯, "당신은 자신의 집이 타고 있는 것을 느낄 수 있어야 한다." 이러한 위기의식을 지니지 못한다면 삶을 변화시키는 에너지를 발견할 수 없다. 위기 상황을 내면에서 변화를 만드는 '중력'으로 활용하지 못하고 거기에 무의식적으로 반응하게 되면 문제는 더욱 고착된다. 위기의식을 지니고 있어야 하지만 낡은 프로그램으로 반응해서는 안 된다. 상황이 주는 부담이 우리를 관통해 흘러가게 내버려둔다면, 새롭게 깨어난 반응력이 내면에 탄탄한 기반을 형성하게 될 것이다.

내가 소마학습 접촉요법touchwork을 수련생들에게 가르칠 때는 보통 상대적으로 고정되어 있고, 죽어있는 것처럼 보이는 사물을 감지하는 법부터 시작한다. 수련생들은 나무, 돌 같은 것들을 접촉하며 '상호침투'를 경험한다. 마치 두 개의 강이 합류하는 것처럼 느낄 수 있다면 이제 다른 사람에게 접촉요법을 할 준비가 된 것이다. 예를 들어, 손에 돌을 올리고 있으면 그 무게에 의해 자신의 긴장패턴이 드러난다. 이를 통해 중력과 적대 관계를 이루고 있는 자신의 습관화패턴을 확인할 수 있다. 중력에 저항하는 태도를 내려놓으면 지구 중심에서 당기는 힘을 돌을 통해 감지하게 된다. 긴장을 풀어놓고 중력의 길을 따르면 인지가 깨어나며, 이 중력이 우리를 자유롭게 해줄 것이다.

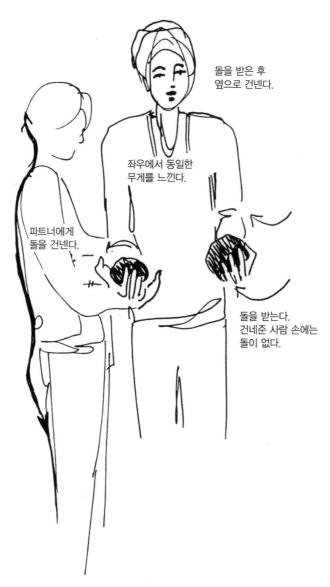

돌을 받은 후
옆으로 건넨다.

좌우에서 동일한
무게를 느낀다.

파트너에게
돌을 건넨다.

돌을 받는다.
건네준 사람 손에는
돌이 없다.

▲ 손에 돌을 들고 무게 평형을 맞춘다

1. 중력과의 관계를 변형시켜라

저항을 멈추면 중력이 우리를 인도한다. 습관화된 긴장패턴을 오히려 삶의 선물롤 받아들이고 포용하면 저주가 풀리고 변형이 일어난다.

소마학습의 핵심은 포용이다. '존재하는 것'을 선물로 받아들일 수 있게 되면 수련에 대한 자신감이 생긴다. 이 자신감은 신념이 되고, 보통 감사하는 마음으로 발전한다. 앞에서 이야기한 것처럼 자신의 삶에서 일어나는 사건에 어떻게 반응하느냐에 따라 내적 본성이 스스로를 드러낸다. 양자역학에서는 이를 불확정성 원리라 한다. 관찰자가 어떻게 보느냐에 따라 빛이 입자 또는 파동으로 스스로를 드러낸다는 사실을 상기시켜라. '존재하는 것'을 선물로 받아들이면, 그래서 감사하는 마음을 지니면, 모든 환경에서 선물을 '발명/발견'할 수 있다. 그러므로 늘 감사하는 마음으로 살아간다면 온세상에 내재된 아름다움과 우아함이 절로 드러나게 될 것이다.

엘렌Ellen 이야기: 가볍고 밝아지다

엘렌은 저널리스트이다. 그녀는 30대 때 심각한 척추측만증으로 척추가 뒤틀린 상태로 나를 찾아왔다. 소마학습 수련을 통해 그녀의 척추는 재배열되었으며, 이러한 변화에 깜짝 놀라워했다. 약 25년 동안 수련을 하면서, 그녀는 자신의 몸에 있던 긴장은 풀어나갔고, 현재 통증 하나 없이 편안하고 우아한 생활을 하고 있다.

최근 나는 25년 전 내 모습이 나오는 꿈을 꿨다. 그 꿈속에서는 고대 로마의 작은 원형 극장처럼 생긴 교실에 한 젊은이가 앉아 있는 모습이 보인다. 그 젊은이는 머리에서 발끝까지 뒤틀리고, 어깨와 몸통은 회전되어 있으며, 척추뿐만 아니라 몸 전체에 지독한 긴장이 어려 있었다. 이러한 꿈을 꾼 것은 현재 가볍고 편안하며 밝아진 내가 과거의 나를 확인하는 것으로 여기고 있다.

카파로 박사가 그녀의 요가 스승 반다 스카라벨리에게 집중 수련을 받고 돌아와서 첫 요가 수업을 열었을 때, 나는 운 좋게도 그 수업에 참여할 수 있었다. 요가는 언제나 내 마음의 고향 같은 느낌을 준다. 하지만 소마학습은 차원이 다르다. 주의 집중이 우리 삶을 얼마나 풍요롭게 해주는지, 이 수련을 통해 알게 되었다. 소마명상은 주의 집중을 통해 생명력을 내 삶에 말 그대로 '각인'시켜 주었다. 이 수련은 재즈 가수가 일말의 주저함도 없이, 자신을 의식하지 않고 노래하는 것과 닮았다. 노래 중에 한순간 음악이 멈추면 곧이어 즉흥적인 음악을 온몸으로 표현한다. 소마학습은 내게 있어 구원이다.

2. 중력기반 스캔: 바로 선 자세

잠자리 수련과 아침 수련을 하면 '존재하는 것'을 '포용'하는 기회를 얻게 된다. 진실로 자신이 누구인지 기억하라. 그대는 에너지가 체화된 무한한 의식임을 떠올려라. 무언가를 고정시키기보다는 '포용'과 '아름다움'에서부터 시작하라. '시도'라는 단어는 조작을 가한다는 의미를 담고 있다. 기계적 교정을 '시도'하는 것은 그게 무엇이든 더 복잡한 '보상패턴'으로 연결되며, 무리 지어 날아가는 기러기가 서로를 뒤따르는 것처럼 자동적인 변형이 일어난다. 무리의 꼬리에서 날아가기 전에 알아채기 바란다. '이미지'에 고착되지 말라. 중력기반 스캔을 할 때는 다음에 제공된 질문을 살펴보고 시작하라. 조금 더 쉽고 정확하게 수련한 이후에야 변화를 평가할 수 있을 것이다.

● **시간: 1분 또는 그 이상**

● **방법**

좋은 자세에 대한 '이미지'에 자신을 맞추려 하지 말고 이완된 상태로 바로 선다. 쉬고 있을 때에도 계속해서 작동하고 있는 근육을 찾아보라. 하지만 절대적으로 옳고 그른 답은 없다.

● **질문/탐구**

• 통증과 불편함이 느껴지는 부위는 어디인가?

• 무게분산을 느껴본다. 왼쪽에 비해 오른쪽에는 몸무게가 몇 퍼센트나 더 바닥으로 가해지는가?

• 발뒤꿈치에 비해 발볼에는 몸무게가 몇 퍼센트나 더 바닥으로 가해지는가?

• 발가락을 오므려 바닥을 잡고 있는가?

- 발의 내측에 비해 외측에는 몸무게의 몇 퍼센터가 더 바닥으로 가해지는가?

- 어느 쪽 어깨가 더 높은가?

- 머리 각도는 어떤가? 예를 들어, 머리가 앞으로 나오거나 턱이 밖으로, 안으로, 위로, 아래로 어떻게 이동해 있는가?

- 척추의 만곡은 어느 정도인가? 위쪽 등이 구부정해서 상체를 앞으로 굽히고 있는가(**척추후만증**)? 또는 허리의 만곡이 커져서 과도하게 허리를 뒤로 젖히고 있는가(**요추전만증**)?

- 몸의 어느 부위에서 무겁고, 딱딱하고, 꽉 잡고 있는 느낌이 나는가?

- 몸의 어느 부위가 가볍게 느껴지는가?

- 몸의 어느 부위가 돌출되어 밖으로 나와 있는가?(**예를 들어, 팔이 벌어져 있는가?**)

- 어느 부위가 상대적으로 고정되어 있는가? 더 부드럽게 흐르는 느낌이 나는 곳은 어디인가?

- 바닥에서 직접적인 지지력을 받는 부위는 어디인가? 발바닥인가, 종아리인가, 골반, 허리, 등, 목 또는 머리인가?

- 머리를 지탱하고 있는 것은 무엇인가?

- 바닥에서 골격계를 타고 올라오는 지지력을 느낄 수 있는가? 또는 목 주변의 근육을 사용해 머리를 바로 세우고 있는가?

- 몸통을 바로 세우기 위해 어떤 근육이 긴장하고 있는가? 목, 어깨, 등, 허리, 허벅지, 종아리, 발목 중 어디가 긴장하고 있는가?

- 호흡을 할 때 어디가 움직이는가? 복부인가, 늑골인가? 몸 뒷면인가, 앞면인가? 다리나 팔 또는 머리에서도 호흡 움직임이 느껴지는가?

- 자신이 어떻게 스스로를 '관찰'하는지 '관찰'하라. 어떤 방식으로 자신을 바라보고 있는가? 주의 집중은 어떻게 작동하는가?

- 전등 빛이 한 곳에서 다른 곳으로 비추듯 주의 집중이 이동하면서 작동하는가?
- 집중을 하는 과정에서 자신의 변화를 감지할 수 있는가?
- 이제 눈을 감은 상태에서 자신의 자세를 머릿속에 그림으로 그려 저장하라. 중력기반 스캔을 하는 중에 무엇을 발견하더라도 수련 후 변화와 비교하는 기준이 된다.

● 생각해 보기

여기서 관찰/감지한 모든 것들은 수련을 통해 일어나는 변화를 파악하는 데 있어 유용한 자산이 될 것이다. 차별화는 당신이 하는 소마학습을 개선시키는 핵심 과정이다. 다시 말하지만, 차별화란 '미묘하게 증가하는 변화와 움직임을 감지하는 능력'을 말한다. 차이를 구별해 감지하는 능력이 높아질수록 반응력과 움직임의 효율성도 높아진다. 그리고 긴장을 덜 할수록 감각은 예민해진다. 어쩌면 '단순히 관찰'하는 것으로 끝나지 않고, 무언가 변화가 일어나고 있다는 사실을 알아챌 수 있을지도 모른다. 얼마나 흥미로운가!

3. 중립 자세 찾기: 바로 선 자세

3-1. 표준적인 무게이동

● 좌우 축

1. 왼쪽으로 무게를 이동한다(한쪽 발 측면과 다리에 더 많은 무게가 가해진다). 중앙으로 되돌아온 후 몇 번 더 반복한다.
2. 이제 무게를 오른쪽으로 이동한다. 중앙으로 되돌아온 후 반복한다.

● 전후 축

1. 앞쪽으로 무게를 이동한다(**발볼로 무게가 가해진다**). 발가락으로 땅을 잡는가, 아니면 다리와 등이 긴장되는가? 확인하라. 중앙으로 되돌아온 후 몇 번 더 반복하면서 움직이는 동안 몸에서 어떤 일이 일어나는지 감지하라.

2. 뒤쪽으로 무게를 이동한다(**발뒤꿈치로 무게가 가해진다**). 중앙으로 되돌아온 후 반복한다.

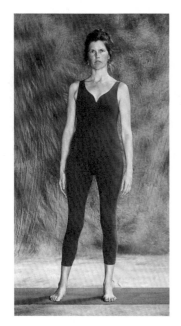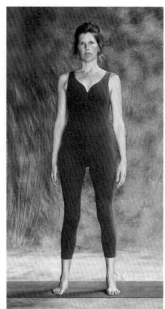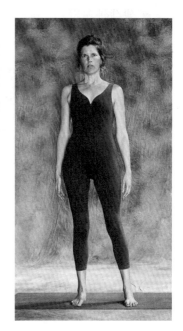

▲ 중립자세를 찾는 무게이동 연습

● 관찰

좌우로 무게이동을 했을 때 고관절이 바깥쪽으로 이동하거나, 이를 보상하려고 몸통이 반대 방향으로 기우는 것이 느껴지는가? 마찬가지로 앞뒤로 무게이동을 했을 때 발가락은 땅을 잡고 몸 전체의 근육은 골격계를 잡고 있는 것이 느껴지는가? 이것이 바로 보상 적응이다. '대상/바디'가 중력장 내에서 움직이면 기계적인 보상이 뒤따른다. 마치 인형의 팔다리처럼 몸 일부가 특정한 곳에 고정되어 있거나 밖에서 덜렁거리는 것과 같다.

이제 움직임을 감지하고 구동하는 비기계적인 방식을 탐험해 보자.

3-2. 소마학습 무게이동

● 좌우 축

1. 왼쪽 다리를 통해 지면을 받아들여라. 나무가 뿌리로부터 수분을 흡수하듯, 지면의 지지력을 받아들여 다리, 몸통으로 끌어올린 후 머리와 팔로 이루어진 가지와 잎사귀에 양분을 공급하라.

2. 오른쪽도 똑같이 시행하라. '대상/바디'를 기계적으로 움직이지 말고, 몸무게가 이동하면서 지면으로부터 올라오는 지지력을 '마셔라'. 위에서부터 아래로 무게가 가해지는 것이 아니라, 자신의 몸무게가 지면에 뿌리를 내리고 있고, 반대쪽 다리에서도 지지력이 올라오는 것을 느낀다.

3. 이렇게 무게이동을 여러 차례 반복하면서 '형태 이동'이 얼마나 유동적이고 어려움 없이 이루어지는지 확인하라. 이제 모든 근육을 이완하고 중립자세를 유지한다. 몸무게를 지면이 어떻게 받치고 있는지 감지하라.

4. 몸무게를 기계적으로 위에서 아래로 가할 때와 소마인지(**비기계적인 방식**)를 통해 아래에서 위로 올라오는 지지력과 자신의 신체가 하나로 '합류'하는 방식으로 무게이동을 했을 때의 차이를 비교하라.

● 전후 축

1. 위에서 아래로 무게를 이동시키지 말고 발볼을 통해 올라오는 지지력을 받아들여라. 밑에서 위로 올라오는 지지력을 느끼며 무게이동을 한다면, 그래서 근육이 뼈를

잡고, 발가락이 지면을 잡으면, 몸에 긴장이 일어나지 않을 것이다. 단지 발과 발목만을 활용하지 말고, 움직임을 작게 하면서 미묘한 자기구조화가 어떻게 일어나는지 감지하라.

2. 이제 발뒤꿈치를 통해 올라오는 지면 지지력을 받아들여라. 땅에서 몸통을 타고, 머리와 팔로 뻗어나가는 지지력을 받아들이며 '형태이동'이 얼마나 일어나는지 확인하라.

3. 몇 차례 더 전후, 중간으로 반복해 이동한 후 얼마나 부드럽고 끊임없이 움직일 수 있는지 확인하라. 모든 근육을 이완하고 중립자세에서 지면으로부터 올라오는 지지력을 감지하라.

● **관찰**

자신의 몸무게가 지면이 아닌 땅 위쪽에 고정되어 있을 때 균형이 얼마나 불안정해지는지 느꼈을 것이다. 몸무게가 나무처럼 땅 안쪽에 고정되어 있다면 균형이 깨지지 않는다. 이 상태에서 여러분은 '뿌리를 내리고' 있다. 근육을 긴장시키지 않고도 신체를 바로 선 자세로 유지할 수 있다. 또한 지지력이 지면에서부터 올라오면 균형을 유지하기 위해 굳이 '보상 적응'을 하지 않아도 된다. 왜냐면, 지지력을 받고 있다면 더 이상 자신을 위쪽으로 끌어당기지 않아도 되기 때문이다. 여러분은 이제 중력과의 관계를 변형시켰다. 중력이 적군이 아니라 아군이 된 것이다. 인간은 인형처럼 고정된 대상이 아니라, 내적으로 전체와 연결되어 있으며, 자신의 형태를 변화시킬 수 있는 존재이다. 그리고 중력이 가하는 힘에 기계적으로 '보상 적응'하지 않고도 유동적으로 '형태이동'을 할 수 있다. '이미지/대상' 레벨에서 관찰자처럼 '밖에서 안으로' 자신을 바라보는 대신, 자기감지, 자기구조화, 자기재생을 하는 소마지성을 일깨울 수 있다.

여기서 경험한 것이 어떤 형태의 변형을 일으키든 여러분이 더 큰 자유와 생명으로 향하는 문이 되어줄 것이다. 소개한 내용을 완벽히 체화시키지 못했다고 걱정할 필요는 없다. 수련을 계속해 나갈수록 좀 더 섬세한 수준에서 차별화가 가능해진다. 또한 수련이 깊어질수록 자신의 현존을 미지의 경계 너머로 확장시키는 법을 배울 수 있게 된다. 내가 기술한 것들과 다른 내용을 체득하게 되면 그것에 중요성을 부여하라. 우리는 '존재하는 것'을 '지금 여기'서 '포용'하며 끊임없는 가능성의 세계로 나아가고 있다. 그리하면 숨을 쉴 때마다 변화가 일어날 것이다.

> 사람들은 문지방을 이리저리 넘나듭니다.
>
> 다시는 잠에 빠지지 마세요!
>
> 두 세계가 만나는 곳. 문이 활짝 열려 있습니다.
>
> 다시는 잠에 빠지지 마세요!
>
> – 루미Rumi

어쩔 수 없이 두 세계가 만나는 곳**('대상' 레벨의 인지가 일어나는 곳과 소마지성이 차원 확장을 이루고 있는 곳)**을 이리저리 넘나들 수도 있다. 소마학습은 '자기마스터' 수련이다. 끊임없이 자신을 발견하고 또 발견하며 소마지성을 통해 현존을 재확장시켜야 한다.

● 생각해 보기

자신을 '이미지' 또는 '추상화된 대상'으로 받아들이면 '바디'를 기계적으로 움직이게 된다. 이렇게 움직이면 끊임없이 신체를 보상하며 똑바른 자세를 유지하려고 애를 쓴다. 시각 인지**(마음의 눈mind's eye으로 밖에서 관찰)**를 통해 관찰하면, 머리 안의 한 지점이 작동하기 때문에 머리의 움직임이 고정된다. 따라서 지면과의 상호작용 능력이 떨어진다.

고유수용감각(**공감각**synesthesia**이라고도 부를 수 있다**[2])을 통해 느껴야 할 곳을 시각 인지로 접근하면 지면과의 분리감이 생긴다. 이렇게 의식이 분리된 상태에서 '자신' 또한 분리된 느낌을 받게 되고, 그렇게 되면 바른 자세를 유지하기 위해 중력과 불필요한 싸움을 끊임없이 하게 된다. 어떤 연구자는 기능하고 있는 뇌의 약 80%가 자신의 몸을 바로 세우기 위해 중력과 투쟁하는데 사용된다고 추정한다. 말할 것도 없이, 이 상태에서는 불필요하고 과도한 긴장으로 몸이 닳고 찢기며, 당연히 얻어야 할 자유와 생명력은 제한된다.

소마인지는 '한순간에', '지금 여기' 모드로 인식한다. 분리된 자신이 공간을 기계적으로 움직인다고 여기지 말라. '이미지'를 통해 형성된 자기 '정체성'의 저주를 풀어내는 방법이 소마학습이다. 소마학습 탐험을 급하게 서둘러 하지 말라. 성취하려고 지나치게 긴장하지도 말라. 가야할 '그곳'은 없다. '존재하는 것'에 자신이 지닌 이미지와 생각들을 강제하게 되면 '갈망'이 생긴다. 반다 스카라벨리는 자신이 가르치는 학생들에게 늘 다음과 같은 말로 지도했다.

> 시간은 무한하니 갈망하지 마세요.
> 갈망하지 않으니 시간은 무한합니다.

만일 우리가 이 탐험을 서둘러 시작하게 되면, 수련이 암시하는 본질을 깨우치지 못하고 어딘가 목적지에 도달하려고 애쓰게 될 것이다. 신부인 다비드 슈타인들 라스트가 말한 것처럼, "레저는 시간을 낼 수 있는 사람의 특권이 아니라, 자신이 행하는 모든 일에 이유 있는 시간을 투자하는 사람의 미덕이다." 수련은 '성취'가 아니라 '깨어있음'이다.

4. 선 자세에서 수평선 불러들이기

4-1. 눈으로 수평선 불러들이기

● 시간: 2분

● 목적

신체 구조 안으로 더 큰 공간을 '초대'하여 자유와 생명력이 최대화되는 것을 감지하기

● 방법

창문 너머로 활짝 열린 수평선을 바라보라. 또는 앞에 끝없이 펼쳐진 수평선이 있다고 상상하라. 이제 눈과 머리 뒤쪽을 통해 이 수평선이 다가온다고 생각한다. 그리고 앞쪽의 수평선과 뒤쪽의 수평선이 머리 안에서 하나로 만나도록 '내버려둔다'. 시선을 한곳에 집중하려고 하지 말고 게슴츠레 뜬 채 눈 주변을 이완하라. 눈은 렌즈와 같다. 하지만 '본다는 것'은 머리 뒤쪽의 시각피질에서 일어나는 사건이다. 이렇게 하는 것이 어렵게 느껴진다면 눈을 감고 시도해보라. 그러고 나서 카메라 셔터가 열리듯 눈으로 빛이 천천히 흘러 들어오도록 하라.

● 평가

이 수련을 잘 하고 있다는 것을 어떻게 평가할 수 있을까? 만일 머릿속에 이미지를 얼마나 잘 그릴 수 있느냐로 평가한다면 이는 밖에서 관찰하는 수련이 된다. 이미지에 따라 보상과 적응이 일어나면 내적인 느낌과 분리가 일어난다. 이보다는 몸 안의 느낌을 깨어서 감지하는 편이 훨씬 유용하고 효과적이다. 수련을 통해 더 큰 자유가 느껴지는가? 예를 들어 머리가 고정되거나 잡힌 느낌이 줄어들었는가? 수련을 통해 더 큰 생명력을 느낄 수 있는가? 더 많은 에너지, 더 부드러운 호흡, 더 깊은 연결성이 확보되었

는가? 머리에 물방울들이 매달려 떠오르는 느낌이 드는가? 근육의 힘으로 머리 위치를 교정하지 않아도 자세 변화가 일어나는 것을 감지하게 될지도 모른다.

4-2. 배꼽으로 수평선 불러들이기

몸의 중심인 배꼽 바로 아래쪽으로 수평선을 불러들여 반대 방향으로 내보내라. 손을 컵 모양으로 만들어 허리에 댄다. 그리고 손에서 에너지가 흘러나오는 것을 감지한다. 이제 손을 치우고 에너지 흐름을 느껴보라. 이렇게 하면 상상의 파트너를 만들게 된다. 상상이 선명할수록 파트너의 지지력 또한 선명해진다. 또다른 방법은 앞에 바다가 놓여 있다고 상상하는 것이다. 마치 빨대로 물을 마시듯, 바다를 배꼽으로 끌어당겨라.

● 평가

수련을 통해 더 큰 자유가 느껴지는가? 수평선을 몸의 중심으로 불러들일 때 천골이 부드럽게 이완되는가? 수련을 통해 더 큰 생명력을 느낄 수 있는가? 어쩌면 골반이 다리 위에서 떠다니는 느낌을 받을 수도 있다. 척추 만곡이 변화하고 다리, 등, 목, 어깨에 있는 긴장이 감소되는 것도 느껴질 수 있다.

4-3. 심장으로 수평선 불러들이기

최대한 먼 곳에서부터 수평선이 흉추 중간으로 들어와 심장과 폐를 채우고 흘러 넘쳐 흉곽까지 가득 채운다고 상상한다. 그리고 가슴을 빠져나간 수평서니 무한자와 '키싱백'을 이루게 한다. 체화된 깨어있음 속에 무궁한 빛과 공간이 다방향에서 하나로 합류하는 것을 감지하며 음미하라.

5. 자연호흡 회복하기: 바로 선 자세

● 시간: 2분

● 목적

호흡을 깊게 하기 위해서는 완벽히 비워야 한다. 숨을 내쉴 때 활용 가능한 다양한 횡격막을 구동시켜 폐의 공기를 제대로 비워내야 숨을 제대로 채울 수 있다. 이 과정에서 호흡은 자연스럽게 깊어진다. 이 연습은 우리가 이미 지니고 태어난 자연호흡, 또는 심호흡을 회복하는 수련이다. 아이가 호흡하는 모습을 본 적이 있는가? 숨을 쉴 때마다 아이 몸의 모든 부분이 함께 움직이는 것을 보았는가? 불행히도 인간은 나이가 들수록 습관화가 진행되어 근육 긴장이 높아져 이렇게 자연스러운 호흡 움직임을 상실해간다.

● 수련 제안

바로 선 자세에서 '중립자세 찾기'와 '수평선 불러들이기' 수련부터 시작하라.

● 방법

턱은 이완하고 입은 닫아라. 골반 기저부에서 두개골 기저부까지 확장되어 있는 풀무가 몸 내부에 있다고 상상한다.

· **날숨**: 등 근육을 긴장시키지 말고 골반 기저부 횡격막을 구동시키며 이 풀무의 공기를 비우기 시작한다. 근육의 압력으로 강하게 공기를 밀지 말라. 긴장하지 말고 가능한 완벽히 풀무의 공기가 비워지게 내버려 두어라.

· **들숨**: 천천히 이완하면서 풀무가 어떻게 채워지는지 감지하라. 코로 공기를 강압적으로 빨아들이지 말라. 점차 횡격막과 근육의 긴장을 이완하면서 풀무 전체를 호흡으로 가득 채워라. 힘들지 않게 풀무를 가득 채우고 완벽히 비울 수 있을 때까지 여

러 번 반복한다. 이제 횡격막이 '코어' 부위를 부드럽게 '포용'하면서 이완되면, 모든 방향에서 율동적으로 들어오는 흐름을 감지하라. 날숨은 좀 더 능동적으로, 들숨은 좀 더 수동적으로 이루어지도록 '허락하라'.

● 평가

수련을 통해 더 큰 자유와 생명력을 느낄 수 있는가? 호흡이 더 충만하고 깊어졌는가? 호흡에 따라 몸의 더 많은 부위가 반응하며 움직이는가? 동시에 더 많이 이완되면서 각성 상태를 유지할 수 있는가? 마음이 고요해졌는가?

6. 고속 척추 이완: 바로 선 자세

척추 신장Spinal Elongation의 다른 버전이며, 무릎을 굽히며 다방향에서 오는 파동을 증폭시키는 수련이다. 하지만 7장 '잠자리 수련'에서 배웠던 누워서 하는 고속 척추 이완과 기본적으로 동일하다. 다만 중력을 받는 자세가 다를 뿐이다. 선 자세에서는 팔을 통해서도 닻내리기를 하며 파동을 흘려보내게 된다.

● 수련 전 확인

수련 후 변화와 비교하기 위한 기준을 마련하기 위해, 잠시 무릎 굽히기를 해본다. 계속 말하지만 근육을 긴장시키지 말라. 과도하게 시행하지 말라. 무조건 열심히 한다고 항상 좋은 결과가 따르지는 않는다.

● 주의

발의 어느 부위로 몸무게가 가해지는가? 무릎의 어느 부위에 무게가 집중되는가? 무릎을 굽힐 때 몸이 내려가고, 무릎을 펼 때 몸이 올라가는 움직임이 정상적으로 일어나는가?

● 방법

바로 선 중립 자세에서부터 시작한다. 머리 꼭대기에 줄이 매달려 있어 무릎을 굽힐 때에도 머리가 아래로 내려가지 못하게 한다고 상상하라. 이렇게 상상하면 무릎을 굽힐 때 척추가 신장되면서 몸에 더 많은 공간이 만들어진다.

- **날숨**: 골반 기저부에서 호흡을 비우기 시작한다(**'자연호흡 회복하기' 편을 참조한다**). 천골 닻내리기를 하며 천천히 무릎을 부드럽게 하면, 자연스럽게 무릎이 굽혀진다. 하지만 아주 조금만 굽힌다. 닻내리기란 지구 중심에서 중력이 당기는 힘을 감지하며 구조 너머로 현존을 확장하는 기법이다. 닻은 문이 되어 먼저 하늘과 땅, 그 다음에 존재하는 모든 것에 감지 가능한 형태로 즉각적인 열결을 이룬다. 몸무게가 무릎에 머물지 않고 발뒤꿈치를 지나 바닥으로 내려가는지 확인한다.
- **들숨**: 완벽하게 이완한다. 횡격막들이 이완되면서(**풀무가 저절로 열리게 내버려둔다**) 호흡이 절로 들어온다. 이때 무릎은 약간 굴곡한 상태를 그대로 유지한다.
- **날숨**: 이제 중력의 힘에 의해 닻내리기가 일어나는 것을 감지하며 무릎을 천천히 편다. 여기서 제시하는 설명은 순차적으로 이루어지지만 실제 수련은 동시적으로 진행된다. 두 번의 호흡(**두 번의 날숨과 두 번의 들숨**)으로 무릎을 굽혔다 펴는 하나의 시퀀스가 이루어지면, 한 번의 고속 척추 이완이 이루어진다. 각 시퀀스 과정마다 닻내리기가 제대로 이루어지는지 확인한다.

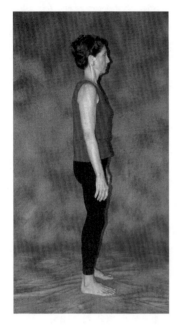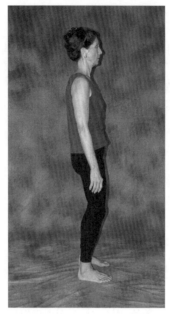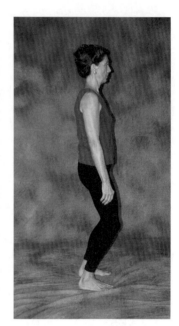

▲ 바로 선 자세에서 고속 척추 이완

- **천골 닻내리기**: 척추로 올라오는 파동을 증폭시킨다.

천골 닻내리기를 통해 요추 아래 두 마디가 아래로 당겨지며, 위쪽 두 마디는 위로 올라가는 파동의 흐름을 탄다. 그러므로 허리를 중심으로 다방향의 파동이 발생한다. 두개골 기저부 닻내리기(**후두골과 턱**)는 머리로 올라가는 파동을 증폭시킨다. 이때 척추 위에 올려놓은 뼈로 된 둥근 공이 단지 까딱거리는 느낌이 아니라, 두개골 전체에서 움직임이 일어난다. 얼굴과 두개골에 있는 22개의 뼈가 연잎처럼 열리는 느낌이 나는지 감지하라.

- **발뒤꿈치 닻내리기**: 다리와 척추 하단으로 흐르는 파동을 증폭시킨다.

이 기법으로 척추를 통해 지면과의 연결을 이루고, 네발 동물과 비슷한 형태로 이족 직립보행을 할 수 있다. 발에 있는 28개의 뼈 모두가 신장되며 나무처럼 땅에 뿌리내린다. 이때 발뒤꿈치는 핵심 뿌리가 되고 나머지 뼈들은 잔가지가 되어 점점 더 깊게 지구 중심을 향해 내려간다.

- **들숨**: 완벽하게 이완한다. 횡격막들이 이완되면서**(풀무가 저절로 열리게 내버려둔다)** 호흡이 절로 들어온다. 이제 고속 척추 이완을 반복하면서 척추를 통해 다방향에서 들어오는 파동을 감지하라. 주된 파동은 허리 위쪽과 아래쪽으로 가는 수직 파동이지만, 이 파동이 신체 각 부위에서 합류하며 다방향의 파동을 이루는 것을 느낄 수 있다.
- **두정 열기**: 호흡에 따라 무릎을 굽힐 때, 이번에는 턱과 두개골 기저부 닻내리기를 한다.

● 평가

이 저점에 이르면 무릎을 굽힐 때와 펼 때 모두 척추가 신장됨을 느끼게 될 것이다. 더 큰 자유와 생명력이 느껴지는가? 일반적으로 무릎을 굽힐 때 허리는 이완되며 펴진다. 이 수련을 통해 여러분은 척추를 신장시키는 법을 배울 수 있었다. 이제 무릎을 편 자세에서도 허리를 열린 상태로 유지시킬 수 있다.

● 수련 후 확인

이 수련은 '잠자리 수련'에서 배웠던, 누운 자세에서 하는 '고속 척추 이완'과 본질적으로 동일하다. 차이가 있다면 중력장 내에서 몸과 중력과의 관계 변화 뿐이다. 수련을 하고 난 후에는 허리와 무릎의 관계성이 개선되어 생동감이 느껴진다. 허리가 열린 상태라면 무릎을 아무리 많이 펴도 잠김무릎locked knee이 되지 않는다. 반면 허리의 압박이 증가하면 무릎이 잠기거나, 무릎에 체중 부하가 과도하게 일어난다. 이게 바로 천골 닻내리기가 중요한 이유이다. 이 수련을 통해 허리가 열릴 것이다.

〈무게를 활용한 방법〉

● 방법

0.5~1.5 kg 정도의 가벼운 아령을 양손에 들고 척추 신장을 반복한다. 아령의 무게가 손을 통한 닻내리기를 활성화시켜 팔 전체의 신장을 돕는다. 이제 아령 없이 손에 보이지 않는 아령이 있다고 상상하며 신장을 반복한다.

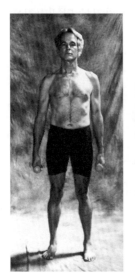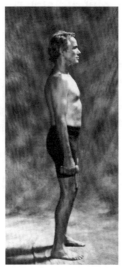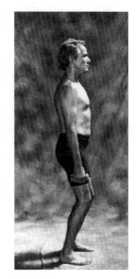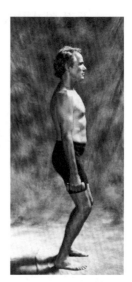

▲ 아령을 들고 하는 고속 척추 이완

〈파트너 접촉을 활용한 방법〉

● 방법

파트너가 있다면 접촉을 통해 에너지를 보내는 기법을 활용하여 훨씬 더 선명하게 척추 신장을 이룰 수 있다. 파트너가 없다면 스스로 촉진자가 될 수 있다. 자신의 손으로 아래 방법을 따라 접촉을 가하며 감각을 증폭시켜라.

1. 한 손은 배꼽 바로 아래에, 다른 손은 허리에 대고 '에너지'가 손에서 흘러나와 수평

선처럼 몸을 관통해 지나가는 것을 감지
한다(혼자 할 때는 자신의 손으로 한다).

2. 한 손은 두개골 기저부에, 다른 한 손은
이마에 대고 '에너지'가 손에서 흘러나와
수평선처럼 머리를 관통하며 두개골을
위쪽으로 띄우는 것을 감지한다(혼자 할 때
는 자신의 손으로 한다).

3. 파트너는 한 손을 천골에, 다른 한 손은
흉추에 댄다(그림 참조). 척추 신장을 할 때
천골 닻내리기를 하면서 척추를 통해 위
로 올라오는 파동을 감지한다. 이때 파
트너의 양손 사이에 놓인 척추 사이에 더
많은 공간이 확보된다. 만일 혼자서 수련

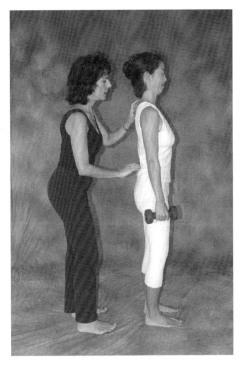

▲ 파트너 접촉을 통한 고속 척추 이완

한다면 한 손은 천골에, 다른 손은 흉골에 접촉하면 된다.

● 평가

아래 지표를 통해 척추가 이완되고 신장되었음을 알 수 있다.

· 머리 압력이 떨어지고 목이 신장된다.

· 두개골이 확장된다.

· 턱이 이완된다.

· 귀와 눈이 열리면서, 마치 누군가 TV 화면을 켠 것처럼 모든 것이 생생하게 느껴진다.

7. 심장 열기

'수평선 불러들이기'를 통해 심장의 문이 열렸다면, 팔을 통한 닻내리기는 이 문을 지속적으로 열려 있게 해주는 도우미이다. 여러분은 이제 척추, 머리, 그리고 다리를 관통하는 중심 수직축과 팔을 통해 심장에서 흘러나와 수평축으로 흐르는 에너지를 통해 현존을 차원 확장할 수 있다. 파동이 흉추를 따라 흐를 때 척추 마디마디에 공간이 생기며 에너지가 방출된다. 이 에너지를 팔을 통해 마시면drinking in 겨드랑이 사이 공간이 열리며 팔을 공간 속으로 자유롭게 띄워준다. 팔꿈치, 손목, 손가락으로 채널을 열면 에너지는 수평축과 수직축을 따라 막힘없이 흐른다. 이때 팔은 신장되고, 관절은 열리며, 근육은 늘어난다. 따라서 팔은 습관화된 긴장으로 뻣뻣한 상태를 벗고 진자처럼 부드럽게 움직인다. 흐름이 막히면 신장elongation을 통해 확보된 척추 사이 공간을 지나던 파동이 끊기고 척추는 다시 막힌다. 이렇게 에너지가 막히면 척추는 긴장된다. 에너지가 막힘없이 흘러야 신체 구조에 어린 긴장이 풀린다.

● **방법**

• **오른팔**: 앞에서 이야기한대로 호흡 물결을 타고 현존을 확장한다. 신장하는 힘이 팔을 통해 전해지면 겨드랑이 사이 공간을 유지하라. 몇 번의 호흡을 하면서 이 느낌을 음미하라.

수련 끝에서 무엇을 감지할 수 있는가?

오른팔이 왼팔과 다르게 느껴지는가? 목은 어떤 느낌인가? 몸 오른쪽과 왼쪽에서는 어떤 차이가 느껴지는가? 목이 열린 느낌이 나면 '아' 소리를 내본다. 오른쪽과 왼쪽에서 진동하는 느낌에 차이가 있는가? 오른쪽 눈과 귀가 왼쪽보다 더 열린 느낌이 나는가? TV 화면이 켜진 것처럼 느껴지는가?

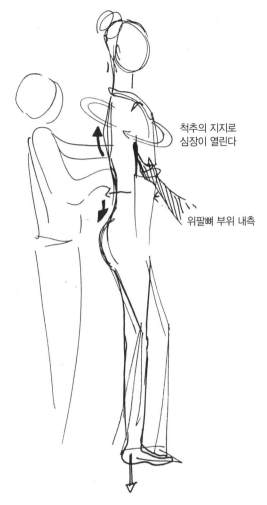

척추의 지지로
심장이 열린다

위팔뼈 부위 내측

▲ 팔을 통해 심장 열기

- **왼팔**: 오른팔에서 했던 것처럼 왼팔로 채널을 확장한다. 모두 끝나면 양팔을 통합한다. 수련이 모두 끝나고 나면 어떤 느낌이 드는가? 가슴이 더 열린 것처럼 느껴지는가? 등 위쪽에서 긴장이 줄어들었는가? 양팔과 양손으로 더 많은 에너지가 흘러가는가?

8. 척추 신장: 무릎을 펴고 선 자세

● 시간: 2분

● 목적

감지력을 구조 너머로 확장시켜 더 넓은 환경과 만나며 스트레스와 긴장을 이완시킨다. 이 수련을 통해 척추의 압력을 떨어뜨리는 다방향의 파동을 감지할 수 있게 될 것이다. 골격계를 지지하는 힘을 더 크게 느끼게 되면, 근육에 덜 의존하며 움직임을 만들어나갈 수 있다.

● 제안

'중립 자세 찾기'와 '수평선 불러들이기', 그리고 '자연호흡 회복하기' 수련을 선 자세에서 하고 나서 '척추 신장'에 들어간다.

● 방법

수평선을 몸의 중심으로 불러들였으면, 천골 닻내리기가 자연스럽게 이루어지는지 감지하라. 풀무 호흡Bellow Breathing을 이용해 골반 기저부 횡격막에서부터 호흡을 시작하며 천골 닻내리기를 하면 더 큰 자유가 느껴진다. '천골 닻내리기'란 공간 안에서 천골이 움직이는 것이 아니라, 무게가 천골을 관통해 움직인다는 점을 기억하라. 숨을 내쉴 때마다 내부에서 일어나는 천골 움직임을 감지하라. 천골 닻내리기가 일어날 때 허리는 이완되어 있으며 천골 닻이 물속으로 떨어지는 느낌이 난다. 근육을 긴장시키지 말고 몸무게 전체가 지구 중심으로 닻내리기를 할 때의 느낌을 감지하라. 천골 닻내리기가 깊어질수록 더 생생한 파동이 척추를 타고 올라온다. 날숨의 파동을 타고 척추를 위로 떠오르게 하면 척추 사이 공간이 더욱 커진다. 현존이 머리 밖으로 확장된 만큼 파동은 멀리 뻗어나간다. 몸무게가 뒤로 이동하게 되면 발뒤꿈치를 통해 지면 깊숙이 현존을 확장하라.

● 확인

엉덩이 주변 근육이 긴장되거나 골반이 뒤로 쳐지는 일 없이 천골 닻내리기가 일어나는지 확인한다.

9. 서서 앞으로 숙이기

● 시간: 2분 또는 그 이상(흥미를 느끼는 만큼)

● 목적

애쓰지 않고도 앞으로 숙이는 수련을 통해 척추 전체가 신장되며 몸 전체가 재구조화를 이루게 된다. 단지 근육만을 스트레칭하는 것이 아니라 관절을 열어주며, 실제 근섬유를 늘려주어 신장반사를 활성화시킨다. 이미 무릎을 편 자세에서 더욱 더 무릎을 펴면서 천골 닻내리기를 하면 신장이 이루어진다(이 방법은 앞에서 연습했던 '고속 척추 이완'과 본질적으로 같지만, 이번에는 무릎을 굽혔다 펴는 것이 아니라 이미 편 상태에서 시작한다는 점이 다르다). 천골 닻내리기를 하면 무릎잠김locked knee이 예방된다는 사실을 기억하라. 무릎이 잠기지 않게 하는 것이 중요하다. 고속 척추 이완과 척추 신장처럼 이 수련도 허리 아래에서부터 시작한다. 허리 아래에서 이루어지는 수련의 파동이 허리 위쪽을 따라 머리로 올라가며 움직임을 만든다.

● 제안

고속 척추 이완 또는 척추 신장 수련에서부터 시작하라.

● 방법

발을 골반 넓이로 벌리고 평행하게 한 후 바로 선다. 숨을 들이쉴 때 몸무게가 약간 몸 앞쪽으로 이동해 발볼 쪽에서 느껴지게 한다. 숨을 내쉬면서 천골 닻내리기를 하고 동시에 이미 펴진 무릎을 조금 더 편다. 그러면 척추를 타고 신장되려는 힘이 커진다. 빛을 갈망하는 나무처럼 무릎을 펴라. 이러한 '갈망'은 '애쓰지 않고' 일어난다. 나무는 자신이 가장 사랑하는 대상, 즉 햇빛을 향해 자란다. 뿌리에서 줄기로, 잎을 지나 꽃까지, 나무를 이루는 모든 세포는 이러한 갈망을 지니고 있다.

무릎을 펴면서 천골 닻내리기를 하는 두 가지 움직임이 동시에 일어나야 한다. 그렇지 않으면 구조를 변화시키는 것이 아니라 오히려 몸이 이리저리 흔들리게 된다. 급하게 상체를 숙여 바닥에 닿으려 하지 말라. 오히려 바닥에 닿으려는 충동에 '저항'하며 몸을 통해 전달되는 파동을 음미하는 것이 더 효과적이다. 허리 위쪽의 근육을 이용해 뭔가 하려는 것이 아니라, 척추 신장의 자연스러운 결과로 앞으로 숙이는 동작이 이루어진다. 앞으로 숙이는 움직임은 파동이 몸을 지나 머리와 발을 건너 이루는 척추 신장의 끝점에서 시작된다. 따뜻한 햇살이 창틈으로 쏟아져 들어와 등을 녹이면, 머리에서 빛이 분출되듯 몸을 앞으로 숙인다고 상상하라.

항아리에 든 물을 부을 때면 그 안의 물이 동시에 움직인다. 항아리 바닥에 있던 물은 자기 차례를 기다리지 않는다. 움직임은 또한 동시에 발생한다. 마찬가지로 발뒤꿈치에서 머리 끝까지 앞으로 숙이는 움직임이 '한순간에' 발생한다. 이때 천골과 무릎의 닻내리기는 계속해서 일어나고 있다. 내적으로 팔이 연결되어 있다는 것을 감지할 수 있게 되면 몸의 부담감이 줄어들고 더 큰 이완이 일어난다. 매 신장이 일어나는 끝점에서

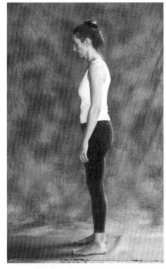
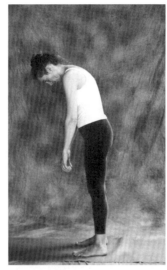
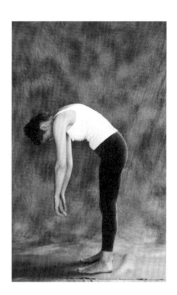
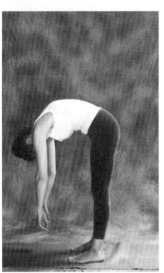
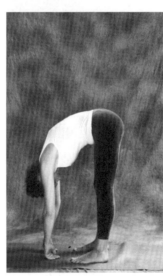

▲ 서서 앞으로 숙이기

척추 윗부분이 앞으로 숙여지면 팔은 떠오르며 부드럽게 진자처럼 움직인다. 이때 척추를 타고 올라오는 파동은 계속된다. 움직임은 팔이 아니라 척추에서부터 비롯된다. 만일 팔이 떠오르는 느낌이 나지 않으면 등을 긴장시키고 있는지, 아니면 팔을 뻗어 바닥을 닿으려고 하는지 확인하라. 또는 팔이 떠오르는 느낌을 정말로 팔 내부에서 감지하고 있는지 확인하라. 척추를 타고 지나가는 파동이 팔에서 손실될 때마다 움직임의 장애요인으로 작용한다.

숨을 들이쉬면서 이완할 때 무게가 조금씩 발볼 쪽으로 이동하도록 내버려 두는 것이 중요하다. 이러한 움직임이 골반을 발 바로 위쪽에 위치하게 하여 뒤로 이동되는 것을 방지한다. 만일 골반이 뒤로 움직이며 흔들리면 척추 신장이 억제된다. 새롭게 숨을 내쉴 때마다 척추를 따라 다방향으로 흐르는 파동을 타고 천골 닻내리기를 하며 무릎을 편다. 긴장이 발견되면 앞으로 숙이기를 잠시 멈추고 그 자세에서 몇 번의 호흡을 통해 신장이 깊어지게 하며, 몸을 편안하게 이완한다. 얼마나 많이 몸을 숙일 수 있느냐는 중요하지 않다. 중력과의 관계를 통해 척추를 신장시키는 수련이다. 신장이 잘 일어났다면 복부를 압박할 때까지 더 숙일 필요 없이, 그 자세에서 편하게 쉬어도 된다.

손이 바닥에 닿으면 몸무게를 손으로 지탱하지 말라. 단순히 손바닥을 발 옆에 내려놓는다. 바닥을 밀지 말고, 손을 통해 바닥으로 현존을 확장시켜라. 발뒤꿈치 뒤쪽을 손으로 잡을 수도 있다. 하지만 몸을 더 숙이고자 하는 충동에 '저항'하면서 체표면의 골격근을 부드럽게 스트레칭하라. 하지만 이 수련은 스트레칭 수련이 아니라 '신장' 수련임을 기억하라. 관절과 척추에 공간이 확보되면 연부조직은 확장된 골격계에 맞추어 새롭게 재구조화된다. 이러한 움직임이 생리학적으로 신장반사를 촉진시킨다.

● **되돌아와 바로 서기**

숨을 내쉴 때 천골 닻내리기를 하며 원래 자세로 되돌아올 수 있다. 커튼 옆에 달린 줄을 당기면, 커튼이 위로 올라가는 것을 상상하라. 천골 닻내리기는 도르래처럼 작용하며, 다리를 통해 땅으로 에너지를 전달한다. 이런 식으로 몸을 펴면 척추 한 마디 위에 또 한 마디가 떠오르며 쌓이듯 움직임이 일어난다. 몸을 억지로 들어 올리려고 목과 등의 근육을 긴장시키지 말라. 몸의 무게는 원래 있던 땅에 그대로 남겨놓아라.

시각 인지를 통해 '대상/바디'를 관찰하라. 통제하지 말고 고유수용감각을 활용해 구조 전체를 감지할 수 있게 되면 머리가 척추 위에서 자연스럽게 움직이게 될 것이다. 척추 전체를 타고 위로 올라오는 파동을 느끼면, 머리는 무게감 없이 척추 위에서 떠오르게 된다. 이번에도 후두골 기저부 닻내리기를 통해 이 파동을 증폭시킬 수 있다. 이렇게 움직이면 두개골도 열리게 된다. 경계 너머로 현존이 확장되며, 구조 너머로 파동이 지나가는 것을 감지하라.

만일 천골 닻내리기가 깨지고 무릎이 잠기면 허리에 압박이 가해진다. 그러면 다음 날 숨에서 천골 닻내리기를 다시 시도하면서 허리의 긴장을 이완시킨다. 무릎은 펴져 있되 잠겨 있으면 안 된다. 마찬가지로 몸을 세울 때 무릎을 굽히지 않고도 움직임이 가능하다. 천골 닻내리기가 제대로 이루어져 있다면 허리 압박은 피할 수 있다. 사실 무릎을 굽히지 않았을 때 신장이 더 잘 일어난다. 하지만 상황에 따라 통증이 발생할 때는 무릎을 가볍게 굽힐 수도 있다.

파동이 흉추를 띄우면 흉추 만곡이 거꾸로 느껴질 수도 있다. 그래서 척추가 몸 뒤쪽으로 이동하는 것이 아니라 허리를 관통해 위로 올라오는 느낌이 들기도 한다. 척추가 확장되면 견갑골은 부드럽게 아래쪽으로 떨어진다. 몸이 펴짐에 따라 팔은 계속 떠오르며 진자처럼 나선형을 그린다. 팔이 척추에서 방출된 에너지를 마시면 심장 중심이 열리며, 이 에너지가 세상으로 퍼져나간다. 여기서 팔은 심장 문을 여는 '닻'으로 작용한다.

● 스쿼트 자세로 이동

앞으로 숙이기 동작 끝에서 머리가 바닥에, 그리고 엉덩기가 하늘을 향하고 있을 때, 쪼그려 앉는 스쿼트 자세를 첨가시킬 수 있다. 다리 사이로 몸통과 팔을 가져오기 위해서는 보폭을 조금 넓혀야 할지도 모른다. 처음 몇 번은 스쿼트 자세에서 균형을 유지할 수 있을 때까지 막대나 정지된 물체를 잡고 몸무게를 지탱해도 괜찮다. 이 동작은 재밌게도 파트너와 함께 할 수도 있다. 스쿼트 자세에서 골반이 뒤로 넘어질 수 있으니 매트를 약간 뒤로 빼서 동작한다. 무릎을 굽히며 척추 방향을 바꿀 때 발뒤꿈치는 바닥에 안착되어 있어야 한다. 그래야 머리가 위로, 엉덩이가 아래로 부드럽게 이동할 수 있다. 손바닥을 모아 기도하는 자세를 만든다. 이 자세는 천골 닻내리기를 촉진시킨다. 척추를 신장시키면서 상체 균형은 잡고 있어야 뒤로 쓰러지지 않는다. 스쿼트 자세는 출산을 준비하는 산모에게도 매우 좋다.

이 자세에서 몇 번의 신장을 이룬 후, 다음 날숨 때 발뒤꿈치로 바닥을 누르며 앞으로 숙이는 자세로 돌아온다(**머리는 아래로, 엉덩이는 위로**). 다리를 펴는 동작은 부드럽고 힘이 들지 않아야 한다. 여기서 몇 번의 신장을 이룬 후 숨을 들이쉴 때 몸무게를 발볼 쪽으로 이동시키고, 숨을 내쉬면서 무릎 뒤쪽을 편다. 앞에서 했던 대로 천골 닻내리기를 하며 '되돌아와 바로 서기'를 한다. 스쿼트 자세를 하기 위해 몸을 움직일 때 통증이 발생하면, 그 지점에서 '되돌아와 바로 서기'로 전환할 수도 있다. 스쿼트 자세를 하지 않고 며칠간 앞 단계만을 연습하며 관절을 계속 확장시킨 후, 다시 동작을 시도해보라. 스쿼트 자세가 훨씬 쉬워질 것이다. '고속 척추 이완'을 몇 차례 반복한 후 수련을 마친다.

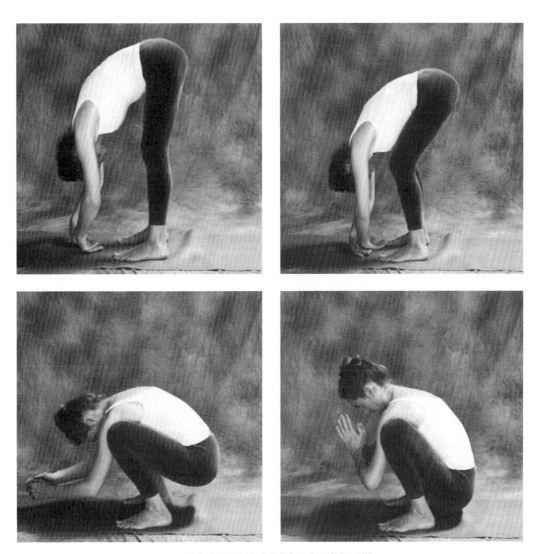

▲ 서서 앞으로 숙인 자세에서 스쿼트 자세로 이동

● 중력기반 스캔으로 변화 확인

수련 결과 무엇을 감지하게 되었는가?

- 신체 구조가 더 많이 열렸는가?
- 허리 아래쪽이 땅에 나무처럼 뿌리내린 느낌이 나는가? 그리고 허리 위쪽이 더욱 가벼워졌는가?
- 위쪽 등에 긴장이 줄어든 느낌이 나는가?
- 어깨가 몸 뒤쪽/아래쪽으로 편안하게 내려간 느낌이 나는가?
- 목이 좀 더 이완되었는가?
- 팔과 손으로 더 많은 에너지가 흘러가는가?
- 배를 꽉 조이지 않아도 복부가 평평해진 것처럼 보이는가?

● 더 깊은 탐구를 유도하는 질문

- 성취하려는 마음에 앞으로 손을 뻗어 근육을 긴장시키면 움직임에 제한이 발생하는 것을 감지했는가?
- 감지하게 되면 성취하려고 애쓰는 태도가 멈추는가?
- 애쓰는 태도를 내려놓으면 발생하는 내면 깊은 곳의 '갈망'을 발견할 수 있는가?
- 이런 긍정적인 '갈망'이 일어나면 어떤 느낌이 드는가?
- 구조를 통해 공간과 빛을 받을 수 있도록 자신을 개방하면 어떤 느낌이 나는가?
- 자신을 개방하면, 현존이 구조 너머로 확장되며 공간 '전체'로 들어가는가?
- 현존 확장과 '키싱백'이 여러분의 즐거움을 높이는가?

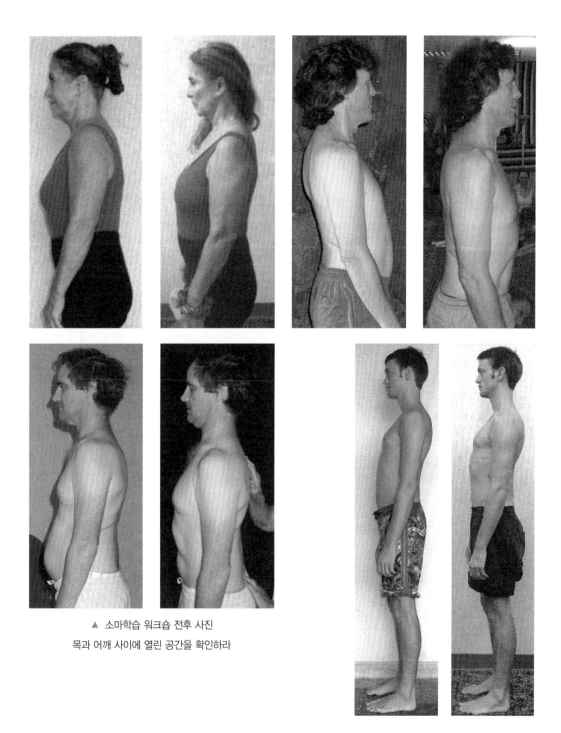

▲ 소마학습 워크숍 전후 사진

목과 어깨 사이에 열린 공간을 확인하라

레카 Reka 이야기:
눈에 보이는 한계 너머로

내 인생에서 이처럼 순수하게 자유와 사랑을 전해주는 수련법을 만난 적이 없다. 소마학습은 오직 나만의 시공간을 허락한다. 이토록 온전하게 나를 채워주는 것은 아직까지 없었다. 나는 혼자서도 조깅, 수영을 즐기지만, 소마학습 수련만큼 완벽한 연결성을 느끼지는 못한다.

개인적으로 시간을 내서 수련을 하기까진 오랜 시간이 걸렸다. 특히 파트너와의 관계 때문에 수련할 시간을 얻는 것이 내겐 도전과도 같았다. 어떻게 시작할 수 있었는지 생각해 보니 신기하기만 하다. 나는 매일 일정 시간을 투자해 성실히 한 가지 일을 하는 그런 종류의 사람이 아니었다. 하지만 이 수련은 계속 나를 떠민다. 수련이 지시하는 길을 따르기만 하면 끊임없이 무언가가 열린다. 타협의 여지도 없이 말이다.

소마학습은 호흡에 따라 '존재하는 모든 것'에 연결되는 풍부한 감각을 얻을 수 있다는 점에서 독특하다. 수련을 하고 있지 않으면 시간이 지남에 따라 감각이 저하되지만, 다시 수련을 시작하면 도저히 잊기 어려울 정도로 풍부한 감각이 깨어난다. 폐의 호흡력을 조금만 활용해도 자신과 대화를 할 수 있다. 나머지는 수련이 채워준다.

수련을 통해 내가 발견한 것은 변화와 위기에 대처하는 새로운 방식이다. 한 가지 예를 들자면, 나는 삶에서 일어나는 모든 일들에서 의미를 파악할 수 있게 되었다. 소마학습을 하기 전 나는 잘 안 되는 일, 실패한 일들에 집착하고 있었다. 하지만 이젠 모든 것이 흐름 속에 있고, 아름답게 이루어지고 있음을 감지하고 있다.

지금 여기 앉아 녹음기 앞에서 말을 하면서도 나는 내 몸 어디가 긴장되는지 감지한다. 몸이 다소 긴장되었지만 그 느낌을 알아채고 있다. 그리고 수련을 할 때처럼 호흡을 통해 그 긴장을 감지하고, 또 호흡을 통해 긴장이 흘러가도록 할 수 있다.

집중을 놓쳤을 때도 이를 감지할 수 있다. 집중력이 깨지면 10분도 채 지나지 않아 다시 이를 자각한다. 모든 것이 선물이다. 수련은 자신을 기준으로 발전해나갈 수 있는 능력을 심어준다. 그리고 지금 여기에 완전히 집중하고 있지 않다는 사실도 감지할 수 있게 해준다.

내 오른발은 선천적으로 기형이다. 그래서 몸무게가 오른발에 가해지면 족궁이 무너진다. 다리를 통해 중력을 인지하고 있지 않으면 중력은 나에게 짐이 되며, 오른발 전체를 압박하고 퉁퉁 부어오르게 만든다. 하지만 나를 통해 올라오는 중력을 감지하고 있으면 모든 것이 내게 열린다.

수련은 발을 바르게 하는 것에만 국한되지 않는다. 발은 몸 전체에서 움직임을 담당하는 일부분일 뿐이다. 다방향 인지를 통해 나는 몸 전체에서 이루어지는 '움직임 가운데 움직임'을 감지한다. 지구와 나를 '상호침투'하는 '중력선'을 느끼게 되면, 발은 더 이상 나를 속박하지 않는다. 차별화 수준이 깊어질수록 벽이 사라짐을 느낀다. 마치 벽을 통해 내가 지나가는 것 같다. 오른 다리, 골반, 복부, 오른쪽 가슴, 어깨, 심지어는 두개골조차 녹아 내리며 내 모든 통증이 사라진다. 그리고 모든 곳에서 동시에 공간이 열리는 것처럼 느껴진다.

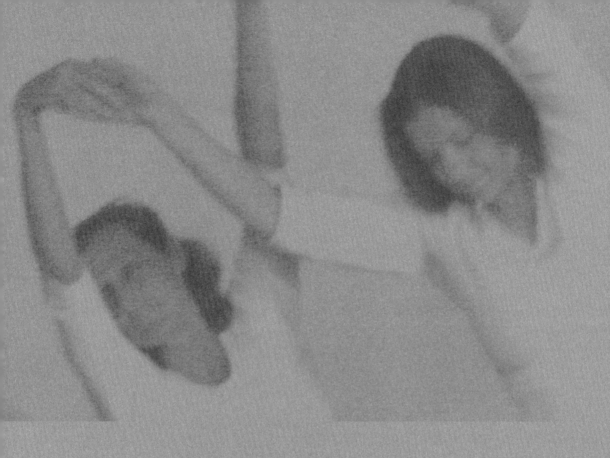

그녀의 몸 전체가 형태이동을 합니다. 생각 없이, 주저함 없이.

발 아래 조약돌과 하나 되어, 물처럼 변한 근육의 이끌림에 따라,

지구의 생명들이 간직한 태고의 들고나는 호흡으로,

먼 조상으로부터 내려온 율동의 흐름을 따라갑니다.

호흡이 가벼워지며 흐름 위로 내려앉으면,

시간이 수직으로 솟구쳐 오릅니다.

리사 카파로가 작사한 노래 "물Water"에서[1]

언제 어디서나 수련
: 걷기

내 딸이 그랜드 캐니언의 오래된 바위 위를 맨발로 움직이는 것을 본다면, 자연과 온전히 일체를 이루며 공간 속에 현존하는 움직임이 무엇인지 알게 될 것이다. 하와이 카우아이 섬으로 딸을 데려간 이유가 바로, 그녀를 '자기지속성'이 가능케 하는 자연 속에서 성장하게 하기 위해서다. 하지만 나처럼 도시에서 태어나 자라는 사람들도 차별화와 현존 수련을 통해 자연과 대화를 나누며 자유와 생명력 가득한 채로 살아갈 수 있다. 소마명상은 소마지성을 활용해 몸을 통한 배움을 가능케 한다. 소마지성이란 지금 여기에서 거리 없음 모드로 기능하는 모든 종류의 인식을 아우르는 개념이다. 천골 닻은 무한한 에너지원으로 연결시키는 문을 열어주어 놀라운 자유와 생명력을 느낄 수 있게 해준다. 천골 닻내리기를 통해 지구와 연결되는 것뿐만 아니라 광대한 우주의 모든 천체들의 움직임과도 상호연결 된다. 우리는 이를 온몸으로 감지할 수 있다. 마찬가지로 소마지성 안에서 고유수용감각은 닻으로 작용해 시각, 청각, 후각, 미각, 그리고 촉각 등 모든 종류의 감각을 정렬시킨다. 뿐만 아니라 느낌, 생각, 예측, 그리고 기억과 같이 의미를 만들어내는 모든 활동도 하나로 배열시켜준다. 고유수용감각은 '지금 여기'에서 즉각적으로 이루어지는 신체 기능이다. 사실 '지금 여기'에서 깨어있는 의식을 체화하지 못하기 때문에 우리는 자신의 현존을 온전하게 차원 확장시키지 못하는 것이다.

이러한 닻이 없다면 신체 구조에 가득한 모순을 극복할 수 없다. 시각 인지는 고유수용감각을 가리고 모순을 조장한다. 렌즈가 빛을 하나로 모으듯, 고유수용감각은 모든 종류의 감각을 하나로 모아 정합적인 형태로 재벼열하고, 모든 의미의 장을 합리적으로 변환시킨다. 소마지성은 고유수용감각을 도구로 우리를 '지금 여기'에 지속적으로 뿌리내리게 한다.

'신체'는 명상을 위한 궁극적인 학습 환경으로 활용될 수 있다. 왜냐하면 신체를 통해 이루어지는 미묘한 '피드백'을 활용해 진보를 이룰 수 있기 때문이다. 마른 땅에서 수영을 배울 수 없고, 달에서 걷는 법을 배울 수 없다. 물과 중력이 있어야 실시간적인 피드백이 가능하다. 마찬가지로 우리가 태어나면서 지니고 있는 이 신체를 '선물'로 받아들일 수 있어야 마음을 여는 도구로 활용할 수 있다. 지금까지 배운 수련법들이 주로 내적인 움직임에 초점을 맞추어 탐구를 해왔다면, 이 장부터는 '공간을 지나는 움직임'으로 현존을 확장하는 법을 배우게 된다. 앞에서 익힌 인지를 차별화하는 기법을 여기서도 활용하게 될 것이다.

최근 나는 소마명상 워크숍을 진행했는데, 걷기 명상이 진행되고 일주일이 지났는데도 여전히 자신이 '걷고 있는 것을 관찰'하고 있는 사람들을 보고 깜짝 놀랐다. 그들은 움직임을 통제해 느리게 걷고, 균형을 찾고, 저 아래쪽 어딘가에 지면이 있다는 사실을 단지 '관찰'하고 있었다. 이들은 이미지로 움직임을 만들고 있었다.

수십 년 동안 걷기 명상을 가르치면서, 나는 하루 몇 분 정도의 수련만으로도 일중일

정도면 엄청난 변화를 이룰 수 있음을 알게 되었다. 수십 년을 투자해 수련해야 깊은 인지가 가능해지는 건 아니다. 매일 조금씩 현존을 확장시키며 차별화를 높이는 것만으로도 충분하다.

'초점 맞추기'가 지닌 문제점 중 하나는 고유수용감각을 떨어뜨리고 시각 인지를 높인다는 점이다. 대상으로 초점이 이동하면 '인지 능력'이 떨어진다. 하지만 고유수용감각을 통한 인지는 초점이 필요 없다. 왜냐면 고유수용감각으로 인지하기 위해서는 내적으로 또는 외적으로 초점을 맞추는 '관찰자'가 필요하지 않기 때문이다. 고유수용감각은 다양한 형태의 지성을 통합하며, 현재에 뿌리내려 현존을 내면 깊은 고요함으로 확장시키고, 탐구를 가능하게 해준다. 나는 걷기 명상을 가르칠 때 '대화'를 첨가시킨다. 소마명상을 통한 '깨어있음'을 발견할 수 있도록 하기 위함이다. 걷기 명상 주에 대화를 할 때 지나치게 '말하고 있는 것'에 초점이 맞춰져 있으면 '의미 공간'이 왜곡되고 현존의 궤도가 어긋난다. 그리고 고도로 추상적인 사고 레벨로 나를 이동시킨다. 사고thought가 중력처럼 현존 궤도를 왜곡시키면, 나는 유위의 영역으로 되돌아간다. 이는 "지나치게 말을 많이 해서 '과거'와 '이야기' 속에서 길을 상실했다"라는 뜻으로 해석할 수도 있다.

내면에서 고요함이 올라와 빛을 밝히면 소마지성은 자기감지, 자기구조화, 자기재생을 지속적으로 일으킨다. 고요한 상태에서 깨어있으면 새로운 통찰이 일어나 인지의 맑은 표면이 드러나게 된다. 이 통찰로 인해 딱딱한 사고는 의미의 새로운 차원으로 재배열을 이룬다. 방해가 되는 옷을 벗어 던지고 자유롭게 수영을 즐기듯 열린 상태가 되라. 이 수련법은 '의지'를 활용한 '행위'가 아니다. 수련을 통해 껍질은 스스로 벗겨져 나간다. '비어있음' 너머로 가려는 '갈망'이 모든 것을 이루게 한다. 나는 빛을 향해 자라는 나무처럼 '갈망'한다. 내가 지닌 '껍질'이 무엇이든, 단지 나에게 적합하지 않기 때문에, 그 껍질은 애쓰지 않아도 저절로 벗겨져 나간다. 벗겨져 나가고 드러난 새로운 층은 나를 더 큰 '비어있음'으로 인도하며 '비차별화된 전체성', 다시 말해 데이빗 봄David Bohm이 이야기하는 감추어진 질서the implicate order 속으로 나를 데려간다. 이러한 일이 '고유수용감각의 빛'을 통해 가능하다.

1. 슬로 모션으로 걷기

걷기 소마명상 수련에서는 차별화를 높이기 위해 느리게 걷는 법을 배운다. 마치 일 초에 수많은 장면을 인지하듯 걷게 될 것이다.

● 방법

바로 선 자세에서 짧게 중력기반 스캔을 하고 시작한다. 지지력이 올라오는 바닥을 느껴라. 바닥에서 올라오는 힘을 느끼면서 몸 오른쪽과 왼쪽에 어떤 차이가 있는지 확인한다. 긴장된 부위가 있는가? 숨을 쉴 때 어떤 움직임이 일어나는가? 준비가 되었으면 체중 이동을 시작한다. 물체가 이동하듯 움직이지 말고, 마치 모래시계에서 모래가 흘러내리듯, 또는 액체 수정 매트릭스가 쏟아지듯 한 다리에서 다른 다리로 무게를 이동시킨다. 다리는 지면에 뿌리내린 상태로 현존을 지속적으로 유지하며 '빈' 다리를 천골에서부터 무게감 없이 앞으로 내딛는다. 반대편 다리 앞쪽으로 한 발 내디디면 좌우 고관절 정도 거리를 이동하게 된다. 땅에 발이 닿을 때 어떤 일이 일어나는지 확인하라. 지면과의 연결성을 유지하며 다리를 통해 지면에서 몸 전체로 올라오는 지지력의 흐름을 느껴보라. 움직일 때 '걷는다는 것'에 대한 자신의 관념을 투사시키면 '물체가 공간을 지나가는' 것처럼 움직임이 일어난다. 결국 자신의 걸음이 시각 인지를 활용한 움직임으로 바뀌면서 지면이 '저 아래 어딘가'에 멀리 떨어져 있는 상태가 된다. 하지만 고유수용감각으로 인지하면 바닥과 접촉할 때 '한순간에' 모든 곳을 느낄 수 있다. 지구 중심에서 중력이 당길 때, 지면은 몸이 바닥으로 쓰러지지 않도록 반대의 힘을 위로 올려 보낸다. 몸 전체의 뼈로 이 지지력을 감지하라. 지면에서 올라오는 지지력을 신뢰하면 몸 어느 부위도 긴장되지 않는다.

눈을 감고 실험해보라. 이 실험은 시각 인지로 인해 발생하는 '추상화'를 없애줄 뿐만 아니라 고유수용감각 인지를 촉진시킨다. 지면 접촉을 하는 발이 '빈' 상태로 땅에 닿을 때 바닥에서 올라오는 지지력이 몸을 채우면 어떤 느낌이 나는지 확인하라.

'초점'을 맞추지 말고 눈을 서서히 뜬다. 눈으로 사물의 이미지를 잡으려 하지 말고 그냥 받아들여라. 세상이 자신을 통해 들어오도록 내버려 두어라. 현존이 확장해 세상과 만나면 신체의 모든 조직을 통해 이를 감지하라. 이미지로 자신을 대상화시키지 않고 감지하는 연습을 하라.

눈을 뜨고 처음 자리로 돌아와 앉는다. 기계적인 분석을 하지 말고 몇 분간 방금 했던 경험을 떠올려보라. 수련을 하면서 느꼈던 점을 글로 쓴다. 내면의 고요함이 언어로 드러나도록 허락하면 소마지성 깊은 곳에서 올라오는 표현이 가능해질 것이다.

2. 팔 수레바퀴로 걷기

● 방법

팔을 활용해 걷기 명상을 하면 다리와 척추를 통한 움직임을 더욱 생동감 있게 느낄 수 있다.

중립 자세에서 시작한다. 우선 일어선 자세에서 '고속 척추 이완'을 한다. 이때 무릎을 아주 조금만 굽히고 천골 닻내리기를 하면서 앞팔을 위로 띄운다. 하지만 어깨는 들지 않는다. 그러면 손끝까지 거리가 고관절 넓이 정도가 된다. 손바닥은 하늘을 향하고 앞

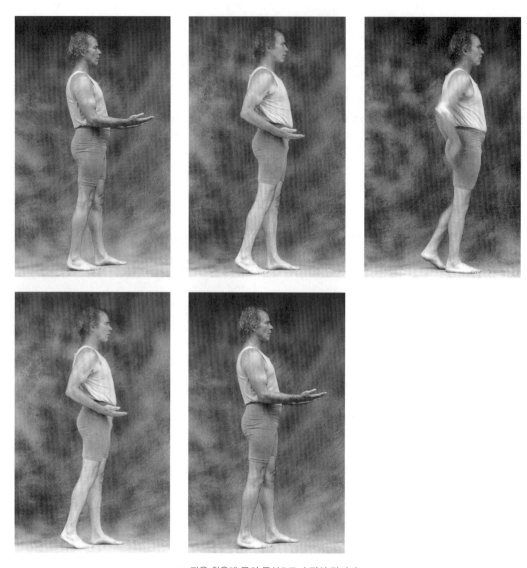

▲ 팔을 활용해 몸의 중심으로 수평선 당기기

팔은 지면과 수평을 이룬다. 움직임은 팔을 통해 구동되는 것이 아니다. '중심 낮추기'를 하면서 일어난 발을 내디딜 때 팔을 통해 몸의 중심으로 수평선을 당기면 에너지가 몸을 관통해 뒤쪽으로 흘러간다. 팔이 수레바퀴처럼 움직이며 허리 옆에서 미끄러지면 천골 닻을 내린다. 이때 천골은 신전extension된다.

닻내리기를 하면서 앞으로 나간 다리를 통해 올라오는 지지력을 받아들여라. 앞발에서 올라오는 지지력으로 몸을 가득 채워 뒤쪽 다리는 무게감 없는 상태가 되게 만든다. 뒤쪽 다리가 가벼워지면 천골이 아래쪽으로 이완되면서 신전될 때 뒤쪽 발을 앞으로 내딛는다. 이 움직임은 다리에서 시작되지 않고 척추 하단에서부터 구동된다.

팔이 원을 그리며 위로 올라와 수평이 될 때의 모멘텀momentum을 받아 뒤쪽의 '빈' 다리가 앞으로 나간다. 이때 다리 근육을 이용하지 않도록 주의한다. 새롭게 앞으로 나간 다리는 지구에서 올라오는 지지력으로 가득 채워진다. 지면과 이루는 연결성을 다리 뒤쪽으로 최대한 많이 받아들여 음미한다. 지구가 나에게 올라오는 것이지, 내가 지구에게 가는 것이 아니다. 지구가 발을 통해 솟구치면 더이상 땅을 밀며 체중을 지탱하지 않아도 된다.

> 세상이 얼굴을 드러내며 공짜로 자신을 내어줍니다.
>
> 선택할 필요도 없어요. 발밑에서 황홀함이 흘러나옵니다.
>
> — 프란츠 카프카Franz Kafka, "감각Senses"에서[2] —

다리가 아니라 몸의 중심에서부터 움직임을 구동시켜라. 다리는 수레바퀴 중심에서 뻗어나간 바퀴살처럼 움직인다. 다리에서 다리로 이동이 이루어지는 이족 보행과는 달리 이렇게 걸으면 지면과의 접촉을 끊임없이 유지하며 돌아가는 바퀴처럼 흘러갈 수 있다.

● 주의

무릎은 이완되어 있지만 구부러지면 안 된다. 만일 무릎을 구부리고 걷는다면 지면을 밀면서 스텝을 밟게 되어 결국 다리에 체중이 가해질 수밖에 없다. 무릎이 체중지지관절weight-bearing joint이 아닌, 체중이동관절weight-transfer joint일 때 최적으로 기능한다는 사실을 기억하라. 걸을 때 무릎에 체중이 가해지는 것은 마치 언젠가 사고가 일어나기를 기다리는 것처럼 위험을 자초하는 일이다. 체중이 오랫동안 가해진 관절에서는 퇴행이 발생한다. 체중이 무릎으로 간다는 것은 천골 닻내리기 기능을 상실했다는 의미이다. 마찬가지로, 무릎잠김이 일어나도 천골 닻이 기능을 잃은 것이다. 무릎과 천골 사이에는 이렇게 밀접한 관련이 있음을 기억하라. 만일 한쪽의 기능이 떨어지면 다른 한쪽을 검사해보라. 예를 들어, 허리가 긴장되고 아픈 사람은 무릎에 체중이 많이 가해지거나 무릎잠김 현상이 진행되어 있을 것이다. 중력기반 스캔으로 수련을 마친다.

● 생각해 보기

이 수련은 일반적인 보행 훈련과 많이 다르다. 보통의 보행은 매 걸음마다 체중이 무릎에 가해지며 관절 퇴행을 조장한다. 다시 말해 걸음을 내디디며 지면을 발로 '치면' 충격이 몸으로 흡수되고 발뒤꿈치에서 머리까지 관절 압박을 일으킨다는 뜻이다. 하지만 '빈' 다리가 땅에 '내려앉으면' 매 걸음마다 관절의 압박은 감소하고 척추는 신장되며 연부조직은 늘어나게 된다. 이 과정에서 인식도 변화를 이룬다. 바로 '공간을 지나는 움직임'에서 '공간이 그대를 지나는 움직임'으로 움직임에 대한 인식이 바뀌게 된다. 팔 수레바퀴가 공간을 끌어당기며 다리 수레바퀴와 지속적으로 상호작용하도록 내버려 두어라. 천골을 떨어뜨려 다리를 앞쪽으로 내딛어라. 팔 수레바퀴를 활용해 수련을 몇 번 한 후에는 팔을 편하게 내려놓고 걷기 명상을 계속 하라. 이때 팔은 진자처럼 어깨 아래에 대롱대롱 매달려 있게 된다. 척추가 바로 선 상태에서 걸으면 겨드랑이 밑에는 언제나 공간이 확보된다. 반다 스카라벨리는 이 겨드랑이 아래 공간을 이탈리안 식당에서 테이블 위에 차려진 소금 그릇에 비유한다. 그만큼 중요한 공간이다.

다리와 마찬가지로, 팔의 움직임은 어깨에서부터 시작되는 것이 아니라, 척추가 이완되면서 방출되는 에너지 모멘텀을 받아 자연스럽게 구동된다. 다리가 '빈' 상태에서 지면에 '내려앉으면' 몸에 긴장, 꼬임, 또는 압박이 잘 일어나지 않는다. 몸무게를 위에서부터 아래로 내리누르지 않기 때문에 쉽게 넘어지지도 않는다. 그 결과 균형 감각이 증가한다. 무예에서 공격하는 발은 항상 땅에 '빈' 상태로

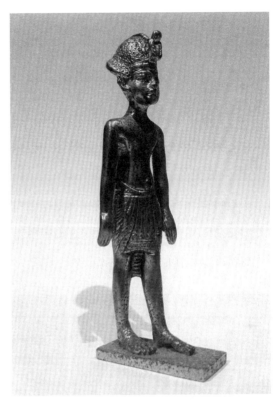

▲ 고대 이집트인이 서있는 동상

'내려앉아' 있다. 그렇기 때문에 그 다리로 무게 이동을 했을 때 땅의 지지력을 받으며 움직일 수도 있고, 갑작스러운 기습에 맞서 자유로운 공격과 방어가 가능해진다. 이런 식의 보법은 울퉁불퉁한 지면에서 균형을 잃지 않게 해준다. 지면에서 올라오는 지지력을 한쪽 다리로 모두 받을 수 있게 되면, 무게가 가해지지 않은 다리는 다른 용도로 자유롭게 사용할 수 있다. 고대 이집트인들은 몸을 하늘과 땅이 만나는 성스러운 공간이며 살아있는 신이 그 안에 체화된 채로 지구 위를 걷는다고 믿었다. 여기서 배운 수련을 통해 고대 이집트인들의 믿음을 확인할 수 있을 것이다.

3. 자연스럽게 걷기

● 방법

'슬로 모션으로 걷기'에서 인지를 이동시켜 더욱 자연스러운 걸음을 개발시키는 수련이다.
걷는 속도를 높이려고 근육을 써서 '애를 쓰면' 오래된 긴장 패턴으로 되돌아가게 된다.
걸을 때 단지 지구가 끊임없이 다가올 수 있도록 바퀴의 속도를 높이기만 하면 된다.
공간이 몸에 열리면 굳이 애써서 움직이지 않아도 된다. 수평선이 끊임없이 눈으로 다
가오도록 내버려 두어라. 그리고 배꼽을 관통한 수평선이 반대쪽으로 흘러나가도록 허
락하라. 이거면 충분하다.

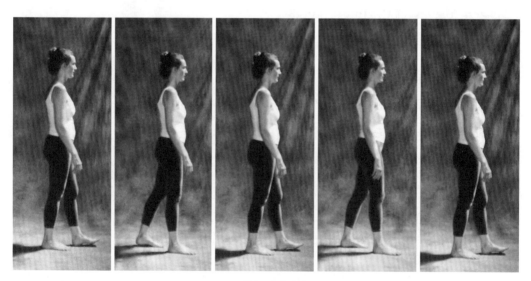

▲ 자연스럽게 걷기

4. 오르막길 걷기

여기서는 많은 사람들이 일상적으로 오르막길을 걷는 것과 다른 방법을 제시한다.

걷기 명상의 차별화된 부분은 걸음이 구동되는 위치이다. 또한 내딛는 다리가 들리지 않고 수레바퀴처럼 회전한다는 점이 걷기 명상과 일반적인 걷기의 다른 점이다. 비탈길을 오를 때 몸을 앞으로 숙이고 걸으면 다리를 들어야 한다. 그렇게 때문에 또 바닥에 힘을 주어 밀게 된다. 바닥을 밀어서 체중을 위로 이동시켜야만 한다는 생각을 버리고, 아이들이 패들링(역주: paddling은 파도타기 널에 엎드려 양손으로 물을 저으며 널빤지를 앞으로 이동시키는 놀이이다) 하듯 물을 타고 움직여라. 다리 뒤쪽에 체중을 가해 걷는 대신 땅이 그대에게 다가오도록 내버려 두어라.

5. 내리막길 걷기

내리막길을 걷는 것은 위험할 수 있다. 내리막 지형에 익숙하지 않다면 길을 내려갈 때 넘어져 무릎을 다칠 수 있다. 그러면 무릎에 염증과 통증이 발생한다.

척추 신장을 하며 무릎을 약간 굽혀 몸을 뒤로 살짝 기울인 채 내려가면서 먼저 그 길에 익숙해져라. 다리가 물레방아라고 상상하라. 발바닥 바로 아래에 물의 표면이 있다. 걸을 때마다 물레가 돌아간다고 상상하라. 현존이 확장되면 지구가 당기는 힘에 의해 넘어지지 않고도 내리막길을 물레방아에 담긴 물이 이동하듯 내려갈 수 있다.

계단을 오르내리는 것도 오르막길과 내리막길을 걷는 것과 유사하다. 서 있는 다리를 통해 지구에서 올라오는 지지력을 감지할 때까지 수련한다. 처음엔 느리게 움직인다. 특히 다리와 고관절에 문제가 있다면 더욱 조심해야 한다.

6. 관념운동성 움직임

관념운동성 움직임Ideokinetic movement이란 "근육 자극이 아니라 상상력으로 이루어지는 물리적인 움직임"으로 정의할 수 있다. 무언가를 달성하려고 근육을 의도적으로 긴장시킬 필요는 없다. 이미지가 스스로 결과를 만들어내도록 내버려 두어라. 소마지성은 자기구조화를 만들어낸다. 직접적으로 근육을 움직여서는 다양하고 미묘한 움직임을 만들어내기 어렵다.

관념운동학Ideokinesis에서 활용하는 방법을 잘 설명해주는 예가 있다.[3] 우선 자신이 개미로 가득한 모자를 쓰고 있다고 상상해보라. 개미들이 두개골 뒤쪽에서 두정쪽으로 모자를 당기듯 두피를 끌어올린다. 이때 머리 근육을 움직이지 않아도 두피 움직임을 감지할 수 있는가? 두개골 전체의 느낌은 어떤가? 마찬가지로 걷기 소마명상을 할 때에도 상상력이 스스로 작동하도록 내버려두고 그 움직임을 단순히 따라가보라.

- 큰 바퀴 안에 있다고 상상하라.
  자신이 나무로 된 커다란 바퀴 안에 있다고 상상한다. 걸음을 걸을 때 바퀴 중심의 차축이 돌아간다. 지면에서 올라오는 지지력을 받으며 걸으면, 바퀴가 돌아가 발밑으로 이동한다.
- 뼈만 남아서 걷는다고 상상하라.
  근육은 없이 오직 뼈만 남은 신체가 걸어가고 있다고 상상한다. 이러한 상상으로 걸을 때의 느낌을 즐겨라.
- 골반을 그릇처럼 느껴라.
  골반을 물로 가득찬 그릇이라고 상상한다. 걸을 때 그릇에 든 물이 흘러내리지 않게 해보라.

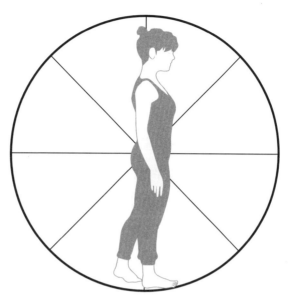

▲ 큰 바퀴 안에 있다고 상상하라

7. 달리기

달리기는 이 책의 범주를 넘어서는 주제인 것 같다. 하지만 이미 달리기를 즐기고 있는 사람들을 위해 소마인지 달리기에 대한 힌트를 제공하고 싶다. 피트니스를 한다는 명목으로 도로 옆에서 과격한 동작으로 달리는 사람을 보면 안타까운 느낌이 든다. 내게 소마학습을 배우러 오는 이들 중에는 무릎 또는 고관절에 인공관절수술을 받은 사람들이 있다. 그들은 자신의 건강을 유지해줄 것이라 믿으며 엄청난 에너지를 쏟아 달리기에 열중한다. 그런 모습을 보면 연민이 생긴다.

당신이 현재 달리기를 즐기고 있다면 지나치게 많은 노력으로 몸을 혹사시키기보다는 앞에서 설명한 수레바퀴 운동을 적용해보라. 걸을 때 생기는 탄력이 파동으로 변해 다리 뒤쪽으로 올라온 후 척추, 머리, 팔을 지나 구조 너머로 지나가는 것을 느껴보라. 관절에 압박이 느껴진다면 자신이 몸무게를 너무 많이 쏟으며 달린다고 보면 된다. 지면에서 발을 통해 올라오는 지지력을 받아들일 수 있을 때까지 속도를 줄여서 움직여라. 거리를 쿵쾅거리며, 앞으로 쓰러질 듯 달릴 때와 '애쓰지 않고' 움직였을 때의 차이를 구분하라. 몸에 느껴지는 긴장을 지면에서 올라오는 탄력 파동 속에서 이완시켜라. 견갑골 내측에서 손가락 끝까지 퍼져나가는 상승기류를 감지하라. 양쪽 견갑골 사이에 머리털만큼의 공간만 있어도 상승기류를 받은 날개처럼 무게감 없이 떠오르는 느낌이 들 것이다. 척추가 신장되면서 흘러나온 에너지 파동을 타고 움직이면 등의 긴장이 벗겨져 나간다.

달리기를 하다 원형 트랙을 돌 때 원심력과 구심력의 미묘한 힘이 소실되지 않도록 해보라. 애쓰지 않아도 중력이 움직임을 도와주는 것과 마찬가지로 이러한 힘을 잘 활용하라. 몸에 긴장을 만들지 말고, 자연스러운 호흡 리듬을 타고 구조에 전해지는 모멘텀을 조절하라. 자연스럽게 달리기를 하면 이때 발생한 모멘텀이 몸을 추진시켜 첫걸음을 떼게 만든다.

여기서 내가 제시한 것은 맨발로, 그리고 앞발(**발 앞쪽**)을 활용해 움직이는 수련이었다. 대부분의 운동화는 달릴 때 발뒤꿈치를 안정화시키는 디자인으로 되어 있다. 이런 종류의 운동화는 관절에 엄청난 압박을 가한다. 몇몇 신발 회사들이 앞발을 이용해 달리기를 할 수 있는 운동화를 제작하고 있다. 유연성을 높이고 압박을 줄일 수 있는 신발의 도움을 받을 수 있지만, 어쨌든 콘크리트나 아스팔트 길 위를 달릴 때는 항상 조심해야 한다.[4]

● **생각해 보기**

달릴 때 '공간이 그대를 관통해 흐르는 움직임'과 '그대가 공간을 지나가는 움직임' 사이의 차이가 더욱 명료해진다. '대상/바디'가 공간을 이동locomotion하는 기계적인 움직임에서 벗어나라. 그리고 '새로운 삶'이 주는 생생함을 지닌 채 깨어 있으라.

…그리고 신발을 태우며,

다리 아래에서 솟구치는 도로 위를 지나

불꽃의 중심을 향해 달려갑니다.

거기, 불꽃에 휩싸인 곳,

우리는 멈추어 섭니다.

타인의 눈 속에서

그리고 새로운 삶을 사는

자신을 발견합니다.

저녁에 태양이 떠오르네요.

― 리사 카파로의 시, "함축overtones"에서 ―

걷기 수련을 할 때 지면과의 관계를 통해 척추가 어떻게 신장되는지 알 수 있었다. 습관화된 긴장으로 호흡에 제한이 생기지 않는다면, 몸 전체를 관통해 올라오는 지지력을 감지할 수 있다. 자신의 움직임에 주의 집중을 한다면, 근육을 애써서 움직이지 않아도 척추가 신장된다. 이에 따라 장부 또한 무게감이 사라진다. 사실은 무게를 몸 전체가 받아 고르게 퍼트린 것이다.

시인 아드리엔느 리치Adrienne Rich는, "그대의 진정한 집은 안드로메다 은하 갈라진 틈, 차원이 없는 정적 속에 있다네"라는 표현을 했다.

구조의 한계를 떨쳐버려라. '이미지/바디' 레벨에서 발생하는 한계를 넘어 '소마인지'가 살아나는 '과정' 레벨로 현존을 확장한다면, 그대가 땅을 관통해 움직이고 땅이 그대를 관통해 움직이는 것을 감지할 수 있다. '접촉'이라는 것에 대해 잠시 생각해 자. '이미지/대상' 레벨에서 우리는 어떤 사람을 기분 좋은 '대상'으로 생각하며 '접촉'한다. 또는 가까이하고 싶고, 부드럽게 교정하고 싶고, 치료 행위를 하고 싶은 '사물'이라 생각하며 접근한다. 하지만 '소마인지'가 살아나는 '과정' 레벨에서는 '접촉'이 확장되어 '당신' 과 '그 사람' 모두가 깊고 세밀하게 '상호침투'한다. 걸을 때 지면과 연결되는 것도 이와 마찬가지로 과정 레벨의 접촉이다. '저 바깥 어딘가'에 변화시켜야 할 그 누군가가 존재하는 것이 아니다. 오직 에너지와 형상을 통해 무한한 공간을 '마시고', '키싱백'하라.

듣고 말할 때에도 '과정 레벨 인지'는 '대상 레벨 인지'와 다르게 기능한다. 따라서 여기서 배우는 운동을, 유기체가 기능하는 것과 마찬가지로, 의식을 '상태 이동'시키는 실험으로 받아들여라. 영국 천문학자이자 철학자인 아서 에딩턴Arthur Eddington은 물리학자와 수학자들이 원자에 대해 기술하기 위해 무슨 작업을 했는지 설명한다. 우선 물리학자와 수학자들은 원자에 대한 사고모델mental model을 만들고 정확하지 않은 세부사항들을 주도면밀하게 제거해 나갔다. 원자 이미지를 구성할 만한 요소가 거의 남지 않은 지점에 이르렀을 때에야 그들은 원자 레벨에서 무슨 일이 일어나는지 좀 더 명료한 지식을 얻을 수 있었다. 이는 불교 경전인 『법화경』에 나오는 산스크리트어 네티 네티 neti neti를 연상시킨다. 네티 네티는 "이것도 아니고 저것도 아니다"라는 뜻으로, 현실의 진정한 본성을 가리키는 말이다.

마찬가지로, "나는 여기에, 당신은 저기에 있다"라는 생각 또한 잘못이다. 그러니 자라면서 습득한 이미지, 스토리, 감각, 긴장을 모두 지워낸다면, 진정으로 자유로운 흐름이 드러나게 될 것이다. 수련은 '개인적'이지만 '나에 대한' 이미지 체험은 그렇지 않다. 예를 들어, 수련 전에 머릿속으로 상상하던 일과 다른 반응이 수련 중에 생길 수 있다. 하지만 여러분은 수련을 통해 지면에서 올라오는 지지력을 온몸으로 느낄 수 있다. 따라서 수련은 엄밀히 말해 '개인적'이며 '즉각적인' 경험이라 할 수 있지만, '나에 대한 이미지' 체험은 그렇지 않다. 걷기 명상은 특별한 목적 없이 이루어지는 '심미적' 경험이다. 걷기 명상을 할 때 심미적인 느낌은 '의도'에서 시작하여 '현존'으로 확장하는 과정에서 느껴진다. 목적을 지닌 걷기와 걷기 명상의 차이점을 구분해보기 바란다.

예전 워크숍에서 나는 해질 무렵 '걷기 명상' 다음으로 '앉기 명상'을 하기 위해 바닥에 내려놓은 스웨터를 집어 올렸다. 이때 무언가 미묘한 변화가 일어나 내 걷기 수련에 영향을 주었음을 감지했다. 목적을 가지고 하는 행위, 무언가를 성취하고, 어디론가 가려는 욕망 자체가 걷기 수련에서 얻어지는 고요한 심미적 경험에 영향을 미친다. '인지'에 시간과 거리 감각이 생겨나면 걷기 명상이 흐트러진다. 이게 바로 정신적인 시공간이 만들어지는 원리이다. 나는 여러분이 '탐구'하며 살기를 바란다. 자유롭게 탐구하며 '시간 없음'의 문으로 들어가길 희망한다.

페니 Penny 이야기:
질병을 치유하는 변형 학습

50대 후반인 페니는 세계적으로 유명한 작가이자 웅변가이다. 질병으로 몸이 쇠약해진 그녀는 좋아했던 직장을 떠나야만 했다. 그 후 페이는 인간 잠재력 계발 요법들을 수도 없이 체험해 보았고, 요가와 춤 등 다양한 형태의 신체 운동도 해보았다. 그녀에게 소마학습은 '안에서 밖으로' 감지력을 높이는 고도로 차별화된 수련이 되었다. 수련 결과 그녀는 질병에서 탈출하게 되었다. 그리고 다시 세미나를 열고, 글을 쓰며, 고객들을 만날 수 있게 되었다.

신경학적인 문제로 인해 내 보행에는 문제가 발생했다. 다리가 약해지고, 몸의 균형은 깨졌다. 하지만 누구도 나의 문제를 정확하게 진단하지 못했다.

소마학습은 나에게 치유와 힘을 선사했다. 걷기 힘들다고 느낄 때마다 수련을 통해 스스로 아름답게 걸을 수 있는 것을 보고 깜짝 놀라곤 한다. 내 안의 의식적인 인지 변화가 보행을 변화시킬 수 있다는 사실도 매우 놀라웠다.

고유수용감각을 통해 감지하게 되면서, 나는 지면에서 올라오는 지지력을 받아들여 매우 건강하게 걸어 다녔다. 아이 때 걷던 방식을 새롭게 발견하자 질병은 점차 사라졌다.

나는 예전에 가끔씩 몸이 떨리는 느낌이 있었다. 하지만 지금은 그때의 떨렸던 감각이 되살아나면, 이제는 어떻게 해야 사라지게 할 수 있는지 안다.

요즘도 몸이 긴장되고 딱딱하게 느껴질 때가 있다. 그러면 소마학습 세션을 받으러 간다.

하지만 언제나 몸 균형은 잘 유지되고 있다는 느낌을 받고 있다. 하지만 세션을 받은 후엔 몸-마음-정신 전체가 더 큰 행복을 느낀다. 누구나 소마학습 수련을 할 수 있다. 소마학습으로 어떤 문제를 지닌 사람이라도 도움을 받을 수 있을 것이다.

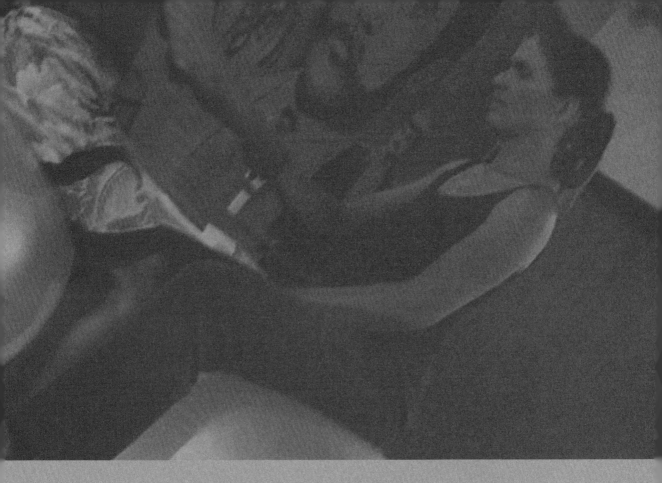

성취하려고 긴장할 필요는 없어요.

삶을 변화시키려고도 하지 마세요.

그대 깊은 곳, 사랑이 무엇을 원하는지 느껴보세요.

그러면 희망하는 일들이 다가옵니다.

갈망하는 마음을 멈추세요.

시간은 무한하답니다.

리사 카파로의 시, "기도 The Invocation**"에서**[1]

CHAPTER 11

언제 어디서나 수련
: 앉기

이 수련은 좌식 생활에 현대인들에게 매우 도움이 된다. 현재 아이들조차 붕괴된 자세로 몸이 반쯤 접어진 채 많은 시간을 앉아서 생활한다. 그러니 신체 구조에 문제가 생기지 않을 수 없다.

인지를 조금만 변화시켜도 구조와 기능이 엄청나게 진보한다는 사실을 알고 있다면, 어떤 일을 할 것인가? 이 수련은 공공장소, 일터, 자동차 안, 여러분이 살아가는 어느 곳에서도 할 수 있다. 매우 미묘한 수련이기 때문에 적용할 수 있는 상황은 무한하다. 인체 특정 부위를 반복적으로 사용하는 것에 따른 긴장성 증후군, 두통, 그리고 만성적인 긴장은 현대인들에게 만연해 있는 질환들이다. 하지만 하루 몇 분 정도의 수련만으로도 부드러운 '자기인지'를 온종일 유지하며 이러한 문제들을 예방하고 퇴치할 수 있다.

우리는 미래를 위한 생존 경쟁에서 살아남기 위해 투쟁하지 않고도, 움직임 가운데 즐거움을 만끽할 수 있다. 내가 늘 하는 질문이 있다. "움직임의 즐거움을 희생할 만큼 가치 있는 일이 있는가?" 이 질문을 품고 사는 것이 내 삶에 큰 도움이 되고 있다. 움직임의 즐거움을 포기하지 않고도 자신이 원하는 일을 할 수 있을까? 우리가 정말 좋아하는 일을 하면서 그 일이 주는 즐거움도 높이고 능률도 새로운 수준으로 향상시킬 수 있는 방법이 있다면 얼마나 좋을까? 이것이 바로 내 동료이기도 한 다른 수많은 전문가들이 품고 있는 생각이다. 어떤 세계적인 피아니스트는 앉아서 하는 '척추 신장' 기법을 배우고 나서 손이 마치 하늘의 새처럼 건반 위를 떠다니는 것을 느끼고 흥분해 어쩔 줄 몰라 했다. 피아노 건반을 치는 미묘한 뉘앙스도 변화하였고, 장시간 몸에 긴장을 느끼지 않고도 연주할 수 있는 능력이 생겼기 때문이다. 그녀는 단지 아주 작은 '인지 인동'을 이루었을 뿐이다. 척추증으로 척추가 약화되어가던 한 교사도 매일 몇 차례 '고속 척추 이완' 수련을 했을 뿐인데 모든 통증이 사라진 경험을 했다.

1. 의자에 앉기

● 준비

견고하고 평평한 의자를 준비한다. 등받이는 없거나 기울기가 최소인 것이 좋다. 바퀴 의자보다는 다리가 달린 의자가 좋지만, 바퀴가 달린 의자밖에 없다면 바퀴를 한 곳에 고정시켜라. 그리고 고관절에서 무릎까지 각도가 거의 발생하지 않도록 의자 높이를 조절하라. 다리는 지면과 수직을 이루고 발은 바닥에서 떨어지면 안 된다. 의자가 너무 낮으면 견고한 베개나 이불을 좌골 아래에 놓아 높이를 사진처럼 조절한다.

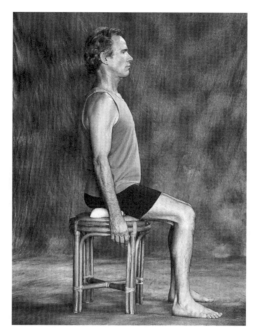

▲ 의자에 앉아서 하는 수련

● **자세**

발은 평행이 되게 지면에 붙이고 양발 사이가 고관절 넓이(**엉덩이 넓이**)가 되도록 벌린 후 정면을 보고 의자에 앉는다. 그러면 좌골을 통해 지지력을 감지할 수 있다. 등을 뒤로 기대지 말라. 등받이와 팔걸이가 없는 의자가 좋다. 다음에 제시하는 중력기반 스캔은 선 자세에서 했던 것과 동일하다. 차이가 있다면 앉은 자세에서는 의자를 통해 좌골로 올라오는 지지력과 바닥을 통해 발로 직접 올라오는 지지력을 동시에 느낄 수 있다는 점이다.

선 자세에서 중력기반 스캔을 계속 수련해 왔다면 굳이 지시 사항을 따르지 않고 스스로 변용해도 된다. 앉은 자세에서 하는 중력기반 스캔 방법을 몇 번 따라해 보고 나서 수련 방법을 이했다면 같은 원리를 다른 자세에도 적용해보라. 이게 바로 창조적인 접근이다.

1-1. 중력기반 스캔: 앉은 자세

중력기반 스캔은 초기에 기준점을 마련해 주어 수련 후 변화를 좀 더 쉽고 정확하게 평가할 수 있는 지표가 된다.

- **시간: 1분 또는 그 이상**
- **제안**

현재 몸에 '있는 그대로 존재하는 것'이 무엇인지 관찰하라. 틀어지거나 불편한 느낌이 감지되더라도 처음엔 그것을 교정하려고 애쓰지 말라.

- **방법**

좋은 자세에 대한 '자기 이미지'를 투사하지 말고, 이완된 상태로 앉는다. 편안히 쉬고 있는 자세에서 어떤 근육이 '작동'하고 있는지 발견하라. 옳고 그름을 판단하는 정답은 없다.

1-2. 다리 교차해서 앉기

- **자세**

이 수련은 바닥에 직접 앉아서 한다. 어떤 다리가 앞에 나와야 자세가 편안한지 확인한 후 그 자세로 수련을 시작하라. 하지만 수련을 하면서 다리 위치는 계속 바꿀 수 있다. 블록이나 접은 이불, 쿠션 등을 골반 아래에 놓아 편안하게 이완된 자세를 만들어도 좋다. 서혜부가 당기는 느낌이 난다면 한쪽 또는 양쪽 다리를 받쳐주어라. 그래도 서혜부, 고관절, 무릎, 또는 발목에 스트레스가 가해지면, 이 수련은 다음에 해도 된다. 의자에서 하는 수련을 여러 번 반복하고 신체가 좀 더 유동적인 상태로 변하면 다른 자세에도 쉽게 적용할 수 있다.

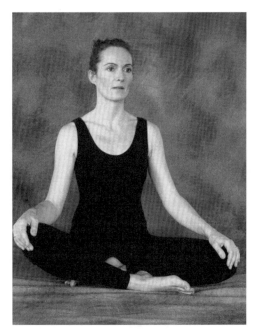

▲ 다리 교차해서 앉기

● **도움이 되는 질문**

• 통증과 불편함은 어느 부위에서 느껴지는가?

• 무게분산을 느껴라. 오른다리에 비해 왼다리에는 어느 정도의 무게가 가해지는가?

• 발에 비해 좌골에는 어느 정도의 무게가 가해지는가?

• 오른쪽과 왼쪽 중 어느 쪽으로 더 몸무게를 많이 지탱하는가? 어느 쪽 어깨가 더 올라갔는가?

• 머리의 각도는 어떤가? 예를 들어, 머리가 앞으로 나갔는가? 턱이 바깥쪽, 안쪽, 위쪽, 아래쪽 중 어디로 들렸는가?

• 척추 만족은 어느 정도인가? 등이 뒤로 휘었는가**(흉추 후만증)**? 또는 허리가 과도하게 신전되어 있는가**(요추 전만증)**?

• 몸의 어느 부위가 무겁고, 꽉 잡는 느낌이 나는가?

- 몸의 어느 부위가 가볍게 느껴지는가?

- 몸의 어느 부위가 잘 안 느껴지며 밖으로 돌출된 느낌이 나는가?

- 몸의 어느 부위가 상대적으로 고정되어 있고, 또 어느 부위가 부드럽게 흐르는 느낌이 나는가?

- 지면 지지력을 직접적으로 느낄 수 있는가? 지지력이 발을 통해 다리로 전달되는가? 아니면 좌골을 통해 허리, 등, 목, 또는 머리로 전달되는가? 머리를 받쳐주는 구조물은 무엇인가? 지면에서 골격계를 통해 올라오는 지지력을 느낄 수 있는가? 아니면 목 주변의 근육으로 머리를 바로 세우고 있는가?

- 몸의 어느 부위에 있는 근육이 긴장하며 자신을 붙잡고 있는가? 목 근육인가, 아니면 위쪽 또는 아래쪽 등 근육인가? 허벅지, 종아리, 무릎, 어깨 중 어디인가? 호흡할 때 어디가 움직이는가? 복부, 늑골, 등과 가슴 중 어디인가? 다리와 팔 또는 허리에서도 움직임이 감지되는가?

- 자신이 '관찰'하는 것을 '관찰'하라. 집중력을 전등처럼 활용해 한곳에서 다른 곳으로 이동하며 관찰하는가? 집중하는 부위가 바뀌면 느낌도 변화하는가? 고유수용감각을 활용해 관찰하고 있는가? 그 느낌은 어떠한가?

- 이제 자신의 자세에 대한 '그림'을 머릿속에 저장하라. 지금 관찰한 내용이 무엇이든 수련 후에는 변화가 생길 것이다.

● 생각해 보기

지금 관찰한 모든 내용은 수련을 마친 후의 변화된 결과와 비교할 수 있는 자산이 된다.

2. 중립 자세 찾기: 앉은 자세

● 시간: 1분

● 목적

자신이 어떻게 앉는지 확인할 수 있기 때문에 습관화된 긴장 패턴을 최소화하고 지면 지지력을 최대화시킨다.

● 방법

• 전후 축: 골반을 앞쪽으로 살짝 굴리면 치골이 의자 쪽으로 내려간다. 그리고 나서 이완하면 골반이 다시 중앙으로 이동한다. 같은 동작을 몇 번 더 반복하면서 발바닥을 통해 좌골을 지나 머리까지 이어지는 움직임을 전체적으로 감지한다. 화살표처럼 생긴 천골첨이 앞쪽을 가리키면 요추 앞쪽은 오목해지고, 천골첨이 뒤쪽을 가리키면 요추 뒤쪽이 오목해진다. 애쓰지 않고도 중력과의 관계를 유동적으로 변화시킬 수 있는지 확인하라. 끝난 다음엔 근육을 이완하며 척추를 바로 세운 자세에서 편안히 쉬어라.

● 평가

더 큰 자유와 생명력이 느껴지는가?

골반의 움직임에 따라 머리가 움직이는가? 아니면 상대적으로 머리가 고정된 느낌인가? 만일 머리 움직임이 고정된 느낌이 나면 시각 인지 모드로 움직임을 '관찰'하는 태도를 내려놓고 고유수용감각으로 '감지'하라. 이렇게 관찰 모드를 전환하게 되면 머리가 몸의 움직임과 분리되어 고정된 느낌이 녹아내린다. '이미지'로 이루어진 '정체성'을 이완하고 '안에서 밖으로' 고유수용감각의 빛을 깨워 감지하면 머리의 움직임은 자연스럽게 골반의 움직임을 따르게 된다.

• 좌우 축: 풍선에 가득 든 물 쏟기

풍선에 가득 든 물을 쏟듯 몸무게를 한쪽으로 쏟아라(**역주: 허리를 한쪽으로 기울인다기보다는 골반 위쪽이 그대로 평행이동한다는 느낌으로 시행한다**). 그러면 한쪽 다리가 물로 가득 찬 느낌이 든다. 그리고 나서 다시 중립 자세로 돌아온다.

● 관찰

무게를 한쪽으로 이동하면 몸통 반대쪽이 이 움직임을 보상하며 기우는 것을 감지했는 가? 아게 바로 '보상 적응'이다. 이 방법을 통해서도 내적인 움직임을 파별화해서 경험 할 수 있다. 하지만 다음 무게 이동 방법은 여러분의 중력 중심이 변화함에 따라 더욱 미묘한 자기구조화를 이루게 해줄 것이다.

• 좌우 축: 움직임 가운데 움직임으로 만들기

'대상/바디'를 움직이지 말고, 뼈로 이루어진 '액체 수정 매트릭스'가 머리에서부터 척 추를 타고 오른쪽 고관절에 달린 수도꼭지를 통해 흘러나와 다리를 지나 지면으로 쏟 아진다고 상상하라.

누운 자세에서 팔꿈치를 통해, 마치 모래시계에서 모래가 쏟아지듯, 뼈로 이루어진 '액 체 수정 매트릭스'가 쏟아지게 했던 것과 동일한 형태의 수련이다. 다만 이전에는 골반 과 다리를 통해 같은 일이 일어났다. 중력이 자신과 함께 하는 느낌은 어떠한가? 무한 자와 사랑의 춤을 추는 것같은 움직임이 생기면 흥겨움이 생기는가? 지구 중심에서 당 기는 힘과 반대되는 지면 지지력이 몸 전체를 통해 올라오는 것을 '마시며', 동시에 지 면과 공간에 '상호침투'하여 '키싱백'하라. 애써서 근육을 긴장시키지 않아도 새롭게 형성된 중력 중심 주위로 신체가 재구조화를 이룰 때 연부조직의 느낌을 감지하라. 그리고 이렇게 재구조화된 연부조직 안에서 자유롭게 떠다니는 뼈의 움직임을 음미하라.

● **다리 교차해서 앉기**

의자에 앉아 수련을 한다면 한쪽으로 충분한 무게 이동을 하기 어려울 것이다. 다리를 교차한 상태로 앉아서 수련을 하면 다른 느낌이 난다. 수련을 통해 어떤 변화가 일어나는가? 통증은 어떻게 변했고, 긴장된 부위는 어떻게 이완되었는가? 호흡은 어떻게 변했는가?

● **생각해 보기**

앞에서 기술한 두 가지 형태의 무게 이동 방법 중 후자가 '형태 이동'을 이루는데 더 미묘한 결과를 가져온다. 고유수용감각을 활용해 '움직임 가운데 움직임'을 '차별화'시키는데 더 유효한 방법이 후자이다. 무게 이동을 할 때 '액체 수정 매트릭스'가 나선형으로 쏟아져 내려간다고 상상하고, 그 느낌을 감지하면 골격계 주변의 연부조직을 재구조화하는데 큰 도움이 된다. 이를 통해 근섬유는 늘어나고, 근막은 신장되며, 조직의 층과 층 사이의 뼈가 이동하게 된다.

반면 풍선에 든 물을 쏟듯이 움직이면, 이러한 형태의 무게 이동은 매우 큰 힘이 가해지기 때문에 보상과 적응이 유발된다. 따라서 몸무게가 여전히 지면 위쪽에서 '고정'된 채로 남게 된다 '움직임 가운데 움직임'으로 자신을 감지하게 되면 움직임에 대한 보상이 일어나지 않는다. 무게 이동에 따른 변화를 보상하려고 잔뜩 긴장하며 신체를 고정시키지 않아도 '형태 이동'이 가능해진다.

3. 수평선 불러들이기: 앉은 자세

3-1. 눈으로 수평선 불러들이기

● 시간: 1분

● 목적

신체 구조로 더 많은 공간을 '초대'하여 자유와 생명력을 높인다.

● 방법

볼 수 있는 최대한 먼 곳에 수평선이 있다고 상상한다. 이제 이 수평선이 앞쪽으로는 눈으로 뒤쪽으로는 머리 뒤쪽에서 다가온다. 앞쪽의 수평선과 뒤쪽의 수평선이 만나도록 내버려 두어라. 감았던 눈을 이완하면서 가볍게 뜬다. 이때 그 어떤 사물도 눈으로 초점을 맞추지 않는다. 눈은 렌즈처럼 기능한다. 하지만 '본다는 것'은 머리 뒤 시각피질에서 일어나는 사건이다. 이 수련이 어렵게 느껴진다면 눈을 감고 시작한다. 이제 카메라 셔터가 서서히 열리듯 눈을 떠서 빛이 흘러들어오도록 내버려 두어라.

● 평가

머리에 물방울들이 매달려 떠오르는 느낌이 나는가? 근육의 힘으로 위치를 교정하지 않아도 머리 자세의 변화가 일어나는 것을 감지하게 될지도 모른다. 체표면의 골격근을 이용해 자세를 바로 하거나 수정하면 이미 존재하는 문제가 더욱 복잡해질 수 있다.

3-2. 배꼽으로 수평선 불러들이기

모의 중심인 배꼽 바로 아래쪽으로 수평선을 불러들여 반대 방향으로 내보내라. 앞에 바다가 놓여 있다고 상상하며, 마치 빨대로 물을 마시듯 바다를 배꼽으로 끌어당겨라.

3-3. 심장으로 수평선 불러들이기

상상할 수 있는 가장 먼 곳에서부터 수평선이 가슴 중간으로 들어와 심장과 폐를 채우고 흘러넘쳐 흉곽을 가득 채운다. 그리고 가슴을 빠져나가 무한자와 '키싱백'을 이룬다. '체화된 깨어있음' 속에서 무궁무진한 빛과 공간이 수많은 방향에서 하나로 합류되는 것을 감지하며 음미하라.

● **평가**

수평선을 몸의 중심으로 불러들일 때 다음과 같은 느낌이 감지되는가?

- 더 큰 자유가 느껴지는가? 예를 들어 등 위쪽이 더 가볍게 느껴지는가?
- 긴장이 떨어진 느낌인가?
- 발과 좌골을 통해 지면으로부터 올라오는 지지력을 더 많이 느낄 수 있는가?
- 근육으로 자세를 꽉 잡고 있지 않을 때 긴장이 덜 느껴지는가?
- 더 큰 생명력, 더 큰 에너지 흐름이 느껴지는가? 척추 만곡이 변하면서 덜 굽어진 것처럼 느껴질 수도 있다(**후만증, 전만증, 측만증이 줄어든다**).
- 머리의 무게가 감소하고, 앞으로 나가는 현상이 줄어들었는가?

● **다리 교차해 앉기**

의자에 앉아서 수평선 불러들이기를 할 때보다, 다리를 교차하고 앉은 자세에서 이 수련을 하면 골반 위에서 척추 중심이 더욱 잘 유지되는 느낌이 나는가?

● 생각해 보기

하루를 보내면서 고유수용감각 모드가 줄어들고 시각 인지를 활용해 초점을 맞추는 모드가 우세해질 때, 다시 한번 눈을 감고 '수평선 불러들이기' 수련을 하라. 수련 후 눈꺼풀을 살며시 뜬다. 이때 눈으로 사물을 움켜잡지 말고 긴장을 이완하라.

4. 척추 신장: 앉은 자세

● 시간: 2분

● 목적

감지력을 구조 너머로 확장시켜 더 넓은 환경과 만나며, 스트레스와 긴장을 이완시킨다. 이 수련을 통해 척추의 압력을 떨어뜨리는 다방향의 파동을 감지하게 되고, 바로 선 자세에서 배웠던 것들을 앉은 자세에서도 할 수 있게 변환시키는 법을 배운다. 근육보다는 골격계의 지지를 받으며 움직이면 타이핑 하기, 글쓰기, 식사 등 모든 형태의 앉아서 하는 동작이 편안해질 것이다. 이 수련은 눈, 팔, 목, 그리고 등에 반복사용에 따른 긴장패턴이 있는 경우 매우 효과적이다. 남성에게 있어 앉기 수련은 전립선 순환을 도와주기 때문에도 유용하다. 우리 몸의 두 번째 챠크라와 생식기로 지나는 기의 흐름이 증가하면 남성뿐만 아니라 여성의 건강과 생명력 증진에도 도움이 된다. 특히 불임 치료는 물론 임신 중에도 도움이 되는 수련이다. 생식기를 타다 남은 장작이라 상상하라. 나이가 들면서 인간은 일반적으로 성의 불꽃이 점차 사그라지는 느낌을 받는다. 호흡을 할 때마다 이 타고 남은 장작에 에너지가 공급되도록 하면 열정과 생명력의 불꽃이 재점화하게 된다.

● 제안

중립 자세 찾기(앉은 자세)와 수평선 불러들이기, 그리고 자연호흡 회복하기(9장에서 소개)부터 시작하라. 6장에서 소개된 호흡법을 복습하라.

● 방법

수평선을 몸의 중심으로 불러들이면, 천골이 아래쪽으로 이완되는 느낌을 받을 수 있다. 이러한 천골 움직임에 인지를 이동시켜 그 물결을 타면, 내가 '닻내리기'라고 부르는 자연적인 움직임을 더욱 확장시킬 수 있다. 앉은 자세에서의 닻내리기는 네 개의 채널로 동시에 이루어진다. 뒤쪽 두 개의 채널은 양쪽 좌골을 통해 의자 다리로 내려가고, 앞쪽 두 개의 채널은 양팔을 통해 지면으로 내려간다. 신장 수련을 할 때처럼 골반 기저부 횡격막에서부터 호흡을 구동하여 천골 닻내리기를 하면서, 현존을 두 다리와 의자를 통해 바닥으로 확장한다. 이 수련은 골반이 기울어지거나 엉덩이 근육이 과도하게 긴장되면 그 움직임이 구동되지 않는다는 사실을 항상 기억하라. 근육 긴장 없이, 중력에 의해 지구 중심으로 닻내리기가 일어나도록 내버려 두어라. 천골 닻내리기가 깊어질수록, 동시에 척추를 통해 올라오는 파동은 더욱 생생해진다. 콩팥에서부터 숨을 내수면 등에 있는 하부 폐엽으로부터 호흡이 비워진다. 복막이 안쪽으로 이동하면 척추는 위쪽으로 자유롭게 떠오르고 날숨의 파동을 타게 된다. 척추 사이사이에 공간을 '초대'하라. 흉추가 가벼워지면서 척추에서 방출된 에너지를 팔에서 '마시게' 된다. 그러면 나무가 땅에서 가지를 지나 잎사귀 끝까지 수분을 공급하는 것처럼 생명력이 약동하게 된다. 등을 통해 늑골 위쪽을 지나 목으로 가는 흐름을 계속해서 감지하라. 겨드랑이, 목구멍 양옆, 입천장, 두개골 기저부, 그리고 머리 꼭대기까지 지나가는 파동을 느껴라.

● 두정 열기

호흡을 통한 척추 신장을 반복하면서 이번에 턱과 두개골 닻내리기를 시행한다. 22개의 뼈로 이루어진 두개골로 에너지가 흘러가, 연꽃이 만개하듯, 두개골이 열린다. 이론 물리학자인 데이빗 봄이 '비차별화된 전체성'의 '감추어진 질서'라고 이야기한 '전일운동', 즉 펼쳐지며 '형상'으로 그리고 닫히며 '형상 없음'으로 변하는 동시적인 움직임을 척추 신장의 물결을 타고 느낄 수 있다. 날숨의 끝에 도달하면 '전체성'이 그대를 통해 생명력을 전해준다. '무위'를 통해 현존 확장이 일어나면 들숨은 절로 일어난다. 매 호흡마다 현존 확장을 하며 경계 너머로 얼마나 갈 수 있는지 감지하라.

● 중력기반 스캔

· 지면을 통해 골격계로 올라오는 지지력을 느낄 수 있는가?

· 근육은 자유롭게 움직이는가? 아니면 긴장된 근육이 몸을 잡고 있는가?

· 호흡할 때 뼈가 몸 안에서 자유롭게 움직이는 것을 감지할 수 있는가?

· 골격계가 연부조직의 바다에서 자유롭게 떠있는 느낌이 나는가?

● 평가

· 머리의 압력이 이완되면서 목이 신장되는가?

· 두개골이 확장되는 느낌이 나는가?

· 턱은 자유롭게 이완되어 있는가?

· TV 화면이 켜진 것처럼 눈과 귀가 밝아지며 살아나는 느낌이 나는가?

· 호흡에 따라 장부가 움직이는 것이 감지되는가?

· 혈액과 에너지 또는 기의 순환이 증가되는가?

● 생각해 봐야 할 질문

- 현존이 경계 너머로 확장되며 무한한 공간과 만날 때 이를 음미하면 어떤 느낌이 나는 가?
- 이러한 '음미' 속에서도 즐거운 마음이 느껴지는가?

5. 앉아서 앞으로 숙이기

● 시간: 3~5분

● 목적

'서서 앞으로 숙이기'와 마찬가지로 이 수련도 근육 긴장이 아닌, 척추의 신장을 통해 몸 전체가 재구조화된다. 근육을 스트레칭하며 움직이지 말라. 척추 신장이 이루어지면 모든 관절이 열린다. 이로 인해 신장 반응이 촉진되며 근섬유 자체가 늘어난다.

● 제안

앉은 자세에서 하는 '척추 신장' 수련부터 시작하라.

● 방법

견고한 의자에 앉는다. 등받이에 기대지 말고 양발을 바닥에 댄다. 양발을 평행이 되게 유지하고 좌우 고관절 정도 넓이만큼 벌린다. 숨을 들이쉴 때 몸을 이완하며 체중이 발 볼 쪽으로 조금씩 이동하도록 내버려 두어라. 숨을 내쉬며 천골 닻내리기를 한다. 이와 동시에 허리 아래쪽으로 내려가 다리와 바닥으로, 허리 위쪽으로 올라가 몸통, 머리, 그리고 팔로 지나가는 물결 위에 올라탄다. 이러한 물결 또는 파동이 구조의 경계를 넘어 머리 위로, 또는 다리 아래로 지나가면 고관절에서부터 시작된 힘에 의해 앞쪽으로 몸이 쏟아지도록 '허락'하라. 등을 평평하게 편 상태 그대로 상체를 굽히지 말라. 머리 꼭대기에서 쏟기pouring가 일어난다. 하지만 머리가 움직임을 이끄는 것은 아니다. 고 관절에서부터 파동이 올라오도록 내버려 두어라. 이런 방식의 움직임은 관절 압박을 풀고 고관절을 열어준다.

숨을 들이쉬면서 모든 횡격막들을 이완하고 근육 긴장을 내려놓는다. 물결 위에 몸을 맡기면 호흡이 절로 몸 안으로 들어온다.

'서서 앞으로 숙이기'를 했을 때와 마찬가지로 앞으로 숙이려는 열망을 멈춰라. 바닥 으로 내려가고 싶은 충동에 '저항'하는 편이 더 나은 결과를 가져온다. 중력이 지면으 로 당기는 힘에 저항하는 순간 몸을 통해 올라오는 파동을 느껴라. 앞으로 숙이는 동작 은 이렇게 척추 신장과 중력의 힘이 상호작용하는 과정에서 일어난다. 몸통을 통해 팔 이 내적으로 연결되어 있음을 감지하게 되면, 팔은 이완되어 무게감이 없어질 것이다. 한 단위의 신장이 끝날 때에도 상부 척추는 앞으로 '쏟기'가 지속적으로 이루어진다. 척 추를 통해 파동이 전달되면 팔은 떠오르면서 진자처럼 부드럽게 나선형으로 움직인다.

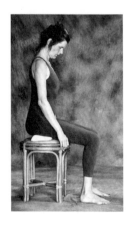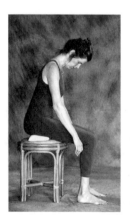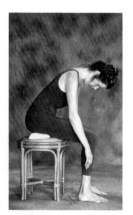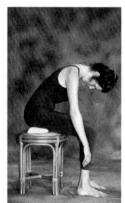

▲ 앉은 자세에서 상체 앞으로 숙이기

팔의 움직임은 척추에서부터 비롯된다. 만약 팔이 떠오르는 느낌이 나지 않으면 등과 팔을 긴장하며 앞으로 손을 뻗으려는 열망이 있는지 확인하라. 팔을 '인지'하지 못하는 경우에도 마찬가지 긴장이 발생한다. 척추에서 팔로 전달되는 파동에 손실이 발생하면 움직임은 매끄럽지 못해진다.

● 되돌아와 바로 앉기

숨을 내쉴 때 천골 닻내리기를 하며 원래 자세로 돌아와 앉는다. '서서 앞으로 숙이기'를 할 때와 마찬가지로 천골 닻내리기는 도르래처럼 작용하며, 다리를 통해 땅으로 에너지를 전달한다. 이런 식으로 몸을 펴면 척추 한 마디 위에 또 한 마디가 떠오르며 쌓이듯 움직임이 일어난다. 몸무게를 억지로 들어 올리려고 목과 등의 근육을 긴장시키지 말라. 몸무게는 원래 있던 땅에 그대로 남겨놓아라. 시각 인지를 통해 '대상/바디'를 관찰하거나 통제하지 않고 고유수용감각을 활용해 구조 전체를 감지할 수 있게 되면 머리가 척추 위에서 자연스럽게 움직이게 될 것이다. 척추 전체를 타고 위로 올라오는 파동을 타면, 머리는 무게감 없이 척추 위에서 떠오르게 된다. 등 위쪽과 목이 머리의 무게를 지탱하느라 에너지를 낭비하지 않으면 엄청난 편안함이 느껴진다. 이에 따라 에너지는 위로 자유롭게 올라오며 머리와 척추를 지나는 뇌척수액의 순환이 크게 개선된다.

파동이 흉추를 띄우면 흉추 만곡이 거꾸로 느껴질 수도 있다. 그래서 척추가 몸 뒤쪽으로 이동하는 것이 아니라 허리를 관통해 위로 올라오는 느낌이 나기도 한다. 척추가 확장되면 견갑골은 부드럽게 아래쪽으로 떨어진다. 척추 신장을 통해 발생한 에너지를 '마시며' 손끝으로 퍼트리면서 수평면을 감지하라. 그러면 척추가 앞으로 움직이면서도 척추 마디 사이사이의 공간이 붕괴되지 않는다. 몸이 펴짐에 따라 팔은 계속 떠오르며 진자처럼 나선형을 그린다. 팔이 마치 산들바람에 올라탄 새의 날개처럼 느껴진

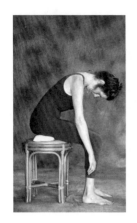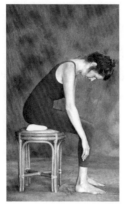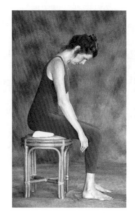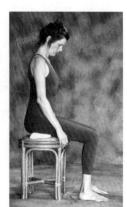

▲ 되돌아와 바로 앉기

다. 팔이 척추에서 방출된 에너지를 마시면 심장 중심이 열리며, 이 에너지가 세상으로 퍼져나간다. 이때 팔은 심장 문을 여는 '닻'으로 작용한다. 여기서 또 한 번 후두골 기저부와 턱 닻내리기를 통해 파동을 증폭시킬 수 있다. 이렇게 움직이면 두개골도 열리게 된다. 경계 너머로 현존이 확장되며, 구조 너머로 파동이 지나가는 것을 감지하라. 중력기반 스캔으로 수련을 마친다.

● **평가**

• 몸의 구조가 조금 거 열린 느낌이 나는가?

• 허리 아래쪽이 땅에 뿌리내린 느낌이 나는가?

• 허리 위쪽이 좀 더 가벼워진 느낌이 나는가?

• 등 윗부분의 긴장이 좀 더 줄어든 느낌이 나는가?

• 척추 위에서 머리가 떠오르는 느낌이 나는가?

• 골반이 더 자유로워진 느낌이 나는가?

• 목이 이완된 느낌이 나는가?

• 팔과 손으로 더 많은 에너지가 흘러가는 느낌이 나는가?

6. 고속 척추 이완: 앉은 자세

골반을 굴리면서 척추를 통해 다방향에서 전달되는 파동을 확장해 척추 신장을 하는 수련이다. 이 미묘한 수련은 운전, 컴퓨터, 건반 연주, 악기 연주 등과 같이 앉아서 할 수 있는 다양한 활동에 적용할 수 있다. 이 수련을 하면서 팔을 통해 전달되는 물결을 탈 수 있게 되면 상체의 스트레스를 제거하는데 큰 도움이 된다.

● 준비

고무공 위에 앉은 채로 수련을 할 것이다. 하지만 앉아서 할 수 있는 곳이면 어디서든지 가능한 수련이다. 상황에 따라 변화시켜 응용할 수 있다.

고무공을 활용한 다양한 형태의 수련법, 특히 파트너와 함께 할 수 있는 방법은 이 책의 범위를 넘어선다. 하지만 앉기 수련에서 고무공을 활용한 방법은 매우 흥미로운 부분이 있기 때문에 간략하게 소개하기로 하겠다. 여러분은 고무공 위에 앉아 수련을 하는 것보다 고풍스러운 의자를 더 선호할지도 모른다. 하지만 일반적으로 고무공 위에서 수련을 하면 '지금 여기'에 머무르기가 훨씬 용이하다는 사실을 알게 될 것이다.

● 준비물

자신의 키에 맞는 커다란 고무공(짐볼)을 준비한다. 골반에서 무릎까지 각도가 90도보다 약간 커지게 공에 바람을 불어 넣는다. 짐볼은 스포츠 용품점에서 적절한 가격에 구입할 수 있다. 잘 미끄러지지 않는 요가 매트를 공 아래에 놓으면 발을 지지하는데 도움이 된다. 공 정중앙에 앉았을 때 가장 지지력을 크게 받을 수 있다.

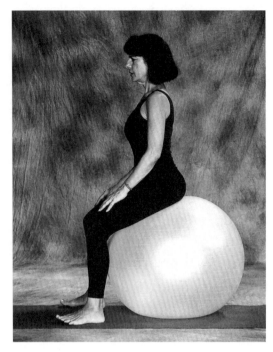

▲ 앉기 수련에 적합한 고무공

● 중력기반 스캔

다른 수련과 마찬가지로 중력기반 스캔을 시작하면서 중립 자세를 찾는다. 앞에서부터 계속 해온 수련을 통해 지금쯤이면 '핵심'을 이해했으리라 보고, 여러분 스스로 자신만의 수련 방식을 '발견/발명'할 수 있도록 자세한 설명은 생략하도록 하겠다. 스스로 탐구하는 기쁨을 맛보길 바란다.

● 방법

'좌우 축'에서 일어나는 움직임을 탐구할 때는 공을 오른쪽에서 중앙으로 몇 번에 걸쳐 천천히 굴리며 움직임을 시작한다. 그리고 나서 이번엔 왼쪽을 시행한다. 이제 공을 움직이지 않고 중력 중심을 이동시키는 연습을 한다. 고관절 모래시계에서 뼈로 이루어진 '액체 수정 매트릭스'가 쏟아져서 한쪽 다리로 내려가 바닥으로 스며든다. 동시에 지면에서 몸 전체로 지지력이 올라오면 이를 받아들이고 경계 너머로 현존을 확장한다. 다음에 반대 다리로 무게 이동을 시도한다. '대상/바디'를 공간 속에서 움직이는 것이 아님을 명심하라. 안에서 밖으로 '형태 이동'이 일어나는지 감지할 수 있는가? '전후 축'을 탐구할 때는 부드럽게 공을 앞뒤로 굴리며 움직임을 시작한다. 이제 공을 움직이지 말고 중력 중심 이동 실험을 한다. 구조를 통해 전해지는 물결에 올라타라. 만약 의자나 바닥에 앉아서 수련을 한다면, 상상의 공을 굴려도 같은 결과를 얻을 수 있다.

● 평가

중력장과 몸의 관계가 어떻게 변했는지 확인하라.

• 몸을 꽉 잡고 있는 요소가 있는가?
• 앞뒤로 움직일 때 보상 적응이 일어나는가?
• 이러한 보상 적응이 균형을 깨뜨리는가?

만일 이러한 요소가 있다면 움직이는 속도와 폭을 줄여라.
공간 속에서 이루어지는 움직임을 절제할 때 더 큰 내적 움직임을 감지할 수 있고 결과적으로 자기구조화의 문이 열린다. 속도를 줄이면 '차별화' 능력이 커진다. 따라서 '과정 레벨' 인지로 안내하는 '토끼 구멍' 속으로 들어갈 수 있다. 그렇게 되면 움직임 가운데 움직임(**'쏟기'가 이루어지며 뼈가 '액체 수정 매트릭스'로 변하는 것과 같다**)을 감지할 수 있으며, 뼈 주변의 연부조직에 어떤 영향이 가해지는지 알아챌 수 있다.

● 눈과 배꼽으로 수평선 불러들이기

눈을 통한 수평선 불러들이기는 앞에서 소개했던 방법과 동일하다. 눈꺼풀 셔터가 열리고 빛이 머릿속 빈 공간으로 흘러 들어와 머리 뒤쪽 벽에 흡수된다. 이탈리안 빌라 창문 셔터를 올리면 문틈으로 빛이 흘러 든다고 상상하라.

● **관찰**

• 상체 전체에 긴장이 떨어지고 무게감이 줄었는가?

• 초점이 부드러워진 느낌이 나는가?

• 주변 시야가 확장되었는가?

〈더 큰 차별화〉

● **날개 끝에서부터 띄우기**

공을 뒤로 굴려 척추가 신장될 때, 양쪽 견갑골 사이에서 '머리털 크기'의 공간을 감지할 수 있는가? 나는 견갑골 내측 위아래에 있는 뾰족한 부위를 '날개 내측 끝'이라고 부른다. 공을 앞으로 굴릴 때에도 이 '머리털 크기'의 공간이 드러난다. 이 공간이 열려야 견갑대와 팔 전체가 떠오른다.

자신의 '현존'을 팔을 통해 더 멀리 확장할 수도 있다. 그러면 팔은 호흡 물결을 타고

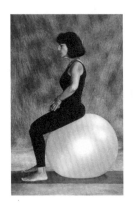 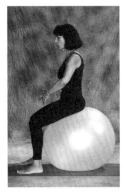 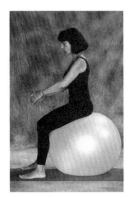 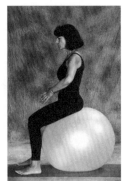

▲ 견갑대와 팔 사이의 공간 발견하기

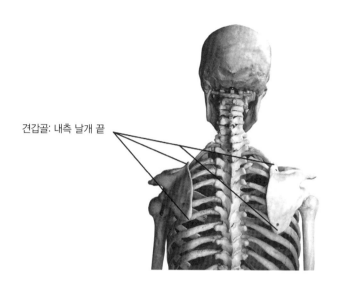

견갑골: 내측 날개 끝

떠오르게 된다. 팔을 신체 중심에서 몇 십 센티미터 띄우며 움직이는 것부터 시작하라. 먼저 실제 공 또는 가상의 공을 뒤로 굴리면 팔이 몸의 중심에서 멀어지는 느낌이 난다. 반대로 공을 앞으로 굴리면 팔이 뒤로 끌려가는 느낌이 난다. 마치 밀물과 썰물처럼 밀려갔다 밀려오는 흐름에 의해 팔이 움직이며 척추의 균형을 유지시킨다.

● **생각해 보기**

날개 끝과 팔을 통해 현존을 수평으로 확장하는데 있어 짐볼은 쉽게 활용할 수 있는 도구이다. 하지만 어디에 앉아서 수련을 해도 똑같은 '상승기류'를 느낄 수 있다. 이 수련은 시간이 그리 많이 소모되지 않는다. 익숙해진다면 단 한 호흡만으로도 다방향으로 현존 확장을 이룰 수 있다. 일상생활 중에도 시간을 조금만 할애하여 이 수련을 하면 어깨와 몸의 긴장을 줄일 수 있다.

● 도움이 되는 질문

• 현존이 '대상/바디'에 의해 제한받지 않고 전후 상하 어디로든 확장되는가?

• '한순간에', '안에서 밖으로' 일어나는 일들을 '감지'할 수 있는가?

• '밖에서 안으로'의 이해가 '이미지/대상'으로 이루어진 '자신'을 만들어내지는 않는가?

• '소마인지'가 지속적으로 이루어지면 이전보다 차원 확장된 현실을 이해할 수 있는가?

7. 인지에 대한 인지 명상

몸을 안정시키기 위해 호흡 수련과 척추 신장 수련을 먼저 하라. 몸이 안정되면 '잡음'이 줄어든 채로 앉아서 하는 수련이 가능하다. 그러면 '신호 대 잡음비'가 감소하여 명상이 더욱 깊어진다. 뇌에 잡념이 가득하면 근육 긴장도 높아진다. 그러면 '의미', '신호' 또는 경계 너머의 무한한 '비어있음'을 감지하는 미묘한 능력이 방해받는다.

소마명상은 '대상'을 놓고 하는 수련이 아니다. '인지' 그 자체를 '명상'하는 것이 소마명상이다. 파드마삼바바Padmasambhava라는 8세기 인도의 위대한 성자는 티벳에 불교를 본격적으로 전파시켰다. 그는 다음과 같은 말을 했다.

> 특정한 '대상'에 대해 명상하지 않으며, 눈 앞의 공간을 편안하게 바라보라. 이제 천천히 자신의 의식에 집중하라. 흔들림 없이, 앞의 공간을 보며, 천천히 하지만 편안한 상태에서 주의 집중을 증가시킨 후 이완하라. 가끔씩 "집중하고 있는 이 의식은 무엇일까?" 하는 질문을 던지며 탐구하라. 다시 천천히 집중한다. 그리고

다시 또 탐구한다. 이러한 연습을 반복하라. 이 방법을 시도하면 모호함과 무기력은 사라지게 될 것이다.

시선을 아래로 향해 마음을 편안하게 이완한다. '어떤 것에 대해서도' 명상하지 않으며 몸과 마음을 자연적인 상태가 되도록 편하게 한다. 명상할 대상이 없으면, 수정해야 할 것도 없고, 좋지 않은 것도 없다. 흔들림 없이 주의 집중을 내려놓아라. 자연스러운 상태, 자연스러운 광휘, 그리고 자신만의 색깔로, 그냥 있는 그대로.

이렇게 빛나는 상태에서 마음은 재설정되며 편안하고 자유로워진다. 집중하고 있는 자와 이완하고 있는 자가 누구인지 주의해서 관찰하라. 그게 마음이라고 생각한다면 이렇게 질문하라. "마음을 이완하는 자와 마음을 집중하는 자는 누구인가?" 견실하게 자신을 관찰한 다음 또다시 이완하라. 이렇게 함으로써 의식은 정교하게 안정되며 매우 선명해질 것이다.

혼란스럽고 무관심한 상태가 되면, 무기력과 모호함으로 빠져들게 된다. 문제를 명료하게 하면, 의식은 각성되며, 시선도 변화한다. 지나치게 산만하거나 흥분 상태가 되었을 때 시선을 낮추고 의식을 이완하라. 만일 삼매가 찾아오면, "이게 명상이다. 이게 관념이다"하는 식으로 말해야 할 그 무엇도 존재하지 않게 된다. 정신이 혼미한 상태에 빠지면, 이렇게 집중과 이완을 반복하며 명상하고 있는 자가 누구인지 알아채도록 하라.[2]

'비어있음'의 광대한 바다로 나아가라. 이 바다에서 심장을 씻으며, 세상에서 무엇이 일어나는지, 그리고 그 세상으로 돌아가는 것은 무엇인지 감지하라. 그대가 세상을 관통해 움직일 때 마르지 않는 '비어있음'의 바다가 인지 안에서 살아 숨쉬고 있는가? 다음에 제시하는 명상은 일상생활을 하면서도 방대한 '비어있음'의 바다로 그대를 데려다 줄 것이다. 무한자를 애인처럼 포용하며 사랑을 나눌 수 있도록 해주는 수련을 소개하겠다.

8. 일상생활에서 수련 통합하기

8-1. 식사

우리는 매일 식사를 하며 세상에 대한 엄청난 경험을 한다. 내 친한 친구이자 멘토인 아남 툽텐Anam Thubten은 티벳은 린포체(역주: 환생한 스님을 티벳에서는 Rinpoche라고 부른다)인데, 귀국한 후 프랑스에서 빵을 먹었던 이야기를 해주었다. 누군가 그를 위해 맛있게 구워준 크로와상 빵을 처음 맛본 그는, "난 오늘 죽을 준비가 되지 않았어요"라고 말했다고 한다. 많은 사람들은 입에서 폭발하는 맛의 향연을 상실한다. 현대인들은 탱크를 멀어 붙이듯 음식물로 자신을 채운다. 또는 식사를 할 때에도 먹는 그 순간에 집중하지 못하고 사회에서 일어나는 사건들, 자신만의 생각, 또는 타인에 대한 생각, 텔레비전의 수많은 프로그램에 대한 것들로 머릿속을 가득 채운다. 사람들이 음식 중독 또는 섭식장애에 걸리는 이유도 이와 같다. 마음을 가득 채운 생각은 의지에 힘을 불어넣어 부끄러움과 실패감을 강화시키고 고착시킨다. 변화는 지금 일어난다. 변형 학습은 현재를 위해 존재한다. 나는 '더 나은 미래'를 향해 온몸을 긴장시키며 나아가는 걸 바라지 않는다.

● 식사 명상

개인적인 트라우마와 마찬가지로 음식과 인간의 관계는 '문화적인 프로그램'과 '부끄러움 스크립트'에 따라 종종 왜곡되곤 한다. 하지만 우리는 입에서 느껴지는 감각을 받아들인 것뿐만 아니라 몸 전체가 반응하는 '맛보기' 또한 동시에 할 수 있다. 다음과 같은 상황에서 현존을 확장해, 무언가를 먹을 때 무슨 일이 일어나는지 느껴보라.

- 배고픔을 느낄 때 먹기.
- 다음 음식이 나오길 기대하며 먹기.
- 갈망하면서 먹기.
- 갈망을 충족시키면서 먹기.
- 갈망을 충족시키지 못하고 미루기.
- 음식을 바라만 보기.
- 음식을 집어 입으로 가져가기.
- 맛을 느껴보기.
- 음식을 씹어보기.
- 맛을 음미하기.
- 음식을 삼키기.
- 삼킨 후 입이 빈 것을 느끼기.
- 배가 고프지 않을 만큼 먹고 나서 가득 찬 느낌 느끼기.

훌륭한 요리사가 몇 시간 동안 독특한 풍미를 간직한 향신료를 갈아서 만든 카레 요리를 먹는다면 생동하는 맛을 느낄 수 있다. 사실 우리는 다양한 향신료가 결합되어 만들어지는 조화를 맛본다. 요리의 질감, 향기, 맛은 혀를 타고 전해진다. 만일 이 맛의 물결을 타고 끝까지 나아갈 수 있다면 음식을 삼킬 필요조차 없다. 음식이 우리 존재 안에 녹아들어 감각 인지를 확장시켰기 때문이다. 이때 맛이라는 감각은 차원 확장을 이루었다고 볼 수 있다. 물리적인 존재뿐만 아니라 의식까지 확장시킨 것이다. 이 모든 일들은 특별한 노력 없이, 성취하려고 긴장하지 않아도, 순식간에 일어난다. 정신적인 시간 느낌 없이도 '지금 여기'서 맛의 '차별화'가 이루어진다.

마음이 고요한 가운데 식사를 한다면 무슨 일이 일어나는지 실험해보라. 눈을 감고 '맛'을 깊게 음미해보라. 그러고 나서 눈을 뜬다. 이때 눈으로 사물을 '붙잡지' 않는다. 부드러운 시선을 유지한 채 의자에 앉을 때의 느낌을 감지하라. 몸 전체로 맛을 느끼는 것이 가능한지 확인하라. 그 느낌을 잃을 때마다 눈을 감고 다시 시도하면서 고유수용감각 모드를 활용해 현존을 확장하라. 눈을 뜨고 다시 시도하면서 현존을 확장하라. 이때 눈으로 '수평선 불러들이기' 수련을 첨가한다. 시각 인지 모드에서 고유수용감각 모드로 이동해 맛을 느끼게 되면 느낌이 어떤가? 이때 주변 공간의 느낌은 어떻게 다가오는가? 사무실에서 일을 하면서 이 수련을 한다면 주변 사람과의 관계는 어떻게 느껴지는가?

다른 사람과 식사를 하면서 그들과도 이 수련을 함께할 수 있다. 고요한 내면을 간직한 채 '맛'을 느낄 수 있게 된다면, 이제 '대화'를 할 때에도 적용해보라. 먼저 자신이 현재 어떤 느낌을 받고 있는지 말로 표현해본다. 호흡이 흐트러지지 않으면서도 맛을 유지할 수 있는지 확인하라. 맛을 잃게 된다면 다시 한번 '대화를 나누고자 하는 욕망' 또는 자신의 '스토리'가 잡고 있는 힘을 떨칠 수 있게 고유수용감각 모드로 전환하는 수련을 하며 고요함을 되찾아라. 눈을 긴장시키지 않고 수련했던 것처럼, '긴장'하며 '잡는' 느낌 없이 말하고 듣는 것이 가능한지 실험해보라.[3]

8-2. 글쓰기

다른 사람과 대화하며 느낌을 심화시키는 수련과 똑같은 방법을 책상에 앉아 글을 쓰는 일에도 적용할 수 있다. 그날의 일을 기록하기 전 10~25분 정도 워밍업 명상을 하라. 먼저 앞에서 이야기했던 대로 고요한 내면을 형성할 수 있게 현존을 확장하라. 글쓰기 수련을 하기 전 '편집'과 '검열' 없이 의식에서 올라오는 내용을 자연스럽게 자신의 목소리로 표현하라.

새로운 언어를 배우기 위해서는, "이 단어가 어떤 의미일까?" 하는 생각의 수고로움이 발생한다. 하지만 생각의 흐름을 있는 그대로 모국어를 이용해 표현하는 것은 별다른 노력 없이도 가능하다. 글을 쓸 때도 마찬가지다. 자신 안에서 흘러나오는 언어를 붙잡지 말고 그대로 풀어놓는다.[4] 글을 쓰면서 긴장이 느껴질 때마다 이를 이완하며 의미의 흐름이 자연스럽게 흘러나오도록 자신을 개방하라. 자기 생각을 다른 사람들에게 알리려는 태도로 글을 쓰지 말라. 비이원적인 모드로 '리스닝'하며 현존을 확장하라. 현존의 확장으로 무한한 공간과 '키싱백'이 이루어질 때 '리스닝'이 언어적인 '표현'으로 드러나도록 내버려 두어라.[5]

8-3. 컴퓨터 작업/키보드 연주

컴퓨터 화면 앞에서의 업무 또는 피아노 연주를 장시간 하면 머리가 앞으로 나오며 눈 주변의 미세한 근육들이 고정되고 긴장된다. 결과적으로 척추, 어깨, 목, 얼굴 그리고 머리에도 긴장이 발생한다. 단순한 '수평선 불러들이기' 수련만이라도 가끔씩 해주면 이 모든 긴장을 해소하는데 큰 도움을 받을 수 있다.

자리에 앉아 컴퓨터 작업을 할 때 '저장하기/보내기 프로토콜'에 따라 척추 신장을 하며 몸을 통합시켜라. 문서를 '저장'하거나 이메일을 '보낼' 때마다 호흡에 따라 척추 신장을 하며 척추 사이에 공간을 만들라는 뜻이다. 그렇게 하면 몸이 이완되고 기분 좋은 느낌이 확장되는 확인하라. 피아노를 연주할 때에도 한 곡이 끝나면 신장 기법을 통해 몸을 이완시키는 자신만의 프로토콜을 만들어보라. 이러한 연습을 통해 한 호흡만으로도 자유와 생명력을 엄청나게 높이며 '실재' 세상에 뿌리내릴 수 있게 될 것이다.

- **주의**: 의자나 피아노에 앉는 자세가 어떤가에 따라 지면에서 올라오는 지지력이 결정된다. 자세가 나쁘면 자유와 생명력에 대한 느낌도 대폭 감소한다. 따라서 인체

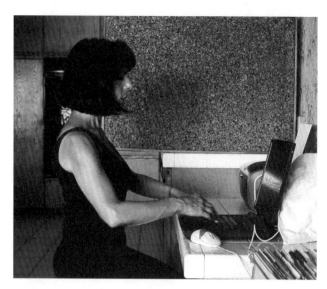

▲ 키보드 앞에서 작업할 때의 인체역학적인 자세

역학적으로 작업 환경을 개선시킬 필요가 있다. 이 주제는 이 책의 범위를 넘어선다. 여기서 해줄 수 있는 조언은, 허벅지에서 무릎까지 각도가 아주 약간만 기울어질 정도로 의자 높이를 조절하라는 것이다. 마찬가지로, 팔꿈치에서 전완을 거쳐 손까지 이어지는 각도가 아주 조금만 기울어질 정도로 키보드 높이를 조절하라.

컴퓨터 화면의 높이와 각도도 재조정하여 화면에 보이는 기호가 눈을 통해 머리 뒤쪽으로 흘러 들어올 수 있도록 하라. 그러면 눈이 훨씬 편해진다. '수평선 불러들이기'를 통해 눈이 물 위에 떠있는 느낌이 들도록 수련하라. 이 원칙은 피아노 연주에도 그대로 적용된다.

● 키보드 명상

모든 종류의 키보드 작업에 응용할 수 있다.

컴퓨터 앞에서 작업하기 전 척추 신장을 하며 고요한 레벨로 자신의 현존을 확장하라.

화면에 불이 들어오면 눈에 보이는 것을 '붙잡지' 말라. 수평선 불러들이기를 하며 눈앞에 보이는 문자와 이미지에 초점을 맞추지 않는다. 광대한 '비어있음'을 느끼며 눈 안에서 문자와 이미지가 떠다니게 내버려 두어라. 키보드를 치며 작업을 하는 중에도 고유수용감각 모드를 통해 지면 지지력을 감지하면, 호흡 물결 위에서 지속적으로 허리를 똑바로 '띄울' 수 있다. 머리가 자유롭게 떠다니는지 확인하라. 근육을 이용해 긴장하면서 타자를 치는지, 아니면 별다른 노력 없이 둥둥 떠다니며 작업하는지 체크하라. 긴장하고 있다는 느낌이 나면 잠시 멈추어 척추 신장의 물결 위에 올라타라.

물결이 올라와 흉추 사이의 공간을 열고 갇혀 있던 에너지가 개방되면 팔을 통해 이 에너지를 '마셔라'. 공간 확장으로 등에서 느껴지는 산들바람이 상승기류를 만들어내면 견갑골 내측 날개 끝이 떠오르는지 감지하라. 날개가 펴지듯 견갑골 내측에서 손끝까지 확장되는 느낌이 나면 팔은 새의 날개처럼 건반 위를 떠다니게 된다. 일을 하면서 이러한 고유수용감각 모드를 계속 유지하기란 쉽지 않다. 핸드폰이나 디지털 시계로 알람을 맞춰놓고 정기적으로 고유수용감각 인지가 '현존'하고 있는지 확인하는 편이 더 나을 수도 있다. 때때로 자신의 상태를 확인하라.

앞에서 소개한 '저장하기/보내기 프로토콜'을 활용해 틈나는 대로 척추 신장을 하면, 눈의 초점을 '가두고' 몸에 '습관화된 긴장 패턴'을 만들어내는 '악순환 사이클'에서 벗어날 수 있다. 긴장의 악순환이 생기면 중력과 끊임없는 적대 관계를 맺게 되어 에너지가 정체된다. 척추 신장으로 현존을 다시 확장시키면 새로워진 기분으로 다시 시작할 수 있다. 그리고 자기감지, 자기구조화, 자기재생의 '선순환 사이클'이 가동된다. 그 결과 '자기지속성'이 이루어진다.

● 평가
· 눈으로 더이상 이미지를 '붙잡지' 않을 때 무슨 일이 일어나는가?

- 목과 척추, 머리와 어깨의 자세는 어떻게 변하는가?
- 마음이 좀 더 고요하고 수용적인 상태로 변화했는가?
- '잡음 대 신호비'가 증가했는가?
- 이완된 각성 상태에서 통찰이 더욱 잘 일어나는가?

8-4. 운전하기

운전을 할 때 목적지에 도달하려고 잔뜩 긴장하는가? 아니면 지금 여기에서 '현존'하는가? 시간의 압박을 받으면 자기 안의 '공간'이 위축되는 느낌이 나는가? 긴박한 마음으로 운전 속도가 높아지는지 감지하라. 몇 대의 차가 앞을 지나갈 때 초조해 하며 따라잡으려 애쓰지 않는가? 얼마나 이완된 상태로 목적지에 도달할 수 있는가? 이완된 상태로 운전하면 시간이 얼마나 절약되는지 확인하라.

운전을 하는 동안 긴장하지 않으면, 운전을 더욱 즐기고 있는 자신을 발견하게 되는가? 운전 중에 더 많은 것을 보고, 느끼고, 감지할 수 있는가? 운전 명상은 충분한 시간을 두고 수련하기 힘든 상황에서도 시간과 공간의 관계를 개선시키는 경험을 할 수 있게 해주는 티켓이다. 운전 중 이완하라는 말은 위험한 상황을 무시하라는 뜻이 아니다. 현명하게 각성 상태를 유지하라. 이 수련을 통해 주변시야가 넓어지면 더 나은 운전이 가능해진다.

● 운전 명상

호흡의 물결을 느끼고, 서퍼surfer처럼 그 물결 위에 올라타라. 그러면 척추와 다른 뼈들 사이의 모든 관절과 공간이 열리고, 근섬유가 긴장 없이 늘어나며, 골격계는 근육 변화에 맞춰 재배열된다. 머리, 가슴, 복부, 그리고 골반 안의 공간이 호흡을 할 때마다 확장되는지 감지하라.

자동차 핸들에서 전해지는 부드러운 저항이 지지력으로 작용해 척추와 팔로 전달되는 파동을 증폭시키도록 '허락하라'.

운전은 새로운 형태의 '보기' 수련을 가능케 하는 놀라운 학습의 장이다. 운전을 하면서 어디에서든 수평선 불러오기(이 경우는 눈앞의 열린 도로)를 할 수 있기 때문이다.

도로 또는 수평선을 '배꼽으로 불러오기'도 할 수 있다. 이렇게 운전을 하면 자동차로 공간을 움직이는 것이 아니라 공간이 나를 통해 펼쳐지는 느낌이 난다. 소마지성을 활용해 운전을 하면 애쓰지 않아도 자연스러운 상태로 목적지에 도달할 수 있다. 다른 사람과 함께 자동차 여행을 한다면, 명상 상태에서 운전하는 모드를 잃지 않고도 듣고 말하는 것이 가능한지 확인하라. 말을 하면서도 자신에게 느껴지는 현존의 맛을 음미할 수 있다. 공간을 '초대'하라. 그대가 공간을 채울 필요는 없다.

생각의 방해를 받으면 이러한 시간과 공간이 확장된 연결성을 잃을 수 있다. 무언가를 성취하려고 애써 노력할 필요는 없다. 단지 매순간 자신이 생각에 '고정'되어 있음을 '발견'하고, '있는 그대로' 내버려 두어라. 이 수련을 하면 통행길이 '맛있는 경험'으로 변하게 된다.

챨스 Charles 이야기:
10대 무릎을 지닌 60대 젊은이

내 이름은 챨스 다비스Charles Davis, 현재 61세이다. 하지만 지금 나는 그 어느 때보다 통증도 없고 우아한 삶을 살아가고 있는 '젊은이'이다.

51세 즈음에 내 집의 문 아래쪽으로 이어진 스무 개의 계단 아래서 절망에 휩싸인 채로 서 있었다. 그때 나는 "이 나쁜 다리로 저 계단을 다 오르지 못하면 내 미래는 어떻게 될까?" 하는 생각으로 두려움에 떨고 있었다.

난 젊은 시절에 농구선수였다. 다리 문제는 의심의 여지없이 아스팔트와 딱딱한 나무 바닥을 수없이 뛰어다니며 했던 농구경기에서 비롯되었다. 초등학생 때에도 무릎에 상처를 입었었고, 고등학생이 되어서 또 다쳤다. 하지만 내 꿈은 대학에서 농구를 하는 것이어서 이런 상처들로 내가 원하는 일을 그만둘 수는 없었다. 그러나 나이가 45세가 되어서는 조금만 움직여도 무릎 보조기를 착용해야만 했다. 다행히 그 당시 내 생계를 위한 일은 주로 앉아서 이루어졌다. 하지만 내가 좋아하는 사진을 찍으러 다니기 위해서는 두 발로 서서 걸어야 했다. 수술을 해볼까 생각했지만, 주변에서 수술 후 통증없이 온전한 상태로 생활하는 사람을 본적이 없었다.

성인이 되어서는 카이로프랙터를 수없이 찾아다니며 거의 그들과 함께 살다시피 했다. 덕분에 인체에 대해 어느 정도 이해할 수 있었다. 헬스클럽에서 역기를 들고 헬스 기구를 사용해 운동을 하면서, 나는 몸무게가 아무리 많이 나가도 지탱할 수 있는 근육이 있다고 말하곤 했다. 하지만 아무리 근육이 좋아도 걸을 수 없다면 무슨 소용인가?

61세가 된 지금의 나는 하루에 3km를 걸을 수 있다.

젊어서 다친 상처로 인해 난 남성으로서의 자신감을 잃게 될까 30세 이후로 엄청난 강도의 헬스를 했다. 그후로 20년간 뭔가 자신감을 얻고 성공했다는 느낌을 받았지만, 사실 내 신체는 계속해서 바닥으로 붕괴되고 있었다.

"학생이 준비되면 선생이 나타난다"는 말처럼, 50대 초반에 이르러서야 리사 카파로 박사를 만나게 되었다. 하와이에서 만난 그녀는 내게 소마학습을 알려주었다. 다른 사람이 생각하는 것처럼 이 수련으로 내 몸이 순식간에 개선되지는 않았다. 하지만 모든 문제들이 조금씩 좋아지기 시작했다. 수년 동안 수련을 하며 현재의 내 무릎은 고등학생 때보다 더 좋아졌다. 난 친구들에게 리사 카파로 박사가 가르침을 주고 치유해주었으며, 열심히 그 가르침을 적용하며 살고 있다고 항상 말하고 다닌다.

그런데 소마학습이란 뭘까? 의사와 카이로프랙터들은 자신의 지식을 '밖에서부터' 적용한다. 하지만 소마학습은 우리의 내적인 지식을 '안에서 밖으로' 적용한다. 생각해보라. 인간은 누구나 이러한 내적 지성을 지니고 있다. 소마학습을 통해 우리는 이 내적 지성에 다가갈 수 있다. 그리고 자신이 그것을 '인지'하게 되면 모든 순간마다 적용할 수 있다. 하지만 그걸로 다가 아니다. 소마학습은 매순간, 매호흡 마다, 그리고 내가 죽을 때까지 함께하는 삶의 방식이 될 것이다.

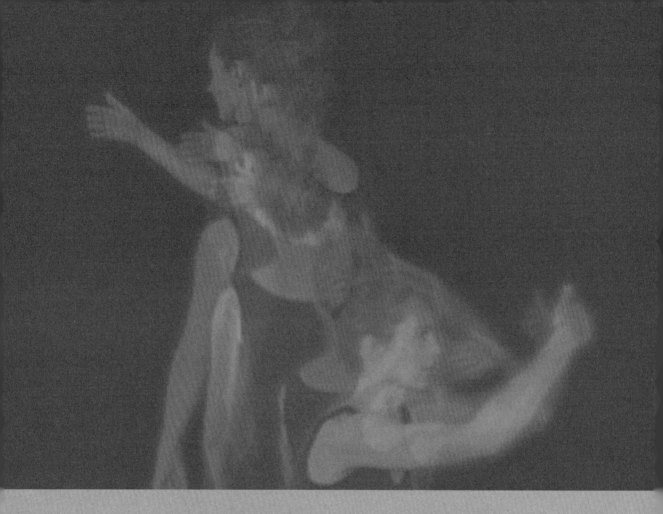

중력이여.

부탁을 들어주세요.

머리카락을 내려뜨려,

집으로 데려가 주세요.

리사 카파로[1]

CHAPTER 12

·
·
·
·
·
·
·

자세 변화 /
패러다임 변화

자세를 바꿀 때 긴장이 유발된다. 누운 자세에서 앉은 자세, 그리고 똑바로 선 자세로 이동하는 일이 어떤 이에게는 매우 위험한 도전이 될 수도 있다. 오래된 상처를 재발시키느냐, 아니면 소마지성을 계발시켜 미래의 상처를 예방하느냐는 자신에게 달렸다. 중력은 적군이 아니라 몸무게를 들어 올려 자세 변화를 도와주는 아군이 될 수 있다. 자세 변화 수련을 통해 이를 확인해보자. 이 수련은 근육을 긴장시켜야만 몸무게를 들어 올릴 수 있다는 오래된 믿음을 변화시켜준다. 소마학습을 통해 매일 일상생활에서 하는 자세 이동 방법을 개선시킬 수 있다면, 소마지성의 차별화 능력을 더욱 발전시켜 삶을 풍요롭게 하는 기술을 마스터하게 될 것이다.

1. 나선형 수련: 누운 자세에서 앉는 자세로

먼저 상상력으로 수련하라. 그러면 수련을 시작하기 전 이미 그 동작에 친숙해질 것이다. 우리는 '대상/바디'를 움직이는데 익숙해져 있다. 따라서 습관적으로 일어나는 동작을 먼저 하며 긴장을 유발시킬 필요는 없다. 사진에 나온 대로 자신이 나선형으로 일어나 앉는다고 상상하라. 한쪽으로 몸을 굴려서 손으로 밀며 일어나는 대신, 자신이 물로 가득 채워진 풍선이라고 생각하며 동작하라. 그러면 움직임이 조금 더 흐르는 느낌이 날 것이다. 지속적인 나선형 움직임을 만들도록 하라. 먼저 오른쪽으로 몸을 굴려라. 그리고 나서 머리를 무릎쪽으로 굴리고 동시에 무릎도 머리쪽으로 굴린다. 지면에 바짝 엎드린 자세로 머리가 커다란 원을 이루며 움직이게 한다. 머리가 무릎을 넘어가면 계속 나선형을 그리며 허리를 바로 세우고 앉는다. 이때 왼쪽 무릎은 왼쪽으로 돌리며 그림처럼 다리를 교차해 앉는다.

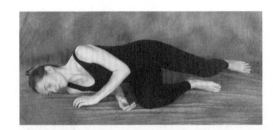
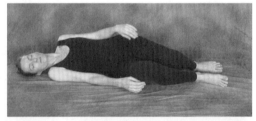
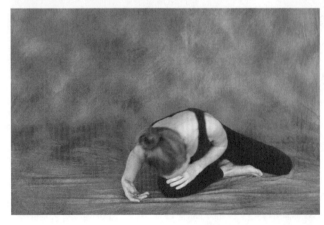
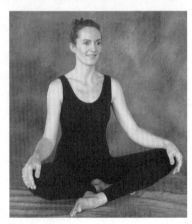

▲ 누운 자세에서 앉는 자세로의 지속적인 나선형 움직임

2. 나선형 수련: 앉는 자세에서 누운 자세로

다시 오른쪽으로 몸을 움직인다. 오른손으로 땅을 쓸듯이 나선형으로 움직이며 머리와 오른 무릎으로 '쓸기'를 시행한다. 머리가 오른쪽 무릎을 넘어가면 다리를 펴면서 척추를 바닥에서 굴린다. 반대 방향으로도 시행할 수 있다. 왼쪽으로 나선형을 그리며 일어나 다시 왼쪽으로 눕는다.

● **대체 동작**

- **도너츠 모양으로 구르기**: 이 움직임도 지속적으로 이루어진다. 바닥에서 나선형을 그리며 일어나 다시 나선형을 그리며 눕는다. 아이가 자신의 입을 발가락으로 가져가며 자연스럽게 일어나 앉는 법을 발견할 때처럼 움직임을 즐겨라.

- **반시계 방향 움직임**: 오른쪽으로 굴러서 일어나 앉은 후 왼쪽으로 눕는다. 이렇게 나선형으로 일어나 앉은 후 눕는 동작을 여러 번 반복한다. 유동적인 움직임을 만들며 지속적으로 나선형을 그린다.

- **시계 방향 움직임**: 앞의 동작과 반대로 한다. 지속적으로 유동적인 나선형을 그리도록 노력한다. 다른 수련에서와 마찬가지로 움직임이 일어나는 방향에 따른 차이점을 감지해보라. 한쪽 또는 양쪽이 불편하게 느껴진다면 우선 상상력만으로 부드럽고 유동적으로 움직이는 수련을 하라. 편안하게 흘러가는 상상을 할 수 있으면 실제 수련에 들어간다.

- **비대칭적인 앉기**: 왼쪽 무릎을 바깥쪽으로 돌릴 수 없다면 비대칭적인 앉기 자세도 괜찮다. 그림에 보이는 비대칭적인 앉기 자세는 고관절을 열어주는 데 도움을 준다. 이 자세에서 한쪽의 고관절은 앞쪽으로, 다른 쪽의 고관절은 뒤쪽으로 돌아가 있다. 대부분의 사람들은 한쪽 고관절이 다른 쪽에 비해 더 편안하게 느껴진다. 그

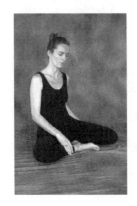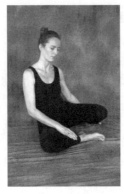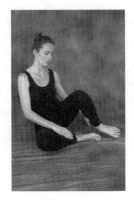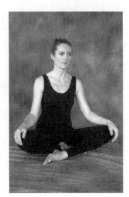

▲ 비대칭적으로 앉기에서 다리를 교차해 앉기로 자세 전환

러므로 양쪽 방법 모두를 시행해보라. 다리를 교차한 자세에서 비대칭적으로 앉는 자세로 전환하려면, 좌골로 몸을 굴리면서 뒤로 접혀진 다리의 무릎을 들어 발을 앞쪽으로 돌리면 다리를 교차해서 앉을 수 있다.

3. 전갈 꼬리 수련

8장 '아침 수련'에서 잠시 소개했었던 수련이다. 여기서는 앉는 자세와 누운 자세를 서로 바꿔가면서 완전한 전갈 꼬리 수련을 하게 될 것이다. 일반적으로 누운 자세에서 앉는 자세로 변화시키는 동작은 많은 근육이 사용된다. 하지만 이 수련은 그와 다르다. 차별화된 소마지성으로 '움직임 가운데 움직임'을 만들어낸다. 신체의 다양한 층이 독립적으로 구동되면 중력과의 새로운 관계를 통해 재구조화가 이루어진다. 움직임이 막히는 느낌이 나면 긴장이 유발된다. 따라서 이때는 나선형으로 앉도록 한다.

● 파트 1. 뒤로 구르기: 두 다리를 편 상태에서 앞으로 일어나 앉기

처음에는 움직임을 작게 유지하며 유동적으로 변한 몸을 통해 지나가는 파동을 느끼면서 시작한다(8장에 제시된 수련법을 참조하라). 숨을 내쉬면서 척추 전체를 바닥으로 '쏟는다'. 그러면 파동은 반대로 쏟아진다. 처음에는 숨을 내쉬면서 굴러서 눕고 일어서는 동작을 한 번에 하는 편이 더 쉬울 것이다. 중력에 굴복 당하는 느낌으로 골반을 이완시키면 척추가 말리면서 고관절에서부터 천천히 지면으로 몸이 이동한다. 척추를 한 번에 한 마디씩 굴리면서 바닥에 눕는다. 이때 무릎과 좌골 아래 공간으로 뼈가 신전되도록 움직임을 조절한다. 복부 근육이 감당하는 부하를 없애고 골격이 움직임을 담당하도록 하라. 어느 지점에서도 호흡을 꽉 잡아서는 안 된다.

파동이 움직이면 척추 만곡이 어떻게 변하는지 감지하라. 몸을 이완하며 뒤로 누울 때 다리의 연부조직 사이로 다리뼈가 지나가는 느낌을 확인한다. 콩팥에서부터 호흡을 완

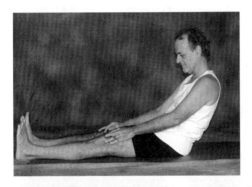
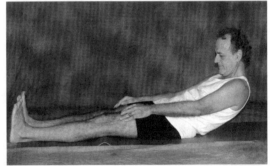
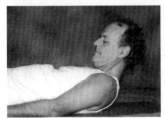
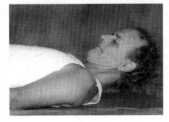
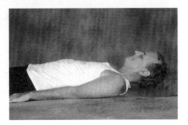

▲ 전갈 꼬리 수련: 뒤로 구르기

전히 비워라. 복막으로 된 횡격막을 구동시켜 기의 흐름을 활성화시키면 콩팥이 강화된다. 이 에너지를 이용해 움직임에 힘을 불어넣는다. 하지만 체표면의 골격근이 긴장되지 않도록 조절한다.

흉추가 바닥에 닿으면 머리를 전갈 꼬리처럼 유지한 채 견갑골 내측 날개에서부터 몸을 굴려 견갑골 전체가 바닥에 닿게 한다. 이제 입 뒤쪽과 양쪽 귀 사이의 성대 횡격막을 확장시켜 공간을 확보한다. 머리를 먼저 땅에 닿게 하지 말고, 두개골 기저부에서부터 천천히 바닥에 닿게 한다. 에너지를 이동시켜 눈 뒤쪽과 정수리 공간을 연다. 그러면서 지면 지지력을 머리끝까지 가져간 후 경계 너머로 이동시킨다. 숨이 가파르면 잠깐 멈추어서 횡격막을 이완시키며 호흡을 받아들여 전체 구조가 붕괴되는 것을 피한다. 그리고 나서 다시 척추 신장을 하며 계속해서 뒤로 굴러 눕는다.

● **파트 2. 앞으로 구르기**

· **주의**: 이 수련은 척추의 압력을 감소시켜주지만, 잘못하면 위험할 수도 있다. 특히 경추와 요추에 문제가 있는 사람은 더욱 조심해야 한다. 만약 머리와 목을 들어올릴 때 과도한 압력이 상처 부위에 가해지면 염증을 유발시킬 수 있다. 그렇다면 머리를 어떻게 들어올려야 할까? 다음 설명처럼 척추와 다리를 낮추면서 움직임을 구동하면 된다.

숨을 내쉬며 앉는 자세로 돌아온다. 이때 머리와 척추는 전갈 꼬리처럼 말면서 일어나 앉는다. 골반을 바닥에 대고 바른 자세로 앉을 때 척추를 지나는 파동이 안에서 밖으로 흉추 만곡을 변화시키며, 모든 척추 사이 공간을 넓히고 머리를 가볍게 띄운다. 숨을 내쉬며 머리를 말아 올릴 때 골반 기저부에서 에너지 구슬을 움직인다. 세 종류의 '그릇-모양 횡격막'이 수축하며 척추 하단에서부터 물결이 올라가면, 발뒤꿈치, 천골, 그리고 후두부 닻내리기를 '한순간에' 시행한다. 이 뼈들이 닻내리기를 하면 물결이 올라가며 척추를 확장시키는 힘을 증폭시킨다. 이것이 바로 체표면의 골격근 긴장없이 척추를 바로 세울 수 있는 방법이다. 숨을 내쉴 때, 무릎, 팔꿈치, 그리고 손바닥에서도 횡격막을 발견하라. 경골과 비골 사이, 또는 무릎 좌우 측면 공간을 확장하면 발뒤꿈치가 더욱 멀리 움직이게 된다. 이렇게 뼈에서부터 움직임이 발생하면 머리 무게가 가벼워지고 머리 꼭대기부터 전갈 꼬리처럼 움직이며 턱은 당겨진다. 허리 아래쪽을 뒤로 신전시키면 흉추가 수직으로 확장된다. 좌골을 바닥에 대고 똑바로 앉을 때까지 허리와 골반을 통해 몸무게를 바닥으로 쏟는다.

다리 길이를 늘이면 몸통 무게가 가벼워진다. 흉골 하단이 배꼽과 척추쪽으로 가까워지며 몸이 돌돌 말린다고 상상하라. 좌골과 무릎 사이의 공간을 늘이면 돌돌 말린 척추가 바로 펴진다. 척추와 머리가 골반 위에서 떠오르며 가볍고 확장된 느낌이 나야 한다. 숨을 들이쉬면서 모든 횡격막들과 몸의 긴장을 이완하라. 그리고 뼈들이 연부조직의 바다 위에서 떠다니는 느낌을 감지하라.

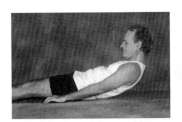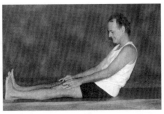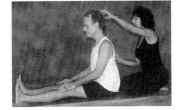

▲ 전갈 꼬리 수련: 앞으로 구르기

4. 반나선형 일어나기와 위로 쏟아 일어나기

다리를 교차하고 앉은 자세에서(이때 **오른다리가 왼다리 앞에 오도록 한다**) 시작한다. 반대 자세는 반대로 시행하면 된다.

1) 오른다리가 왼다리 앞에 오도록 다리를 교차해 앉은 자세에서 머리를 아래로 쏟으며 동시에 몸통을 오른쪽으로 돌린다. 앉은 자세에서 보면 다리와 손이 서로 반대쪽을 바라본다. 왼발의 발볼이 바닥에 닿으면 양손으로 바닥을 짚는다. 이때 양손과 양발은 좌우 고관절 넓이 정도로 벌어져 있다.

2) 발뒤꿈치로 바닥을 밀며 다리를 펴면, 양손은 몸의 좌우 측면에 자유롭게 매달려 있고, 머리는 아래쪽을 향한 채로 골반이 위로 움직인다.

3) 천골 닻내리기를 하며 이를 도르래처럼 활용하면 에너지가 천골과 다리를 지나 바닥으로 흘러가고, 이 힘이 척추를 한 마디씩 위로 띄우게 된다. 그러면 마지막 척추마디 위에 놓인 머리는 부표처럼 둥둥 뜬 느낌이 난다(**줄을 당겨 커튼을 위로 접어 올리는 모습을 상상하라**).

4) 움직이는 과정에서 '무릎 잠김'이 발생한다면 천골 닻내리기가 잘못 되었거나, 허리에 압박이 가해지고 있을 수 있다. 그러면 다음 날숨 때 다시 천골 닻내리기를 시행한다. 이것이 허리르 이완시키고 '잠김' 없이 무릎을 펴게 하는 방법이다.

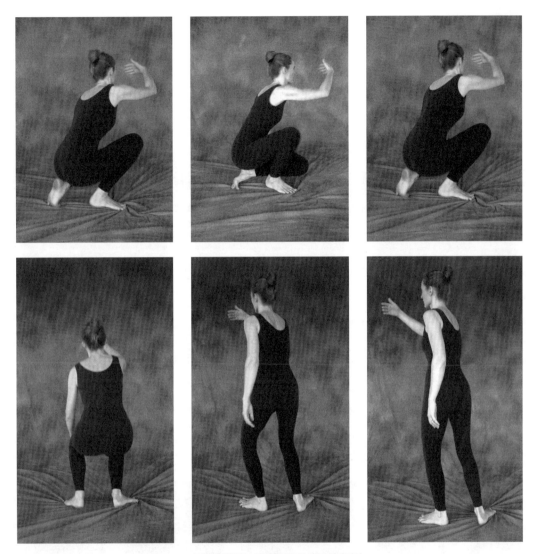

▲ 팔을 이용해 수평선을 몸 중심으로 당긴다

5. 선 자세에서 땅으로 쏟기

1) 앞의 동작과 반대로 한다. 우선 천골 닺내리기를 하며 허리를 펴면서 머리를 아래쪽으로 쏟는다. 이때 다리는 지면과 수직을 유지한다. 양발 앞쪽 지면에 양손이 닿는 동안 무릎은 부드럽게 유지한다.

2) 골반을 천천히 낮출 때, 발볼에서 회전이 일어나며 무릎은 가슴으로 이동한다. 바닥에 닿은 손은 지면을 따라 미끄러진다. 골반이 지면으로 안착되면 손은 바닥에서 떨어지며 머리가 처음 내려왔던 반대 방향으로 움직이도록 '허락하라'. 바닥에 허리를 바로 세운 자세로 마친다.

● 나선형으로 일어서는 다른 방법

오른다리를 왼다리 앞에 교차한 자세로 앉아 왼손을 왼쪽 고관절 옆 바닥에 놓는다. 오른 손바닥은 눈 앞쪽에 띄운 자세로 시작한다(**그림 참조**). 오른 손바닥을 바라보면서 몸을 왼쪽으로 돌리면, 걸음을 떼지 않아도 발이 바뀌며 척추는 나선형으로 위로 올라간다. 움직임이 일어날 때, 장갑 안으로 손이 들어가는 것처럼, 뼈가 연부조직 사이로 지

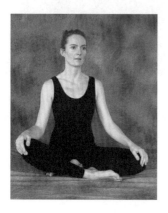 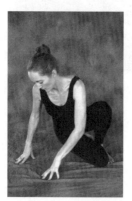 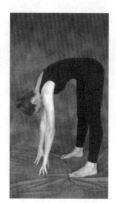 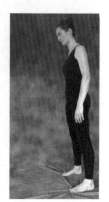

▲ 나선형으로 일어서기

나가는 느낌을 감지하라. 체표면의골격근을 활용해 외부에서 기계적으로 움직임이 일어나는 것이 아닌, '움직임 가운데 움직임'을 감지하면, 몸은 유동적인 상태로 변하며 '자기구조화'가 진행된다. 숨을 내쉬며 척추 사이에 더 많은 공간을 만들어낸다. 호흡물결 위에서 다방향의 신장이 이루어지는 것을 감지하며, 천골 닻내리기를 한다. 천골 닻이 도르래처럼 작용하면 척추 각 마디는 하나씩 위로 쌓여가며 떠오른다.

6. 나선형 수련: 선 자세에서 지면으로 이동

발볼 위에서 몸을 회전하며, 무릎은 가슴으로 가져온다. 천천히 골반을 낮추며 180도 회전한다. 이때 머리는 위쪽 방향을 유지한다. 이 모든 움직임은 연속성을 이룬다.

● 대체 동작: 런지 자세에서 일어서는 방법

무릎은 '무게 지지 관절'로 이용되어서는 안 된다. 오히려 '무게 이동 관절'로 이용되었을 때 무릎의 기능이 최적화된다. 무릎에 무게를 지지하는 것이 아니라, 무릎을 통해 무게를 전송하며 지면에 앉은 자세에서부터 런지lunge 자세를 거쳐 똑바로 일어설 수

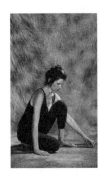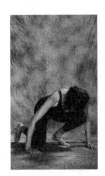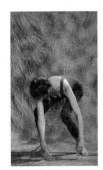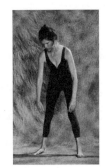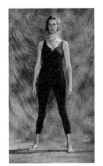

▲ 이 동작으로 일어설 때는 몸무게 전체가 무릎에 가해지지 않도록 주의한다

있다. 오른다리가 왼다리 앞에 놓이도록 교차해 앉은 자세에서 왼쪽으로 몸을 돌린다. 이때 몸무게는 오른발 발볼을 지나 왼발 발볼쪽으로 이동한다. 양손으로 오른발 좌우 바닥을 지지한다. 이제 회전 방향을 바꾸어 오른쪽으로 나선형을 그린다. 이때 왼다리로 지면을 누르며 양다리를 편다.

● **런지 자세에서 지면으로 이동**

앞의 동작과 반대로 하면 된다. 스쿼트squat 자세를 만들며 몸을 오른쪽으로 돌린다. 이때 대부분의 몸무게를 오른다리와 양손으로 이동시킨다. 그러고 나서 이제 몸을 왼쪽으로 돌리며 대부분의 무게를 왼다리와 양손으로 이동시킨다. 다시 한번 몸을 오른쪽으로 돌리며 왼쪽 엉덩이를 바닥으로 낮춘다. 이때 머리는 골반 바로 위쪽에 오도록 한다. 이제 무게를 받지 않은 오른다리를 움직여 교차해서 앉는다.

7. 선 자세에서 의자에 앉기

이 동작을 할 때 대부분의 사람들은 목과 어깨 그리고 엉덩이 근육을 잔뜩 긴장한 채 앉을 곳을 찾는다. 따라서 의자에 앉는 과정에서 온몸의 무게가 무릎에 가해진다.

하지만 척추 신장을 하면서도 의자에 앉기가 가능하다. 먼저 의자의 위치를 확인하고, 의자 앞으로 이동해 뒤돌아선다. 그런 다음 허리를 펴면서 무릎을 가슴쪽으로 이동시킨다. 이렇게 하면 앉는다는 생각 없이도 앉을 수 있다. 이 방법으로 의자에 앉으면 상체와 엉덩이의 긴장도 없고, 무게가 무릎에 가해지지도 않으면서 자연스럽게 동작이 이루어진다. 이번엔 좀 더 느리게 시행해본다. 천골을 떨어뜨리며 무릎을 굽힐 때 척추를 신장시키면서 앉아본다.

8. 의자에 앉은 자세에서 일어서기

몸무게를 끌어올려 자리에서 일어난다는 생각 대신, 골반 양쪽에 다리를 연결해주는 밸브가 있다고 상상하라. 이 밸브가 열리면 마치 밀가루가 창고로 떨어지듯, 몸통 무게가 밸브를 통해 땅으로 쏟아진다. 이때 천골 닻내리기를 하며 무릎을 펴면 다방향에서 몸을 신전시키는 힘이 전해진다.

움직임을 빠르게 하고 싶다면 양발을 지면에서 몇 센티미터 들어올린 후 부드럽지만 빠르게 지면을 '쿵'하고 친다. 이 순간 무릎을 펴면서 발로 바닥을 밀고 일어선다. 이렇게 빠르게 움직이는 중에도 다방향의 파동을 타야 한다. 천골 닻내리기를 하며 지면에서 다리를 지나 머리끝까지 몸을 편다. 대부분의 사람들은 머리와 어깨를 위로 끌어올리며, 무릎에 몸무게를 가한 상태로, 상체를 앞으로 숙이면서 의자에서 일어선다. 이는 매우 잘못된 움직임이다. 여기서 제시한 방법에 따라 의자에서 일어나는 것이 처음에는 어려울 수 있다. 그러면 의자보다 조금 더 높은 책상 끝에 앉았다 일어나는 동작을 먼저 연습해보라. 이 동작을 애쓰지 않고도 할 수 있다면 다시 의자에 앉은 자세에서 일어서는 연습을 한다. 의자에 앉고 일어서는 동작이 자연스럽게 느껴질 때까지 여러 번 반복한다.

● 적용

중력의 지지력을 파트너로 삼아 움직이면 이전과는 매우 다른 형태의 몸/마음 기능을 증진시킬 수 있다. 지구 중심에서 중력이 당기는 힘을 느끼며 지면에서 올라오는 지지력을 온몸으로 받아 애쓰지 않고도 자리에서 일어날 수 있는 것이 그 좋은 예이다. 낡은 패러다임과 새로운 패러다임에 대해 수없이 많은 사례들을 들 수 있다. 여기서 제공하는 소마명상은 인간 잠재력 계발에 있어 혁명적인 패러다임 변화를 이끌어낼 수 있다. 안에서 밖으로 우아하고 유동적인 형태로, 새로운 패러다임을 체화시킬 수 있는 수련이 소마학습이다.

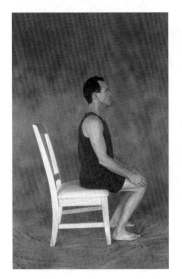 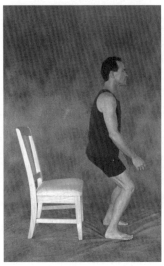 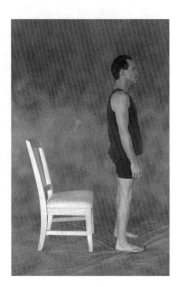

▲ 의자에서 일어서기

데이비드 David 이야기:
척수 손상에서 회복

데이비드David는 척수손상spinal cord injury을 입은 후 소마학습을 만나게 되었다. 어떤 정형외과 의사가 그의 목을 돌리고 코르티손cortisone 호르몬 주사를 놓았는데 이때 목의 신경에 손상을 입게 되었다. 그로 인해 몸 한쪽에 마비가 오자 서둘러 수술을 받아야 했다. 수술 후 데이비드는 신체 가동성이 크게 감소하였고 잦은 통증에 시달리게 되었다.

나와 첫 만남에서 데이비드는 온통 두려움에 휩싸여 있었다. 무슨 치료를 받든 자신의 상황이 악화될 것이라는 생각에 새파랗게 질려 있었다. 통증이 아니라 마비가 다시 찾아올 수 있다는 공포감과 자신이 아무것도 할 수 없다는 상심에 가득 차 있었던 것이다. 목의 문제 말고도 그는 만성 요통을 앓고 있어서 항상 누워 있어야만 했다. 그는 매일 한 시간 이상 허리 염증을 가라앉히기 위해 얼음찜질을 했다.

처음에 그는 눕기, 앉기, 서기 등 어떤 자세에서도 편안함을 느끼기 힘들어했다. 하지만 몇 분간 몸의 공간을 열어주는 연습을 한 후에는 딱딱하게 몸을 잡고 있던 긴장을 조금씩 이완할 수 있게 되었다. 자신을 방어하던 근긴장이 떨어지고 통증이 감소하게 되면서, 그는 통증을 재발시키지 않고 움직이는 법을 배우기 시작했다. 뭔가 잘못 될지도 모른다는 두려움, 그리고 자신의 통증과 상처가 평생 지속될 수도 있다는 공포가 있는 사람이었지만, 40대의 데이비드는 대규모 사업체의 창업자이자 CEO였다. 젊어서 체조 선수였던 그는 운동 중 바닥으로 떨어져 목에 상처를 입었다. 목뼈 골절은 몇 년 후 MRI를 통해 확인하기 전까지 발견하지 못했다고 한다. 척수손상을 입기 전 그는 익스트림 스포츠 마니아였다. 그는 헬리콥터에서 뛰어내려 급격한 경사를 이루는 스키장으로 점프한 후 스키를 타는 것을 정말 좋아했다. 이렇게 고도로 숙련된 운동선수도 자신의 문제를 치유하는 데 있어서는 이전에 운동을 하며 배운 기술들이 아무런 소용이 없었다. 만성 통증으로 가득한 몸은 어떤 동작을 해도 트라우마를 야기했다. 그는 자신이 어떻게 하면 예전처럼 다시 움직일 수 있을지 고민했다.

소마학습으로 데이비드는 자신을 즉각적으로 치유해주는 운동법을 익히게 되었다. 처음 왔을 때 몸 전체가 뻣뻣해서 움직이기도 힘든 상태에서도, 그는 미묘한 내적 움직임을 통해 관절가동 범위를 높이는 수련을 할 수 있었다. 이제 데이비드는 종종 다른 사람들에게 척수손상이야말로 자신에게 일어난 최고의 사건이라고 말하고 다닌다고 한다.

소마학습 수련을 통해 이전에는 상상도 할 수 없었던 삶의 변화를 이루었다. 지금 나는 예전과는 완전히 다른 사람이 되었다. 나는 자신을 좋아하게 되었으며, 생애 최초로 혼자서 시간을 보내는 것을 즐기고 있다. 아이들, 아내, 친구, 그리고 직장 동료들과의 관계도 엄청나게 진보했다. 나는 있는 그대로의 나를 받아들이고 사랑하게 되었다.

난 더이상 두려움에 휩싸이지 않는다. 통증에서 탈출하였고, 그 통증을 재발시키지 않는 움직임 기법을 익히면서 자신감을 얻었다. 소마인지를 통해 생긴 자신감으로 난 삶에서 어떤 일이 일어나더라도 그 사건이 나를 좀 더 자유롭게 만들어줄 것이라는 생각을 갖게 되었다. 소마학습을 통해 얻은 것은 상처의 치유뿐만이 아니다. 내가 사는 방식 전체가 바뀌었다. 운동선수로서 훌륭한 체형을 만들어보려고 했던 트레이닝에 대해 생각할 때마다, 나는 목과 허리를 참으로 가혹하게 대했다는 느낌이 든다. 내가 얼마나 폭력적으로 자신을 대했는지, 얼마나 기계적으로 움직였는지, 그리고 얼마나 불필요한 힘을 쓰고 살았는지 되돌아 볼 수 있게 되었다. 움직임을 음미하는 법을 배우며 나는 체형을 좋게 해야 한다는 생각을 버렸다. 움직임을 감지하게 되면서 나는 더이상 스스로에게 상처를 주지 않게 되었다.

이러한 자기감지를 통해 데이비드는 운동뿐만 아니라 삶에서도 자신이 얼마나 스스로를 압박하고 있었는지 깨닫게 되었다.

소마학습의 가장 독특한 부분은, 카파로 박사가 '차별화'라고 부르는 수련법인 것 같다. 소마학습에서 '차별화'란 나 자신에게 집중한다는 의미와 점점 더 미세한 차이를 감지할 수 있게 된다는 의미를 지니고 있다. 사실 미세하다기보다는 거대한 차이가 맞다. 소마학습을 통해 나는 지속적인 과정 가운데 '차별화' 하는 법을 배우게 되었다. 이는 갈등 상황에 사로잡히지 않고 탈출하는 법을 배운 것과 같다. 소마학습은 스스로를 검사하는 도구이다. 나는 화가 나는 상황에서 그대로 반응하기보다는 내 감정을 관찰하며 차별화할 수 있게 되었다. 이는 심리적인 부분의 변화이다. 물리적인 부분은, 예를 들어, 서서 척추 신장을 할 때 의식을 집중하면 척추를 타고 오르는 에너지를 느낄 수 있다. 더 집중하면 내가 이전에 상처 입었던 곳에서 통증을 감지하기 시작한다. 이 통증을 통해 자신이 어떻게 긴장하고 있는지 확인할 수 있다. 통증은 주로 견갑골 사이에서 나타난다. 그러면 호흡을 통해 이를 이완시킨다. 이것은 생각하고 느끼는 것처럼 쉬운 일이다. 중력이 나를 이완시키면, 나는 열린 상태가 된다. 그러면 에너지가 흘러 들어와 애써서 행하려는 태도를 녹인다. 내적인 에너지를 신뢰하면 내 몸의 모든 조직이 정렬되는 느낌을 감지하게 된다. 이 수련은 밖에서 신체 구조를 '조작'하는 게 아니다. 내 신체는 에너지 주위로 재구조화를 이루고 치유력이 높아진다. 그에 따라 나를 관통하는 에너지 흐름이 최대화된다.

소마학습을 통해 나는 점점 더 '현존'하는 법을 배우고 있다. 내게 일어나는 모든 일들이 선물이다. 나는 그 어느 때보다 지금 더 행복하다. 나는 행복과 슬픔이 둘 다 유용한 경험임을 이해하게 되었다. 탄생과 죽음도 마찬가지다. 사람들은 죽음을 두려워한다. 이 두려움을 내려놓으면 세상 전체가 그대에게 열리게 된다. 존재하는 모든 것을 받아들이려고 애쓸 필요도 없다.

소마학습으로 나는 삶의 모든 것이 선물임을 배우고 있다. 목의 상처조차도 선물이다. 먼 거리를 걸을 수 없을 때 난 매우 슬펐다. 그리고 이 슬픔은 신경 다발처럼 나를 괴롭게 만들었다. 하지만 이런 태도는 오히려 문제를 고착화시켰다.

'차별화'를 통해 슬픔을 포용하고 이것을 호흡 안으로 집어 넣으면, 슬픔이 안에서 가라앉는다. 그리고 나는 안에서 일어나는 반응을 인지할 수 있게 되었다. 소마학습에서 배운 호흡으로 나는 내적인 긴장을 없앨 수 있었다. 소마학습은 내가 정말로 현재 느끼고 있는 것에 집중할 수 있게 해준다. 이를 통해 두려움과 불안함 속에 숨거나, 보고 싶지 않은 것을 외면하는 태도를 그치게 되었다. 하지만 전체 안에서 나의 책임을 보는 법도 배웠다. 이것은 소마학습이 선사한 선물이다.

자신에게 집중하면서 호흡하면, 아름다운 공기가 폐 속으로 들어와 몸 전체로 퍼져나간다. 그리고 나는 평화롭게 잠이 든다. '차별화'를 통해 나는 생각 속에 갇혀 있는 순간을 감지할 수 있게 되었다. 그리고 이러한 '감지'를 통해 몸이 진정으로 원하는 방향으로 되돌아갈 수도 있다.

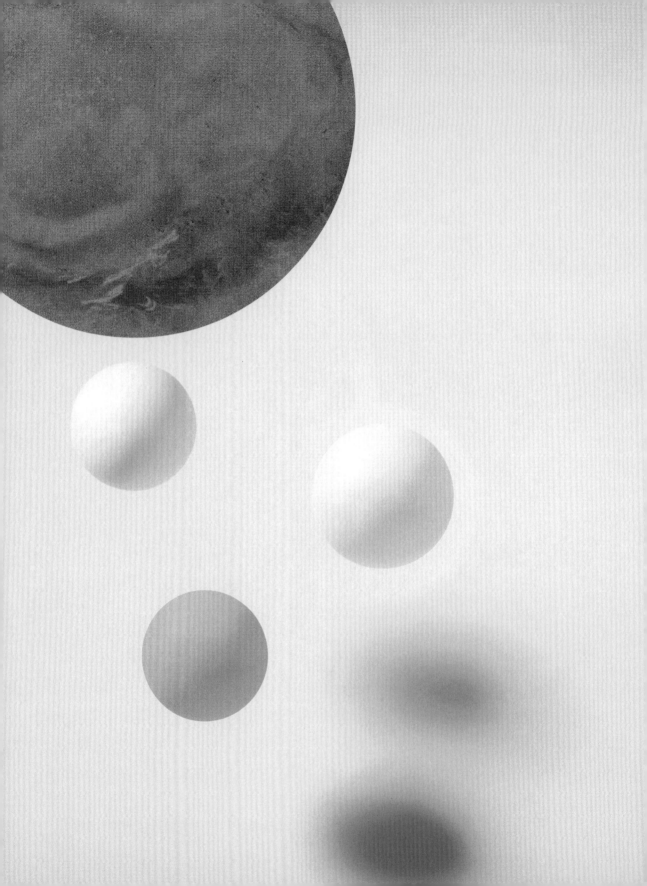

Part 4

심 화 수 련

찰흙을 빚어
그릇을 만든다.
그 그릇의 빔에
그릇의 쓰임이 있다.

- 노자老子

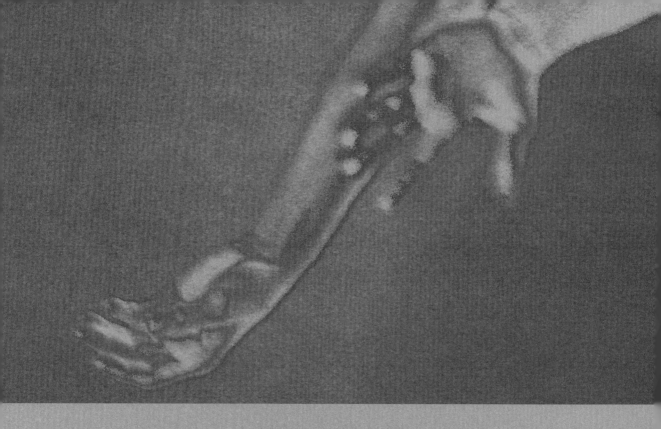

내가 만지는 모든 이들은
신이 연주하는 악기.
아직 나는 자신을 잘 모른다네,
나에게 나를 보여주오.
줄기를 살찌우는 햇살 속에서 나는 나뭇잎.
내 님을 가볍게 떠받치는 나는 줄기.
내 힘은 그대의 고귀한 사랑으로 빛납니다.
뿌리, 몸통, 가지, 잎사귀.
내가 어디에 있는지는 중요치 않아요.
어떻게, 무엇을 사랑하는지가 중요하죠.
모두의 희망 안에서
또 다른 씨앗을 키워 꽃피워요.

리사 카파로, "**내가 터치하는 모든 이** Everyone I Touch"[1]

CHAPTER 13

깊은 대화를
나눠라

1. 접촉을 통한 자기촉진

소마학습의 효과를 높이는 가장 진보된 수련이 바로 터치워크Touchwork이다. 이 주제를 파고들기 위해서는 또다른 책이 필요할지 모른다. 하지만 자기촉진self-facilitation 기법과 다른 사람을 촉진시키는 방법을 어느 정도 소개하려고 한다. 자기촉진을 하면 자신의 고유수용감각만으로 내부를 탐험할 때보다 더욱 깊은 곳까지 닿을 수 있다. 터치(역주: 저자는 일반적인 형태의 '접촉'이 아니라 '소마학습을 촉진시키는 접촉'이라는 의미로 '터치'를 정의하고 있다)를 통해 좀 더 특화된 형태의 피드백을 감지할 수 있고, 어디가 어떻게 이완되는지 파악할 수도 있다.

우리가 원하는 것은 인지를 흐트러뜨려 밖으로 내보내는 것이 아니라, 내면 깊숙한 곳에서 일어나는 움직임을 일깨우는 터치이다. 터치가 깊어지기 위해서는 지금 터치하고 있는 사람이 딱딱한 물체로 느껴지지 않을 만큼 깊은 포용이 일어나야 한다. 터치하면서 일어나는 모든 경험은 '안에서 밖으로' 일어나야 한다. '바깥 어딘가에' 무슨 일을 '해야만 한다'는 생각을 내려놓아라. 라그넬과 거웨인 이야기처럼, 일단 첫 번째 '해방'이 일어나면, 우리는 끊임없이 딱딱한 형상(추한 노파)으로 되돌리는 '저주'를 지속적으로 풀어내야 한다. 자신이 '딱딱한' 존재라는 생각을 버려라. 관점을 전환시켜라. 날숨을 통해 발명/발견한 공간 속으로 들어가라. 다른 이들을 터치하는 순간, 나의 현존은 물결을 타고 퍼져나가 무한한 사랑으로 나아간다. 들숨을 '마시기' 하면 '경계 없는 공간'이 나와 함께 '현존'한다. 이 순간에 감사한 마음을 지니면 그 '성스러운 공간'이 애인처럼 '키싱백'을 해준다. 그러면 나에게서 나가는 호흡과 무한한 공간에서 들어오는 호흡이 '상호침투'한다. 터치가 깊어지게 하려면 애써서 행하려는 마음을 내려놓아라. 미묘한 느낌을 점점 더 선명하게 느낄 수 있어야 한다. 사원의 종이 남기는 소리의 잔향처럼, 그대의 현존은 끝없이 퍼져나간다. 마찬가지로, 호흡으로 발생한 에너지 물결을 타고, 터치를 통한 상호침투를 이루면, 모든 방향으로 현존 확장을 이룰 수 있다. 터치가 깊어지고 섬세해질수록, 현존 또한 끊임없이 개방된다는 사실을 기억하라.

터치는 그대를 움직이는 행위가 아니다. 단지 그대가 움직이고 있다는 사실을 조금 더 정확하게 감지하면서 피드백을 제공하는 게 여기서 소개하는 터치이다. 터치가 공간을 창조하지는 않는다. '인지'와 '호흡'이 움직일 수 있는 공간을 창조할 뿐이다. 터치를 통해 자신의 골격계 안으로 공간을 가져올 수 있게 되면 조금 더 자유롭게 물결을 탈 수 있을 것이다.

결국 자신의 몸을 터치하지 않고도 인지만으로 신체의 다른 부위로 감각을 이동시킬 수 있게 될 것이다. 우리 몸에는 손으로 직접 만질 수 없는 부위가 있다. 하지만 체표면의 터치를 조율하여 '보이지 않는 파트너'가 '만지기 힘든' 부위를 만지게 할 수 있다. 나는 이 파트너를 '투명한 애인'이라 부른다. '투명한 애인'과 나는 이런 방식으로 '상호침투'를 이룰 수 있다. 나는 요가를 할 때 이 방식을 종종 활용한다. 왜냐하면 선명한 터치를 통해 움직임을 시작할 수 있기 때문이다. 터치로 자기촉진을 하면, 단지 상상력만을 이용했을 때보다 더 많은 감각을 일깨울 수 있다.

일단 터치를 통해 자기촉진을 할 수 있게 되면, 언제 어디서든 자신의 피드백을 증폭시킬 수 있고, 같은 방식으로 다른 이들의 현존 확장을 도울 수도 있다. 터치하는 사람이나 받는 사람이나 모두 현존 확장을 이루어 자유와 생명력이 상승할 수 있다. 이 방식은 다른 이들의 건강을 위해 종종 자신의 건강을 해치는 바디워커bodyworker들에게 큰 도움이 된다. 손으로 직접적인 터치를 하며 치유를 제공하는 바디워크들은 자신의 건강을 담보로 다른 이들에게 도움을 주는데, 상호침투를 이루는 터치는 이렇게 '주는 자'와 '받는 자' 사이에 발생하는 '긴장'을 줄일 수 있다.

등을 바닥에 대고 누워 손을 머리 위쪽으로 올린 자세를 취한다. 팔꿈치가 바닥에 닿지 않으면 그 밑에 베개나 수건을 말아 넣는다. 팔 주변 근육에 긴장이 생겨 당겨지거나 불편함이 느껴지지 않도록 온전히 이완해야 한다.

자기촉진 수련을 할 때는 한 손 또는 양손을 활용해 포옹(역주: 여기서 포옹이란 신체의 특정 영역을 감싸듯 터치한다는 의미가 담겨있다. 앞에서 이야기한 포옹과 여기서 이야기하는 포옹은 본질적으로 같다. 하지만 포옹이 조금 더 넓고 추상적인 개념이라면, 포옹은 좀 더 협소하고 구체적인 개념이다) 할 수 있다. 두 가지 방법 모두 유용하다. 한 손으로 포옹할 때, 다른 손은 몸 바로 옆이나 머리 위쪽 바닥에 편안히 내려놓는다. 이 팔을 닻으로 활용해 에너지 흐름을 만들 수 있다. 팔을 이루는 뼈는 '액체 수정 매트릭스'가 되어 모래시계에서 모래가 빠져나가듯 팔꿈치, 손목, 손을 통해 바닥으로 쏟아진다.

한쪽 팔은 바닥에 편하게 놓여있다. 다른 팔은 중력기반 스캔을 하며 자세를 변화시키는 동작 사이에서 터치 동작을 하면 감각을 차별화시키는 데 도움이 된다. 터치를 할 때마다 몸 전체가 반응하지만, 직접적인 터치가 가해진 부위가 조금 더 열린 느낌이 난다. 터치를 통한 차이가 분명할수록 감각과 움직임의 차별화도 확실해진다. 터치를 가하면서 호흡을 할 때 한쪽이 다른 쪽에 비해 움직임이 어떻게 변하는지 확인한다. 다양한 형태의 기능 변화를 비교해가며 여러 번 시도해 보라. 호흡을 들이쉴 때 어느 쪽이 딱딱하고, 어느 쪽이 더 많이 열리는지도 확인한다.

2. 다른 감각 통합하기

다른 감각을 첨가하는 것이 수련을 깊게 하는 데 도움이 된다. 내가 제시하는 몇 가지 예를 통해 스스로 생각하며 탐구할 수 있길 바란다. 고유수용감각과 시각 인지를 통합시킬 수 있다. 예를 들어, 얼굴 터치를 통해 촉진 수련을 하면서 근처에 작은 거울을 놓고 자신의 얼굴을 바라볼 수 있다. 이러한 2차 피드백이 고유수용감각에 의해 일어나는 변화의 척도가 된다. 한쪽 눈이 다른 쪽보다 더 크거나 얼굴과 목이 더 열려있음을 거울을 통해 보고 확인한 후 다시 수련으로 피드백 할 수 있다. 마찬가지로 청각 인지도 고유수용감각과 통합시킬 수 있다. 입을 열고 '아' 소리를 내면서 그 소리의 진동이 몸으로 어떻게 퍼져나가는지 감지한다. 그러면서 신체 조직에서 어느 쪽으로 이 진동이 더 많이 퍼져 나가는지 확인하라. 소리를 어느 정도로 내야 진동이 잘 느껴지지 않는 부위에도 리스닝이 일어나는지 감지해보라. 한 호흡으로도, 터치가 느껴지지 않는 깊은 곳에서 발생하는 파동을 느끼며, 신체가 '정합성'을 이루며 세포까지 공명하는 것을 감지할 수 있다. 파동을 증폭시켜 분자 레벨로까지 진동을 전달시키면 더 큰 자유와 생명력을 느낄 수 있다.

자기촉진을 한손으로 했으면, 다른 손으로 바꾸어서도 시행하며 차이를 비교하라. 한쪽씩 번갈아 가면서 촉진을 한다면 즉각적인 균형 변화를 감지하게 될 것이다. 이러한 접근법은 팔의 움직임이 몸 전체의 움직임 속에서 내적으로 연결되었음을 인지할 수 있게 해주며, 팔이 단지 몸 바깥에 대롱대롱 매달려서 움직이는 것을 막아준다.

팔을 통한 닻내리기가 거의 필요 없는 부위도 있고, 양손으로 포용했을 때 더 효과적인 부위도 있다. 자기감지를 이용해 흐름을 따라가라. 여기서 제시한 예들은 단지 스스로 실험할 수 있도록 해주는 제안일 뿐이다. 매번 똑같이 따라 해야 할 '레시피' 같은 것은 없다. 소마학습은 비기계적, 비결정론적 과정이다. 따라서 정해진 테크닉이 없다. 하나의 방법이 모든 상황에서, 모든 사라에게 똑같은 결과를 가져오지는 않는다. 지속적으로 자신의 내적인 움직임을 '리스닝' 하고 자기실험을 해나가라. 상상 이상의 가능성이 늘 열려있다.

2-1. 누운 자세에서 자기촉진

- 주의: 여기서 제시하는 자기촉진 부위를 지금 터치할 수 없다면 굳이 하지 않아도 된다. 긴장을 내려놓아라. 다른 부위에서도 자기촉진을 할 수 있다. 손으로 터치하기 전에 상상력을 이용해 시도해보면 도움이 될 것이다.

● 발뒤꿈치 포용

수련 중 맨발을 유지한다. 한 번에 한쪽씩 발뒤꿈치를 몸 쪽으로 끌어당긴다. 그러면 종아리가 지면과 수직을 이룰 것이다. 불편함이 느껴질 정도로 바짝 당기지 않도록 주의한다. 호흡을 통해 신체 관절이 열릴수록 무릎 관절도 천천히 안에서 밖으로 열리는 느낌이 든다. 매트 위에 놓인 발의 위치가 변할수록 그에 따라 신체의 유동적인 조직 움직임을 감지하라.

잠시 발바닥에 있는 족궁을 찾아본다. 발뒤꿈치가 지면으로 닻내리기를 하며 확장되면 발목 관절이 열린다. 발가락을 좌우로 벌리면 발 내측에서 외측으로 지나는 횡족궁도 벌어지며 열리고, 발볼에서 발뒤꿈치 사이에 있는 발뼈들도 함께 신장된다. 호흡 물결

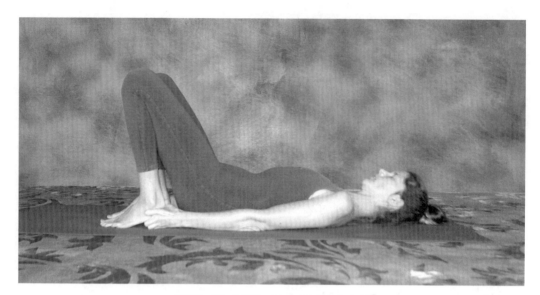

▲ 터치하고 있는 부위를 전체 움직임 안에서 인지한다

을 타면 발목 관절 공간이 더욱 열리는 것을 느낄 수 있다. 계속해서 무릎과 고관절도 열리며 허벅지의 근육들도 이완된다.

발목과 허벅지 근육들에 있는 잔여긴장이 떨어지면 어떤 느낌이 나는지 확인하라. 다리를 살짝살짝 움직여도 지면 지지력이 발바닥 아래에서 느껴지는지 감지하라. 허벅지 근육이 아니라 발의 골격을 통해 지지력이 전달되어야 한다.

첫 번째로 터치해야 할 곳은 발뒤꿈치와 그 주변 뼈들이다. 다리가 지면과 수직을 이룬다면 손으로 발뒤꿈치를 만질 수 있다. 만일 이 동작이 힘들면 발뒤꿈치 옆면을 터치하면 된다. 약간의 압력을 가해 발뒤꿈치 옆면을 터치하면 발이 신장되고 움직일 때의 느낌을 감지할 수 있다. 횡격막이 움직일 때 뼈가 몸 깊은 곳에서 어떻게 움직이는지 감지하라. 숨을 내쉴 때 파동이 골반 기저부 횡격막을 통해 허리, 흉곽입구를 지나 머리 끝까지, 그리고 겨드랑이 아래를 지나가는 것을 느껴보라. 몸 전체의 뼈들이 호흡 물결을 타고 하나로 움직이는지 확인한다. 몸의 모든 횡격막들이 능동적으로 수축하면, 모

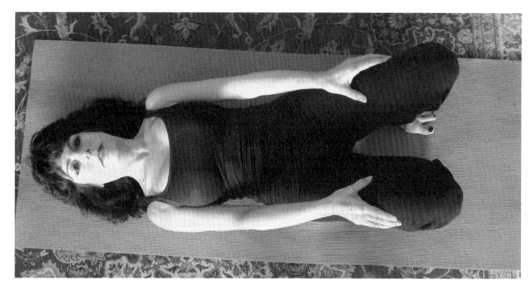

▲ 다리 포옹

든 뼈들이 이에 맞추어 움직인다. 이를 통해 연부조직 안에 남은 긴장이 풀어져 나간다. 전체의 움직임 가운데에서도 터치하고 있는 부위의 부분적인 인지를 잃지 않도록 하라.

● 다리 포옹

무릎 바깥쪽 또는 중앙을 터치한다. 다리를 통해 신장이 일어날 때 무릎이 열리는 것이 감지되는가?

2-2. 골반 밑에 블록 넣고 자기촉진

블록이나 이불을 골반 아래에 넣고 척추 신장을 하면서 포옹 수련을 하라. 하지만 발바닥을 지면에 대고 무릎을 세운 상태로 누운 자세에서 그대로 시행해도 괜찮다(더 **자세한 설명**은 8장 '아침 수련' 편을 참조하라).

● 골반 포옹

양손으로 고관절 옆쪽 부드러운 부위를 터치하면서 대퇴골두를 감지한다. 손에 살짝 압력을 주면 다리에서 시작하는 파동을 느낄 수 있다. 천골 닻내리기가 이루어지고 골반 횡격막이 올라가며 파동이 다리를 지나가면서 생기는 '붐~' 보리를 느낄 수 있어야 한다(역주: 소리를 귀로 직접 듣는 것이 아니다. 여기서 말하는 '리스닝'은 청각이 아니라 고유수용감각을 통해 이루어진다). 들이쉬고 내쉴 때마다 고관절에서 발생하는 '열림'을 감지하라.

몸의 신장elongation을 높이기 위해서는 천골 닻내리기를 멈추지 말라. 이번에는 천골에서 꼬리뼈 끝까지 현존을 확장하며 물결 위에 올라탄다. 그리고 나서 천골과 꼬리뼈로 현존 확장을 유지하념 골반을 바닥에서 들어 올린다. 이런 식으로 골반을 들어 올리면 허리에 아치가 잘 생기지 않는다. 허리와 천장관절에 염증이 있는 사람이라도, 신장 기법을 통해 골반을 들어 올리면 그 문제들을 악화시키지 않는다.

골반을 다 들어올리고 나면 블록을 지면과 골반 사이에 넣는다. 그런 다음 목에서부터 척추를 한 마디씩 천천히 내린다. 골반이 블록에 닿을 정도로 내려와도 천골과 꼬리뼈를 통해 더 많은 신장이 일어날 만한 여유 길이가 남아있다.

● 허벅지 안쪽 포옹

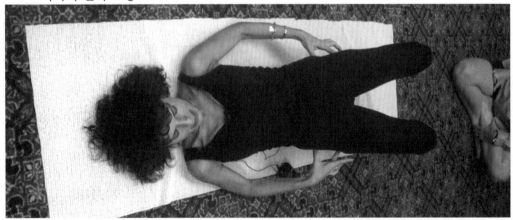

▲ 고관절 옆에서 '열림'을 감지한다

한손으로 서혜부를 터치한다. 특히 골반에서 다리가 뻗어나가는 안쪽 부위에서 작은 구멍을 느껴본다. 다른 손으로는 골반 옆의 연부조직을 가볍게 누른다. 숨을 내쉴 대 척추와 다리가 신장되면서 생기는 물결을 타고, 대퇴골이 고관절을 중심으로 신전되는지 느껴본다. 어느 정도의 움직임이 자신에게 즐거움을 선사하는지 감지하라. 양손으로 서혜부를 터치하는 자세에서 골반 기저부의 움직임과 몸이 신장되는 느낌을 감지하라. 호흡에 따라 생식기가 어떻게 반응하는지 확인한다. 따뜻한 바람을 장작에 불어넣어 불꽃을 살리는 느낌이 들 것이다.

골반 깊은 곳에서 다리가 움직이는 느낌을 계속 감지하라. 요근은 요추에서 대퇴골 내측을 연결하는 심부 근육이다. 이 근육의 움직임도 느껴보라. 숨을 내쉬며 천골 닻내리기를 하고, 몸을 계속 아래쪽으로 움직이면서 다리의 신전과 척추의 신장을 동시에 감지한다. 다리를 통해 점점 더 골반 안쪽 깊숙한 곳까지 연결되며 이루어지는 움직임을 감지하라. 마치 상류에서 강물이 흘러내리는 느낌이다. 움직임 감지를 통해 이 상류수에 다가갈수록 척추 하단에서 지면으로 더 많은 에너지가 방출된다. 파동이 얼마나 멀리 퍼져나가느냐에 따라 지면에 뿌리 내리는 정도가 결정된다. 충분한 모멘텀과 생명

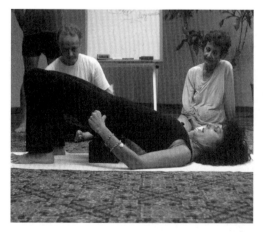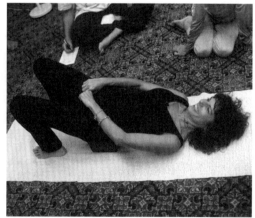

▲ 골반 양측면과 서혜부에서 신장의 효과를 감지하라

력으로 파동을 만들어내면 지면뿐만 아니라 머리를 지나서도 파동은 멀리 퍼져나간다. 몸을 관통해 경계 너머로 지나가는 다방향의 파동을 감지하라.

이제 다시 양손을 서혜부 중간으로 가져와 신장 확대된 상태의 움직임을 감지하라. 척추와 골반을 관통해 지나가는 거센 파동을 음미하라.

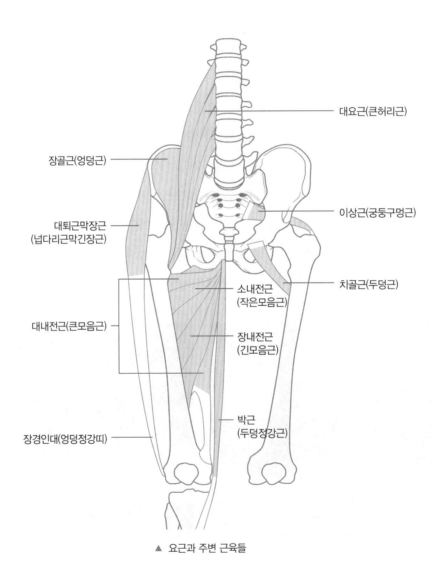

▲ 요근과 주변 근육들

● 늑골 포옹

하부 늑골로 손을 가져간다. 파동 에너지가 팔을 통해 움직일 때 팔 근육에서는 전체적으로 동일한 톤이 느껴져야 한다. 특히 상완삼두근이나 그 안쪽 근육의 톤을 일정하게 유지할 수 있도록 주의를 집중한다.

늑간근은 늑골 사이에 격자 형태를 이루고 있다. 이 근육은 사선으로 수축력을 만들어 낸다. 늑골 포옹 수련을 통해 흉곽에 고정된 늑골 하나하나를 자유롭게 느껴야 한다. 일단 척추 신장을 통해 전달된 파동 위에서 하부 늑골들이 떠오르는 느낌을 감지했다면 손을 조금 더 위로 올린다.

각각의 늑골들이 움직이는 것을 감지할 수 있을 때까지 신장 수련을 하라. 마치 늑골 하나하나가 독립적으로 움직이며 '전체성' 안으로 스며드는 느낌이 든다. 숨을 들이쉴 때 끝부분에서 흉곽의 '벽'에 호흡이 딱 막혀 되돌아오는 느낌과는 다르다. 호흡을 하는 동안 모든 늑골이 자유롭게 움직인다면 흉곽이 '벽'처럼 느껴지지 않게 될 것이다.

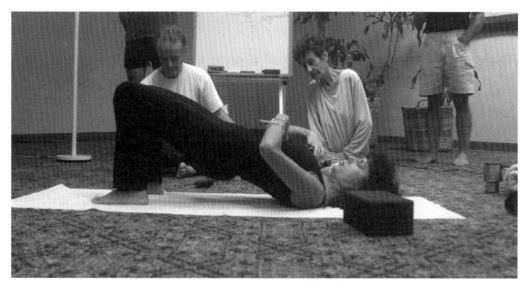

▲ 각각의 늑골이 떠오르는 느낌을 감지하라

● 콩팥 포옹

 이번에는 양손을 허리 뒤쪽 콩팥(신장) 부위를 터치하며 포옹한다. 골반 기저부 횡격막에서 날숨을 구동시킬 때 복막 횡격막에서 무슨 일이 일어나는지 감지한다. 콩팥 높이에서 폐 하엽이 비워지는지 확인한다.

● 흉골 포옹

늑간근을 통해 몸 측면을 포옹했다면, 이제 손을 몸 옆쪽으로 이동시켜 늑골과 흉골이 만나는 부위를 터치한다. 양손으로 흉골과 늑골이 만나는 관절 주위를 가볍게 압박하면 척추를 타고 올라오는 움직임을 감지할 수 있을 것이다. 이때 하악골/턱을 이완하면 포옹을 통한 파동 증폭이 조금 더 극적으로 느껴진다. 이제 한 손을 흉골 최상단 바로 아래, 늑골 1, 2번이 흉골과 이루는 관절 주변에 댄다. 그리고 터치하고 있는 그 부위를 가볍게 압박한다. 흉곽 입구가 열리며 팔쪽으로 전해지는 흐름을 느낄 수 있어야 한다. 만일 자신이 팔에 '현존'할 수 있다면, 척추에서 견갑골로 방출되는 에너지를 받을 수 있다. 그러면 목과 머리가 자유로워진다. 목 안쪽에서도 열리는 느낌을 음미하라. '아~' 하는 소리를 내며 다시 한번 소리가 몸에 전달되느니 느낌을 감지하며 변화를 비교해보라.

3. 림프와 유선 조직 정화하기

 한손은 머리 위쪽 바닥에 편하게 내려놓고, 다른 손으로는 반대편 겨드랑이 아래를 터치한다. 이 수련은 특히 여성에게 도움이 된다. 겨드랑이 아래 유선 조직과 림프의 정체를 해소시켜주기 때문이다. 호흡을 통한 신장 기법은 림프 순환을 돕는 최적의 방법이다. 뼈가 연부조직 사이를 움직이면 림프절에 있는 림프액이 짜지며 정화된다. 서혜부, 팔 아래, 목과 흉곽입구 주변처럼 림프절이 많이 분포해 있는 부위에서 스펀지처럼 주변 조직이 짜지며 림프 순솬을 증가시키는 느낌을 감지하라. 이처럼 림프가 많이 모인 곳을 터치하며 파동을 증폭시키면 몸의 움직임과 림프 순환을 선명하게 감지할 수 있다. 서두르며 수련하는 것은 맛있는 음식을 급하게 먹는 것과 같다. 천천히 음미하라. 한번에 모든 음식을 다 먹을 필요는 없다. 다음번 '포옹'을 위해 여운을 남겨놓아라. '레저'를 즐기듯 수련을 즐겨라.

3-1. 누운 자세로 되돌아가기

일단 두개골을 관통해 흐르는 파동을 감지하면, 골반에서 척추까지 들어 올려, 다음 신장을 위한 준비를 위해, 블록과 이불을 제거한다. 척추를 경추에서 꼬리뼈까지 한 번에 한 마디씩 천천히 매트 위로 내려놓는다. 그런 다음 한쪽 다리씩 천천히 편다. 이때 고관절이 열리고, 발뒤꿈치가 움직임을 이끌게 하라. 발바닥이 매트 위에서 떨어지거나 달라붙지 않도록 천천히 미끄러뜨린다. 내쉬는 호흡에 신장의 물결을 타고, 고관절에서부터 대퇴골까지, 무릎에서 경골까지, 발목에서 발뒤꿈치까지 최대로 신전이 이루어지도록 한다. 천골 닻내리기를 하며 척추를 통해 파동을 감지했던 것과 마찬가지로, 종골을 통해 신전이 일어날 때 발바닥의 모든 뼈들로 물결이 관통해 지나가는 것을 느껴라. 호흡 물결 위에서 중력서핑을 지속하며 몸 전체를 바닥으로 '쏟아라'. 바닷가 모래 위로 파도가 밀려왔다가 지구 중심으로 밀려가는 것처럼, 땅이 그대를 흡수하는 것을 감지하라. 태고의 호흡을 통해 '무한한 의식'이 펼쳐지면 '형상'으로 드러나고, 동시에 닫히며 '형상 없음', 또는 '비차별화된 전체성'으로 돌아가는 그 순간에 모든 것을 내려놓아라. 호흡이 그대를 '집'으로 데려가 위대한 어머니 '지구'에 뿌리내리도록 허락하라.

맛을 음미하며 수련하라. 몸의 신장을 넘어 경계 저편으로 현존이 확장되게 내버려 두어라.

● 중력기반 스캔을 하면서 검사할 것

• 양무릎의 차이를 감지하라.

• 고관절이 부드럽게 열리는 것을 즐겨라.

• 뼈가 지면 위를 둥둥 떠다니는 느낌을 감지하라.

고요한 상태로 되돌아가라. 사고, 느낌, 감각이 고요히 정지한 순간을 리스닝 하라. '신체'를 버리지도 말고, '마음'을 분란하게 하지도 말라. 사랑하는 연인을 대하듯, 지구에게 그대를 아낌없이 주어라. 그대가 꽉 잡고 있던 것들을 땅으로 풀어놓아라. 그러면 '키싱백'이 일어나며 이완된 의식이 '형상'을 갖출 것이다. 이러한 느낌이 통합될 수 있는 시간을 충분히 갖지 못하면 깊은 체와가 일어나기 어렵다. 여전히 분리된 느낌이 나는 부위, 내부가 아닌 바깥에 대롱대롱 매달려 있어 전체성이 느껴지지 않는 부위를 발견하게 되면 터치를 통해 통합시켜라. 터치는 오래전부터 몸에 지니고 있던 문제와 긴장을 포옹을 통해 이완하고 통합시킨다.

3-2. 하복부 포옹하기

한 번에 한 다리씩 천천히 당겨 지면과 종아리가 수직이 되도록 세운다. 척추 전체를 통해 구동되는 파동을 감지하라.

손가락 끝을 치골 바로 위쪽에 대고 연부조직의 움직임을 감지하라. 천골 닻내리기를 하며 동시에 지면으로 현존을 확장한다. 골반 기저부 횡격막이 올라가며 허리가 신전될 때 손가락 아래에 있는 대장이 어떻게 풀리고 느슨해지는지 확인하라. 골반 안의 장부가 자신의 고유한 움직임과 호흡에 따라 자유롭게 확장되며 움직이도록 긴장을 풀어라. 위장의 아랫부분에서 전복벽 안으로 넓게 퍼져있으며 장을 싸고 있는 대망greater omentum이 미묘하게 풀려나가는 느낌을 감지하라. 이 근처에는 동양인들이 단전丹田이라고 부르는

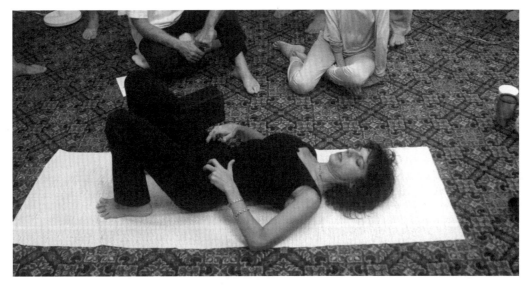

▲ 장 주변의 막들도 이완시킬 수 있다

에너지센터energy center가 존재한다.

　　장을 둘러싸고 있는 막이 이완되면 장의 연동운동이 증가되고 소화(**양분 흡수와 노폐물 제거**)가 촉진된다. 뿐만 아니라 몸 전체 시스템에 에너지의 순환을 좋게 한다. 척추 신장을 통해 몸에 공간이 만들어질 때 터치를 통해 장의 움직임을 활성화시키면 몸 전체가 조금 더 고차원적인 '정합성'을 지닌 형태로 기능 통합이 이루어진다.

　　소마학습을 배우는 사람들에게 나는 "공간 안으로 들어가세요"라고 요청한다. 그리고 장부운동과 고유운동이 만들어내는 자유와 생명력을 만끽하라고 한다. "소유는 10분의 9의 법칙을 따른다"라는 속담이 있다(**역주**: "Possession is nine-tenths of the law." 이 말은 "**실질적인 소유자에게는 법적 소유권자 못지 않은 권한이 있다**" 또는 "**줍는 사람이 임자**"라는 의미를 지니고 있다). 일단 그대가 현존 확장을 통해 자신에게 들어온 '공간'을 소유하게 되면, 다시 뺏기지 않아도 된다.

● 배꼽 포옹하기

한손은 머리 위쪽 바닥에 편안히 내려놓고, 다른 손은 배꼽으로 가져가 가볍게 누른다. 배꼽은 인체에서 막대한 생명 에너지와 관련을 맺는다. 이 주위에는 생명 에너지가 소용돌이친다. 호흡에 따라 배꼽에서 치골까지 손가락을 끌어내린다. 손가락 주변의 움직임과 맥동을 계속해서 감지하라. 터치 압력을 부드럽게 올리면서 몸 전체의 긴장을 내려놓는다.

중력기반 스캔을 하기 전에 배꼽에서 치골 사이의 복부를 만져보고, 포용하기 수련을 끝낸 후 다시 만져보면 그 차이가 확연해질 것이다. 이 부위를 압박하면 많은 사람들이 통증을 느낀다. 하지만 수련 후에 복부에 공간이 충분히 확보되면 그 느낌이 매우 달라져 있을 것이다.

골반에서부터 이완을 해나가며, 호흡에 따라 더 많은 공간을 '발명/발견'하라. 숨을 내쉬며 천골 닻내리기를 깊게 할수록 장부 사이의 공간은 더욱 늘어난다.

양손을 다시 몸 측면으로 가져와 바닥에 내려놓고, 잠시 편안하게 쉬면서 호흡에 따라 몸 전체가 어떻게 움직이는지 감지하라.

자기촉진을 할 때 팔을 움직이면, 팔이 마치 전체와 동떨어져 있는 바깥의 사물처럼 느껴질 수 있다. 팔을 움직이면서도 팔을 긴장시키지 않고 터치를 통한 포용을 할 수 있어야 한다. 이렇게 중간 중간 팔을 편히 쉬면서 내적인 연결성을 상기시키면 도움이 된다.

● 두개골 포용하기

한손으로 턱을 잡고, 다른 손으로는 두피에 가까운 후두골 기저부 근처 머리카락을 가볍게 당긴다. 이렇게 압력을 주면서 양쪽 귀 사이의 느낌을 감지하라. 이 부위는 척추가 머리로 연결되는 부위이다. 후두골 기저부 닻내리기를 하면 신장 움직임에 의해 두

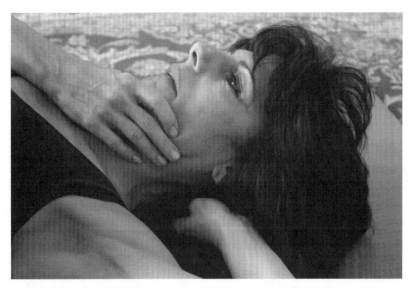

▲ 후두골 기저부 닻내리기를 하면 두개골로 올라가는 파동을 증폭시킬 수 있다.

개골이 꽃처럼 열린다.

입천장 횡격막이 위로 올라가며 입 안쪽이 열리면 혀와 턱 뒤쪽의 긴장이 이완된다. 이 자기촉진 기법은 두개골로 흐르는 파동을 최대로 증폭시켜주어 두개골의 움직임을 활성화시키고, 뇌척수액의 순환을 증진시키며, 척추와 머리가 이루는 축을 정렬시킨다. 두개골 움직임은 꽃이 피어나는 것처럼 느껴져야 한다.

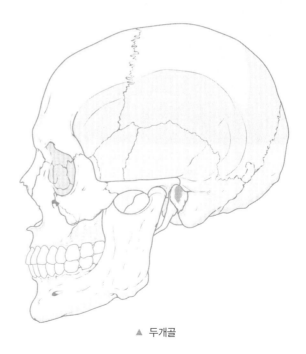

▲ 두개골

● 정수리 포옹하기

양손으로 두개골 맨 꼭대기, 즉 정수리를 가볍게 압박하며 파동을 감지한다. 이 부위는 좌우 두정골이 만나는 지점이다. 이 부위가 미묘하게 열리면서 발생하는 움직임을 음미하라. 좌뇌와 우뇌를 가르는 막인 대뇌겸이 이완되는 것도 함께 감지할 수 있다. 파동에 따라 머리쪽 근육이 이완되고, 두피에 있는 신경이 깨어나면서 생기는 '맛있는' 느낌을 감지하라.

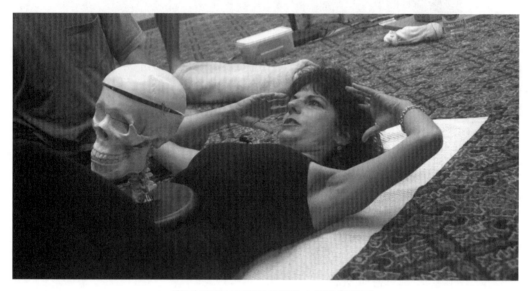

▲ 연꽃이 열리듯 두개골이 이완되는 느낌을 음미하라

● 꼬리뼈에서 정수리까지 척추 포옹하기

한손은 정수리, 다른 손은 꼬리뼈 끝을 터치한다. 척추 신장을 하며 파동이 지나갈 때, 한 손으로는 척추 하단에서 발뒤꿈치를 통해 바닥으로 내려가는 흐름을, 다른 손으로는 두정골이 열리며 정수리를 넘어가는 파동을 감지한다.

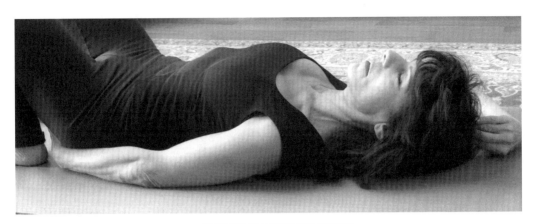

▲ 꼬리뼈에서 정수리까지 척추 포옹하기

● 팔 포옹하기

몸의 움직임을 전체적으로 느낄 수 있게 양팔을 머리 위쪽 바닥에 편안하게 내려놓는다. 그러면서 특히 팔을 통해 이루어지는 신장 느낌에 집중하라. 콩팥을 따라 골반 기저부 횡격막에서부터 호흡을 비우며 늑골의 움직임을 감지하라. 견갑골이 이완되며 넓게 열릴 때 파동은 어떻게 흘러가는지 확인한다. 견갑골이 이완되면 팔로 흐르는 에너지가 더욱 잘 느껴진다. 겨드랑이를 지나 팔꿈치, 그리고 전완으로 흐르는 에너지를 느껴보라. 에너지는 계속해서 손목, 손바닥, 손가락을 통해 지나간다. 이때 팔 전체를 바닥으로 닿내리기 하라. 하지만 지나치게 바닥을 압박하지는 않는다. 뼈로 이루어진 '액체 수정 매트릭스'가 바닥으로 스며드는 느낌을 '차별화'하라. 또는 팔꿈치 닿을 중심으로 팔의 위쪽과 아래쪽이 마치 해안가 모래처럼 여기저기 흩뿌려져 있는 느낌을 감지하라.

한쪽 팔이 다른 팔보다 더 긴장된 느낌이 들면, 누워있는 것이 불편하게 느껴질 수 있다. 이때 한손으로 흉골과 상부 늑골 사이가 만나는 부위를 가볍게 압박하며 움직임을 감지하면, 팔 닿내리기가 촉진되고 팔 전체의 신장이 더 잘 일어난다.

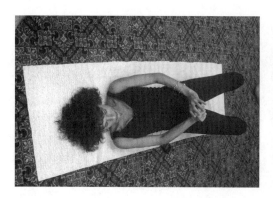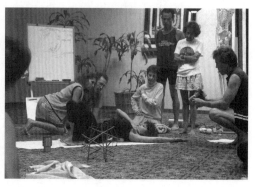

▲ 손목과 상완골 골두를 터치하며 팔의 신장을 돕는다

● 휴식

팔을 머리 위쪽 바닥에 펴고 편안히 누운 자세에서 잠시 호흡을 고른다. 다리를 한 번에 한쪽씩 편다. 그러면서 허리 '우물'이 깊어지는 느낌을 감지하라. 고관절에서부터 다리 펴기가 이루어지며, 무릎을 지나 발뒤꿈치, 그리고 발의 모든 뼈로 물결이 전달된다.

고요한 상태로 돌아오는 과정이 어떠한가에 따라 고요함의 질과 깊이가 달라진다. 만일 자신을 '한순간에' 방치하면 그동안 얻은 차별화의 깊이도 함께 사라지면, 고요함으로부터 멀어지게 된다. 가장 존경하는 손님을 대하듯, 또는 정말 사랑하는 애인을 터치하듯, 소중하게 고요함 속으로 들어가라. 땅에게 자신을 '선물'하라. 그냥 내던지지 말라. 현존 확장이 이루어져 땅과 상호침투가 일어나면 내면의 고요함을 만나게 된다. 현존 확장이 일어나 무한자를 애인처럼 포용하며 '키싱백'이 일어날 때 진정으로 고요함을 충만하게 '마실' 수 있게 된다. 땅을 '초대'하여 침묵이 그대를 관통하게 하라. 그러면 그 고요함에 온전히 잠겨들게 되고 심장 깊숙한 곳에서 충만함이 느껴진다.

팔 안에 '현존'하게 되면, 팔은 전체와의 연결성을 확보하며, 더 깊은 즐거움이 전해진다. 다리가 고관절에서 지면으로 흐르듯, 손은 척추와 어깨에서부터 흘러, 팔꿈치, 손목, 그리고 손가락 끝까지 이어진다. 팔을 지면에 내려놓고 단지 편히 쉬지만 말고, 신장의 파동을 따라 내적으로 몸 전체 구조와 연결되는 것을 감지하라. 포옹 수련이 끝난 후 자리에서 일어나 움직일 때가 되었는지 아닌지 어떻게 알 수 있을까? 수련으로 발생하는 '해체'와 '재구조화'가 충분히 몸에서 새로운 질서를 만들어낼 때가 바로 일어서도 좋을 때이다. 조직들 사이, 또는 조직 안에서 무언가 당기는 느낌이 난다면 조금 더 유동적인 상태가 될 때까지 기다린다. 이러한 감각이 느껴지지 않을 때까지 지속적으로 자신을 녹여낸다. 파동이 요동하며 신체에 '형태 이동'이 발생할 때까지 충분히 내버려 둔 후에 일어나라. 몸에 활기가 느껴지며 이완된 각성이 생기면 이제 움직여도 좋다. 천천히 나선형으로 자리에서 일어나 앉아라. 앉은 자세에서 잠시 그 느낌을 음미하라. 급히 서둘러 일어서지 말라. 눈을 감고 고유수용감각을 이용해 변화를 감지하라. 자신이 예전에 하던 방식대로 공간에서 기계적으로 움직이지 않도록 하라. 움직이는 가운데 자신에게 더 필요한 것이 무엇인지 발견하라.

찰흙을 빚어

그릇을 만든다.

그 그릇의 빔에

그릇의 쓰임이 있다.

…그러므로

있음이 이익이 됨은

없음의 쓰임이 있기 때문이다.

몸의 빈 공간을 다스리면

활기가 차오른다.

– 노자老子 [2] –

4. 촉진 신장

지금까지의 내용을 숙지했겠지만, 여기서 제시하는 손의 자세와 촉진 방법이 포용 수련을 이해하는데 큰 도움을 줄 것이다. 손으로 안정된 포용을 하면 파동을 선명하게 증폭시킬 수 있다. 또한 호흡을 따라 몸 전체가 신장되며 생기는 움직임을 증진시킬 수 있다.

● **머리와 경추 주변에서 터치해야 할 부위**

- 장골 능선 중앙부를 터치하라.
- 대퇴골 대전자를 터치하라.
- 발뒤꿈치 외측면을 터치하라.
- 흉골과 늑골이 만나는 부위를 따라 아래에서 위로 터치하라. 이때 견갑골 상각, 하각, 내측연, 외측연이 이완되는지 확인한다.
- 두정골과 꼭대기, 두정골과 측두골이 만나는 부위를 터치하라.
- 후두골 주변의 압력이 떨어지면 측두하악관절을 터치하라.

팔이 머리 위쪽에 있든, 아니면 몸 측면에 있든 항상 지면과 연결성을 확보할 수 있도록 하라. 신장을 통해 생긴 파동이 팔로 퍼져나가면서 몸 전체와 콘서트하는 느낌을 즐겨라.

● **흉추와 골반을 바닥에 대고 누운 자세**

앞에서 제시한 처음 세 가지 터치 방법을 반복한다. 이때 한손은 편안히 이완하며 신장을 이루고, 다른 한손만을 이용한다. 늑골 움직임을 더욱 차별화하기 위해서는 흉골의 내측과 외측뿐만 아니라 위쪽과 아래쪽도 모두 차례로 터치하며 반응을 확인한다. 그러고 나서 양손을 머리 위쪽 바닥에 내려놓고 편히 쉰다.

● 자기촉진 기법의 열린 가능성

터치라는 주제는 그 응용 범위가 매우 넓다. 단지 손으로 하는 터치에만 국한될 필요는
없다. 이 주제는 소마학습에서도 매우 중요한 역할을 한다. '깨어있음'을 향한 '길 없는
길' 위에서 스스로 길을 찾는 데 도움이 될 수 있도록 약간의 빵 부스러기를 남기고 싶
다. 자기촉진은 그 가능성이 매우 크기 때문에 다양한 자세에서 응용할 수 있다. 여기
서 몇 장의 사진을 남긴다. 이 사진은 터치의 가능성을 풍부하게 함축하고 있다. 이를
통해 포옹의 맛을 음미했으면 한다.

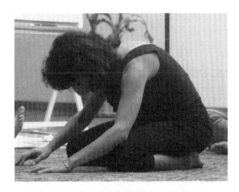 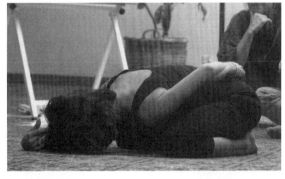

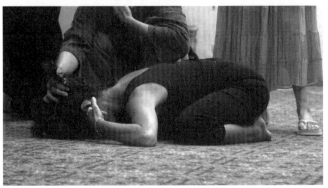 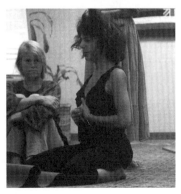

▲ 아이 자세에서 할 수 있는 터치

5. 다른 사람 촉진하기

내가 여기서 제시한 방법은 소마학습 터치워크에서 빙산의 일각에 불과하다. 스스로 탐구하는 즐거움을 만끽하기 바란다. 소마학습은 정형화된 테크닉의 집합이 아니다. 하지만 숙련된 전문가의 도움을 받는다면 터치의 느낌을 더 잘 파악할 수 있을 것이다.

소마학습 터치워크의 독특함이 명확히 이해되는가? 터치는 치료를 위한 중재intervention, 또는 교정을 위한 접촉을 위해 사용되지 않는다. 현재의 몸을 바꾸기 위해 목표로 삼는 '이상적인' 이미지도 없다. 터치는 '밖에서 안으로' 이루어지는 행위가 아니다. '라그넬과 거웨인' 이야기에서 설명했듯, 터치는 포용/포옹을 만들고, 포용은 이중성을 야기하는 '저주'를 끊는다. 안과 밖, 개인적인 공간과 공공의 공간, 신방과 결혼식장이 둘로 나누어진 것처럼 보일 수 있다. 하지만 본질적인 차원에서 진정한 현실은 하나이다. 우리가 어떻게 바라보고, 어떻게 '터치'하느냐에 따라 다르게 반응할 뿐이다. 다른 사람을 '터치'하면 현존을 '기지'의 경계 너머로 확장하며 차별화를 이루는 감각을 더욱 개발시킬 수 있다. 터치를 통해 타인을 포용/포옹할 수 있게 되면, 그 사람은 당신을 통해 무한자를 받아들여 자신의 내부에 공간을 만들 수 있다. 그들은 무한한 공간을 받아들임으로써 자신을 이완시킬 수 있는 이 멋진 '초대'를 거부할 수 없을 것이다. 단지 촉진을 위한 터치가 아닌, 타인의 존재 전체를 촉진하는 '영혼이 하나되는 포옹'을 탐구하라. 촉진에 대해 기술한 설명을 그대로 따르기 보다, 스스로 탐구해 나가라. 여기에 제시된 몇 개의 사진은 신장 수련을 하는 사람을 터치워크로 촉진시키는 몇 가지 사례를 보여주고 있다.

터치를 하는 그대가 최대의 자유와 생명력을 경험하지 못한다면, 터치를 받는 그 사람도 똑같이 자유와 생명력의 느낌이 줄어들게 된다. 그들의 움직임과 당신의 터치를 비교해가며 상호침투를 피드백하라. 무언가 미래 어느 순간에 일어나길 기대하며 터치를 하는 것이 아니다. 또는 이미 과거에 발생한 일들을 가지고 터치하는 것도 아니다. 지금 이 순간, 창조성과 열정을 지닌 채 '발명/발견'한 것으로 터치 받는 사람에게 힘을 불어넣어라. 그대의 호흡을 감지하며 시작하고, 터치를 통해 깨어있는 가운데 '무한자'를 받아들여라. 그러면 '키싱백'이 이루어진다.

5-1. 앉고 선 자세에서 파트너 촉진

촉진자가 되어 타인을 도와주면, 그 사람은 닻내리기를 통해 신장을 하는 동안 자신을 관통해 흐르는 에너지를 더욱 선명하게 느낄 수 있다. 아래에 제시한 부위를 참조하라.

1) 한손은 배꼽 바로 아래에, 다른 손은 이마에 댄다. 파트너(**여기서는 당신이 촉진자고 파트너 는 촉진을 받는 사람이다**)가 수평선 불러들이기를 하는 동안 등 뒤에 놓인 손으로 '에너지' 를 받는다.

2) 한손은 두개골 기저부에, 다른 손은 이마에 댄다. 파트너가 수평선을 불러들이기를 하면서 머리가 떠오르는 느낌을 받는지 확인한다.

3) 한손은 천골에, 다른 손은 흉추에 댄다. 파트너가 천골 닻내리기를 하며 흉추로 올라오는 파동을 받아들이면 양손 사이에 놓인 척추 공간에 더 많은 공간이 만들어진다. 손을 압박해 척추를 늘리려고 하지 말라. 파트너가 더 많은 공간을 '발명/발견' 할 수 있도록 터치를 섬세하게 조율하라.

4) 그대의 터치가 깊어질수록 파트너는 그 깊은 '맛'에 빠져들게 된다.

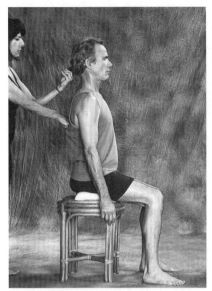

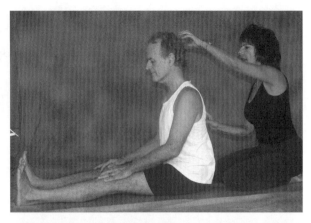

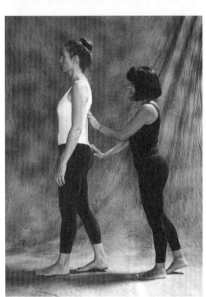

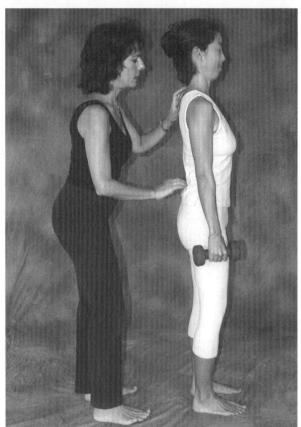

▲ 촉진을 해주면 파트너는 몸을 관통하는 신장 파동을 더 잘 느낄 수 있다

● 누운 자세에서

짐볼 위에서의 수련을 불편하게 느끼며 거부하는 마음이 드는 사람이 있을 수 있다. 하지만 짐볼이 전해주는 이완으로의 '초대'를 받아들이면 더욱 깊이 있는 자유와 생명력이 일어난다. 터치를 통해 파트너의 현존을 확장시키고, 더 많은 공간을 그들의 신체 구조로 '초대'하는 것을 도와줄 수 있다. 여기서 무게(**그림 참조**)를 활용해 지지력을 만들면 긴장 패턴을 이완시키는 데 도움을 줄 수 있다.

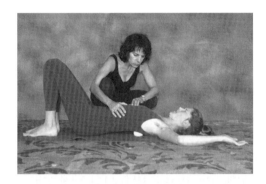 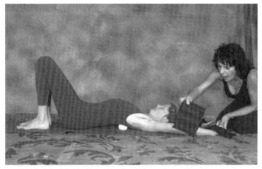

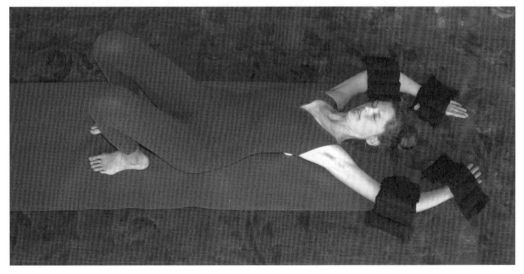

▲ 무게를 활용한 파트너 촉진

5-2. 포옹을 통한 트라우마 치유와 감정 통합

터치를 통해 과거의 아픈 기억이나 내면 깊이 통합되지 않은 느낌이 올라올 때 '포옹' 수련은 더욱 큰 도움이 된다. 트라우마를 받으면 인간은 몸과 마음의 '분리'가 일어난다. 포옹은 이렇게 분열된 자아를 다시금 통합시켜 '집'으로 안내한다. 피터 레빈Peter Levine은 트라우마로 인해 쇼크를 받은 동물에게 터치워크를 해주었다.[3] 쇼크를 당한 순간 동물의 조직은 '얼어붙은' 상태가 된다. 얼어서 '마비된' 조직을 이완시키면 쇼크 당시의 두려움도 함께 없앨 수 있다.

마찬가지로 자기포옹self-embrace을 하면 자기 안의 '상처 입은 동물'을 어루만져주어 스스로를 '보호/방어'하려고 꽉 잡고 있던 긴장을 이완시킬 수도 있다. '얼어붙은' 상태에서 잃어버린 기능은 언제든 되찾을 수 있다. 어른이 되어서도 인간은 내면에 상처 입은 '어린 아이'가 존재한다. 이로 인해 발생하는 분열된 감정을 풀고 '충만한 신체'를 되찾으면 전체성을 회복할 수 있다.[4]

인간은 자신이 속한 사회 환경과 문화적인 전통에 따라 '조건화'된다. 다시 말해 누군가에게 보이는 '대상'으로 '포장'된다는 뜻이다. 하지만 자기터치self-touch를 통해 우리는 조건화의 굴레를 벗고 새로운 땅에 새로운 모습으로 안착할 수 있다. 아이들은 의식하지 않고도 자신을 터치한다. 손가락을 입으로 빠는 터치를 통해 스트레스와 불편함을 날려버린다. 하지만 나이가 들어가면서 자의식이 발전하고 문화적인 조건화가 이루어지면 소마지성은 점점 줄어든다.

인간이 살아남기 위해서라도 특정한 형태의 '사랑의 터치'는 필요하다. 최근 연구에 따르면 접촉 신체감각 자극tactile kinesthetic stimulation을 미숙아에게 매일 5분 정도 가했더니 몸몸게가 약 47% 정도 증가했다고 한다.[5]

하지만 현대 사회에서 '사랑의 터치'는 부모와 자식 사이, 그리고 사랑하는 연인 사이에서도 매우 줄어들었다. 우리를 '집'으로 인도하는 '포옹/포용'의 터치는 정말 경험하기 힘

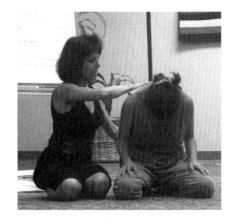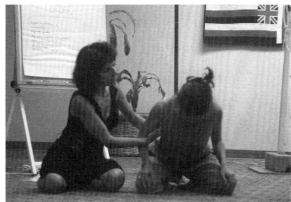

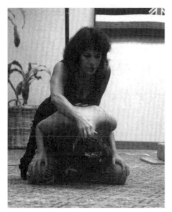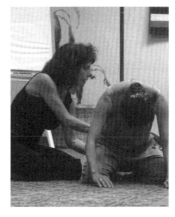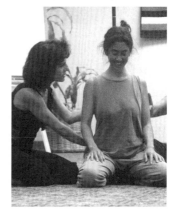

▲ 아이 자세를 하고 있는 파트너 촉진

든 것이 되었다. 이는 공의존(역주: codependency는 자신의 정체성을 타인의 요구에 끼워 맞추려는 심리이다)이 증가했기 때문이라고 생각한다. '자기이완'으로 성숙해지면서 스스로 독립적인 형태로 자신을 경험하지 않고, 겉으로 보기에 자신에게 편안함을 준다고 생각되는 전문가나 대상에게 의존하는 경향이 바로 공의존을 만든다. 천하에 우뚝 서는 '독립성'을 바탕으로 스스로를 포옹하는 법을 배운다면 태초부터 우리를 기다리고 있는 '무한한 사랑'과 조우하게 된다. 한번 이렇게 자기포옹하는 법을 배우고 익히면 공의존이 아닌 상호의존 interdependency의 아름다움으로 타인과 함께 나아가게 될 것이다.

누군가에게 자신의 웰빙과 행복을 마냥 주기만 하면, 그는 공의존하게 된다. 이는 자신뿐만 아니라 타인의 삶에도 매우 위험한 요소로 작용할 수 있다. 공의존은 매우 위험한 일인데도 대부분의 사람들은 공의존이 만들어내는 감옥에 스스로 갇힌다. 그러면서 다른 사람에게 의존하는 과정에서 발생하는 '부끄러움 스크립트'가 겉으로 드러나면 자책한다. 이러한 악순환에서 벗어나야만 한다.

6. 요약

포옹/포용의 적용 가능성은 상상 이상이다. 인간은 대부분 개인적인 트라우마와 사회가 만들어내는 조건화의 덫에 걸려 자동적으로 생성되는 '스크립트'를 되새기며 살아간다. 하지만 '건강한 영향력 생태계'를 구축하면 조금 더 자유로워질 수 있다. 어린 시절 발달 과정에서 어떤 트라우마를 입었더라도 깨어있음을 체화시켜 자기감지, 자기구조화, 자기재생을 이루면, 소마지성이 깨어나 그대의 진정한 본성을 드러내줄 것이다.

자신에게 프로그램된 '스토리'를 벗어던지고, 공의존하는 행동 패턴을 깨뜨리면, 두려움과 집착 없이도 무한한 사랑을 받아들일 수 있다. 포옹 수련을 통해 우리는 '경계 없는 공간'으로 스며들 수 있다. 나는 '사랑받는 자'라는 표현을 좋아한다. 경계 없는 공간에서 '사랑받는 자'가 되면 프로그램되고 왜곡된 '자기 이미지'는 이 사랑이 주는 감미로운 느낌 속에서 녹아 없어지게 된다. 포옹의 세계에 자신을 온전히 내던져라. 모든 긴장을 내려놓아라. '해야만 하는 것', '개선시켜야만 하는 것', '달성해야만 하는 것'이란 없다. 마음을 열고 의식의 '바닥 없는 바닥'으로 점점 깊게 내려가며 자신을 이완시켜라.

이 순간을 즐겨라!

어느 해안가를 지나고 있나요? 오 나의 심장이여!

그대 앞에는 여행자도 없고, 길도 없답니다.

해안가 어디에 움직임이 있고, 어디에 쉼터가 있나요?

물도 없고, 배도 없고, 뱃사공도 없지요.

배로 던질 밧줄도 없고, 그 밧줄을 당길 사람도 없어요.

지구도 없고, 하늘도 없고, 시간과 사물도 없으며, 해안도 없고, 항구도 없습니다.

거기, 거기엔 몸도 없고 마음도 없어요.

그러니 영혼의 목마름이란 도대체 어디에 있단 말인가요?

이 비어있음 속에서 그대는 아무것도 발견하지 못할 것ㅂ니다.

강해지세요. 그리고 자신의 몸으로 들어가세요.

그곳이야말로 그대의 견고한 발판입니다.

잘 생각해보세요. 오 나의 심장이여! 어디로도 가지 마세요.

까비르는 말합니다:

"모든 상상을 버리고, 그대가 있는 그곳에 견고하게 서 있으라."

– 까비르Kabir[6] –

역자 후기
EPILOGUE

『소마지성을 깨워라』 원서는 2012년에 출간되었고, 국내에서는 2013년에 번역해 출간하였습니다. 이번에 판권이 소멸된 이 책을 새로운 출판사와 계약해 7년 만에 재출간 하게 되었습니다.

그동안 국내에서는 소마틱스 분야에 대한 관심이 엄청 높아졌습니다. 『소마틱스』는 원서가 1988년에 출간되었는데, 번역본이 나오던 2012년 당시 네이버나 다음 검색을 해봐도 소마틱스라는 키워드에 걸리는 포스팅은 겨우 몇 개, 그것도 체육학이나 무용학 관련 논문 1, 2개 정도였습니다. 최근에 다시 검색을 해보니 온갖 분야의 전문가와 일반인들이 쓴 체험기, 이미지, 서적, 광고 포스팅이 한가득 검색됩니다. 소마틱스는 "인지를 활용해 몸과 마음을 변화시키는 학문"이기 때문에 다양한 분야에 응용할 수 있는 "유연성"이 있습니다. 그래서 꾸준한 인기를 끌고 있나 봅니다. 요가, 필라테스, 피트니스뿐만 아니라 교정, 물리치료, 간호학, 교육학, 심리학, 의학, 심지어 명상과 종교 수련 등에도 활용도가 높은 학문이 소마틱스입니다.

『소마틱스』와 『소마지성을 깨워라』를 출간한 후 2020년까지, 『코어인지』, 『15분 소마운동』, 『근육재훈련요법』, 『앉기서기걷기』, 『감정해부학』, 『바디마인드센터링 입문』까지 이렇게 총 8권의 소마틱스 분야 책을 번역해 출간하였습니다. 내년과 내후년에 출간 예정으로 판권 계약을 마치고 현재 번역 중에 있는 책도 몇 권 더 있습니다. 앞으로도 소마틱스와 바디워크 분야의 고전적인 책과 현재의 연구 성과가 반영된 새로운 책들을 계속 소개할 생각입니다.

이들 책에서 소개된 소마틱스 원리가 환자를 치료하고 고객에게 치유를 제공하는 전문가들 뿐만 아니라, 자기인지(self-awareness)를 통해 자기치유(self-healing)를 희망하는 많은 이들에게 '빛과 소금'이 될 수 있길 기원합니다.

역자 서문에서 제가 인용한 시는『반지의 제왕』에서 마법사 간달프가 길 떠난 프로도에게 전해준 편지, 실제는 빌보 배긴스가 아라곤을 보며 쓴 시입니다. 2012년 100일간 세계 여행을 할 때 길안내를 해준 시였고, 그래서 2013년『소마지성을 깨워라』서문과 후기에 담았었는데, 이번 재번역판에 번역 문구를 조금 수정하여 다시 소개합니다. 내게 도움을 준 모든 사람들 그리고 통증과 스트레스, 트라우마와 노화로 고생하는 사람들에게 이 시가 전하는 '긍정의 힘'과 소마학습의 구체적인 방법론이 자신의 어려움을 헤쳐 나가는 힘이 되었으면 좋겠습니다.

금이라고 모두 빛을 내지 않으며, All that is gold does not glitter,

헤매는 자가 모두 길을 잃은 것은 아니라네; Not all those who wander are lost;

나이가 들어도 강인한 것은 시들지 않고, The old that is strong does not wither,

깊은 뿌리에는 서리가 닿지 않는다오. Deep roots are not reached by the frost.

꺼진 재에서 불꽃이 피어오르면, From the ashes a fire shall be woken,

그림자 속에서 빛이 솟구치리니; A light from the shadows shall spring;

부러진 칼이 새로워지면, Renewed shall be blade that was broken,

왕관 잃은 자 다시 왕이 되리라. The crownless again shall be king.

2020. 11. 1.
수원 소마코칭스튜디오에서
최 광 석

참고문헌

(* 본문에서 이미 소개한 내용은 따로 번역하지 않고 영어 원문을 그대로 실었으며 번역을 최소화 하였다)

감사의 글

1. "What can you give that can never be taken?" Risa Kaparo, lyrics from the poem "Querencia"(song version) on the Awaken(Las Vegas, Nevada: Portal Arts, 2010), www.portalarts.com

서론

1. Harriet Witt-Miller, "The Soft, Warm, Wet Technology of Native Oceania," Whole Earth Revies(Fall 1991), pp. 64-69.

"남성의 고환이 항해에 활용되는 무엇처럼 보이지 않을 수도 있다. 하지만 오세아니아 토착민들에겐 과거에도 그러했고 현재에도 그러하다. 별, 부유목, 구름, 해초, 바람, 새, 날씨, 냄새를 풍기는 것에서 전해지는 정보, 냄새를 맡아서 얻는 정보, 그리고 해수의 온도, 바다 표면이 이는 파랑의 패턴, 그리고 배에 타고 있는 돼지의 후각 등이 모두 바다에서 항해를 결정하는데 중요한 정보로 쓰인다. 어떻게? 이 물음에 대한 대답은 미국의 50번째 주가 시작된 역사에서 비롯된다.
하와이는 지구상에서 매우 고립된 제도이다. 육지에서 약 2000마일 이상 떨어져 있기 때문이다. 하지만 하와이엔 '길잡이wayfinders'라 불리는 폴리네시안들이 AD 500년 경부터, 높게 잡으면 AD 100년 경부터 최근까지 거주했다. 하와이 제도와 그 주변을 둘러싼 태평양은 지구 전체의 3분의 1 정도 넓이에 해당되며, 전 대륙 크기를 합산한 것보다 넓다. 이 중의 1,000분의 995는 물이고 나머지 1000분의 5 정도만이 섬이다. 이미 오래 전부터 1만 개 이상의 섬이 여기서 발견되었다. 유럽 탐험가들은 수 세기 전에 여기에 도달했다."(p. 64)

2. Diversity in Saami terminology for reindeer and snow, Dr. Ole Henrik Magga. www.arcticlanguages.com/papers/magga_reindeer_and_snow.pdf.

The Sami Language, Department of Scandinavian Studies, The University of Wisconsin-Madison, retrieved 4/18/2011. http://scandinavian.wisc.edu
ACIA 2005, "Arctic Climate Impact Assessment," Cambridge University Press, p. 973, "사미족은

눈과 겨울 목초지를 약 300개의 다른 형태로 인지하고, 서로 분리되는 단어로 정의한다."

1장. 여명이 밝아오다

1. Risa Kaparo, lyrics from the poem, "Querencia" (song version) on the album Awaken(Las Vegas, Nevade: Portal Arts, 2010), www.portalarts.com

2. Vanda Scaravelli, Awakenign the Spine: The Stress-Free New Yoga That Works with the Body to Restrore Health, Vitality and Energy(San Francisco: HarperOne, 1991), second edition.

3. Alfred Korzybski coined the expression "The map is not the territory" in "A Non-Aristotelian System and its Necessity for Rigour in Mathematics and Physics", a paper presented before the American Mathematical Society at the New Orleans, Louisiana, meeting of the American Association for the Advancement of Science, December 28, 1931. Reprinted in Science and Sanity, 1933, pp. 747-61.

4. Bohm은 인간 사고(thought)가 부정합 상태에 빠지는 것을 다음 세 종류로 구분한다.

   1) 사고가 거기에 관여하는 것을 거부한다.

   2) 사고가 현실 추적을 멈추고 프로그램에 따른다.

   3) 사고가 자신만의 기준으로 고정된 문제를 설정하고, 이렇게 고정된 문제 때문에 사고의 추선 순위로 작용한다.

5. Steve Bhaerman과 Bruce Lipton은 다음 책의 공동 작자이다. Spontaneous Evolution: Our Positive Future and a Way to Get There from Here(Carlsbad, California: Hay House, 2003). 이들은 나의 친구들이며 self-health 라는 용어는 이 책에서 소개되었다. 나는 자기지속성(self-sustaining)이라는 개념을 기술할 때 이들이 제안한 개념에 도움을 받았다. 자기지속성이란 비원적 과정을 기술하는 용어로, self-help라는 말과는 다른 패러다임을 내포한다.

6. Jacques Lusseyran, And There Was Light(Sandpoint, Idaho: Morning Light Press, 1987), pp. 26-27

7. Samuel Bois, The Art of Awareness, on the abstracting process(Dubuque, Iowa: W.C. Brown Co., 1966).

2장. 소마학습의 원리

1. Risa Kaparo, from the poem-song "Veils of Sleep," on the album/CD Awaken(Las Vegas, Nevada: Portal Arts, 2010), www.portalarts.com.

2. Krishnamurti, from "Authentic Report of Sixteen Talks given in 1945 and 1946"(Whitefish, MT: Kessinger Publishing LLC, 2004), p. 85.

3. Donald O. Hebb, The Organization of Behavior: A Neuropsychological Theory(Sussex: Psychology

Press, 2002).

4. Donald J. Siegel, MD, "An Interpersonal Neurobiology Approach to Psychotherapy: Awareness, Mirror Neurons, and Neural Plasticity in the Development of Well-Being, "Psychiatric Annals, Vol. 36, No. 4(April 2006).

5. Drs. Rick Hanson and Richard Mendius, from Meditation to Change Your Brain audio book(Louisville, CO: Sounds True, 2009). Excerpt from Track 5, 10:20112:20.

6. Ibid.

7. Ibid.

8. Matthew Sanford, Waking: A Memoir of Trauma and Transcendence(Emmaus, PA: Rodale Books, 2008), p. 197.

9. Louise Steinman, The Knowing Body, "Proprioception"(Berkeley, California: North Atlantic Books, 1995), second edition, p. 27.

10. Matthew Sanford, Waking: A Memoir of Trauma and Transcendence, p. 189.

11. Bruce Lipton, The Biology of Belief: Unleashing the Power of Consciousness, Matter, and Miracles(Santa Rosa, California: Mountain of Love/Elite Books, 2005).

12. Daniel J. Siegel, MD, The Mindful Brain(New York: W. W. Norton & Company, 2007), pp. 159-62.

13. In The New Quotable Einstein(2005), editor Calaprice suggests that two quotes attributed to Einstein that she could not find sources for – "The significant problems we face cannot be solved at the same level of thinking we were at when created them" and "The world we have created today as a result of our thinking thus far has problems which cannot be solved by thinking the way we thought when we created them" – may both be paraphrases of the 1946 quote "A new type of thinking is essential if mankind is to survive and more toward higher levels." From "Atomic Education Urged by Einstein," The New York Times(May 25, 1946), and later quoted in the article "The Real Problem is in the Hearts of Man" by Michael Amrine, The New York Times Magazine(June 23, 1946).

14. James and Nora Oschman, "An Expanded View of the Living Matrix," Massage Therapy Journal, Vol. 34, No. 3(Summer 1995).

15. Thomas Hanna, The Body of Life(New York: Alfred A. Knopf, 1979), p. 198.

3장. 깨어있음의 체화로 생기는 지혜

1. Deepak Chopra, "Quantum Healing, "Yoga Journal, No. 87(July 1987). Published by Active Interest

Media, Inc.

2. Francisco J. Varela, Humberto R. Maturana, and R. Uribe(1974), "Autopoiesis: The Organization of Living Systems, Its Characterization and a Model," Biosystems, Vol. 5, pp. 187-96. One of the original papers on the concept of autopoiesis.

3. J.L. Oschman(1983), "Structure and properties of ground substance," American Zoologist 24(1), pp. 199-215.

4. Joy Brugh, Joy's Way(New York: J.P. Tarcher, Inc., 1977).

5. David Bohm, Wholeness and the Implicate Order(Great Britain: Routledge, 1980).

6. Peter Levine, PhD, Waking the Tiger: Healing Trauma(Berkeley, California: North Atlantic Books, 1997).

7. Thomas Hanna, The Body of Life(New York: Alfred A. Knopf, 1979).

8. "Therefore entropy is a complete state of chaos where electromagnetic radiation and energy still exist but are so dispersed as to be effectively nonexistent at a singular point. Eventually(billions and billions of years hence), all suns will have burned out … all planetary motion will have ceased … and knowledge will have been lost. Thus, the anonym for entropy could be(and often is) stated as 'organized information'. But, I have a somewhat different take on entropy's antonym — I think it is 'evolution'. If entropy is the ultimate winding down of information … then evolution is the spontaneous winding up of order." Posted by Georgy W. Potts on http:..junksci.blogspot.com/ (January 23, 2006).

9. Rick Hanson and Richard Mendius, Buddha's Brain: The Tractical Neuroscience of Happiness, Love, and Wisdom(Oakland, CA: New Harbinger Publication, 2005).

4장. 포용

1. Albert Einstein, Letter of 1950, as quoted in The New York Times(March 29, 1972) and The New York Post(November 28, 1972).

2. Risa Kaparo, from the poem "The Invocation," published on theartofawakening.com online poetry journal, 2003.

3. Silvan Tomkins, Affect Imagery Consciousness, Volume I: The Positive Affects(New York: Springer Publishing Company, 1962), p. 13.

4. "Gawain and Ragwell, Dispelling the Curse," transcript of a talk given by Risa Kaparo April ○c2003.

5. Meister Eckhart quote, German Mystical Writings, "Selected Sermons," edited by Karen J.

Campbell(New York: The Continuum Publishing Company, 2002), p. 137.

6. These are distinctions from Affect Theory, founded by Silvan Tomkins(see note 3 above). A good reference for this work by his protege Donald Nathanson is titled Shame and Pride(New York: W.W. Norton & Company, 1994).

7. Rumi quote from The Essential Rumi, translations by Coleman Bark with John Moyne(New York: HarperOne, 1995)/

8. Masaru Emoto, Message from Water, Vol. I(Sluisvaar 66, Netherlands: Hado Publishing, 1999).

5장. 초대

1. This Rume qouto is unsourde. http://en.wikiquote.org/wiki/Talk:Rumi.

2. Brother David Steindl-Rast, A Listening Heart(New York: The Crossroad Publishing Company, 1994).

3. Risa Kaparo, from the poem "Every One I Touch," on the album/CD, Awaken. Available at www.portalarts.com.

4. Mary Oliver, Dream Work(New York: Atlantic Monthly Press, 1986).

5. Donald Nathanson, Knowing Feeling, "Compass of Shame"(New York: W.W. Norton & Company, 1996), pp. 19-20.

6. List from Donald Nathanson, Shame and Pride: Affect, Sex, and the Birth of the Self, "The Innate Affects," p. 136(New York: W.W. Norton & Company, 1994). Since most of these affects are likely to be familiar to the reader, for the purposes of this discussion I will define only four of them that may not be as familiar: surprise-startle, dismell, disgust, and shame.

Surprise-Startle

For instance, if we are startled when we hear and unfamiliar voice, we may be suddenly shifted out of whatever affective state in which we may have previously been engaged. And if we recognize the voice as an old friend calling out a greeting to us ... that neutral affect will turn to joy and interest. If we recognize it as a potential danger, the startle may quickly turn to fear.

Dismell and Disgust

The affects dismell and disgust are related. They represent an aversion to something and have great evolutionary necessity. Coming into the vicinity of rotting food, we feel dismell, causing us to back away from a substance we recognize as toxic at a distance. However, if by circumstance we have unfortunately taken in the toxic substance, we feel the affect disgust. This is true for any substance we recognize as toxic, whether it is a "script," a conditioned belief, a person, or situation.

Shame-Humiliation

It is important to distinguish the affect shame-humiliation from the emotion we know as embarrassment. Embarrassment is just one emotion that involves the affect shame. Shame has many more varied expressions and presentations.

In the experience of shame as emotion, we get caught up in self-perpetuating shame loops, such that shame begets shame begets shame, which can become quite paralyzing. The problem with anything we do to avert shame(a shame script) is that it perpetuates more shame.

It is also helpful to keep in mind, as Tomkins noted, "shame as impediment" — the fact that shame is triggered any time there is an impediment to one of the two positive affects. For instance, if I am interested in getting you to notice me and you do not, shame will be triggered, even if there is no specific embarrassment.

Nathanson의 설명은 다음과 같다.

1. Interest-Excitement: brow furrowed, gaze riveted on whatever has triggered interest-excitement, mouth partially open. Often the tongue is thrust to the corner of the mouth. Eyebrows down, track, look, listen.

2. Joy-Enjoyment: bright or shining face, muscles relaxed, lips open and widened. Smile, lips widened and out.

3. Surprise-Startle: eyebrows up, eyes blink or wide open, mouth open.

4. Fear-Terror: frozen stare, face pale, cold, sweaty, hair erect.

5. Distress-Anguish: cry, rhythmic sobbing, arched eyebrows, mouth down.

6. Anger-Rage: mouth and chin tight, eyes narrowed, legs planted firmly, fists, isometric muscularity, frown, clenched jaw, red face.

7. Dismell: upper lip raised or wrinkled, head pulled or drawn back.

8. Disgust: lower lip lowered and protruded, head forward and down.

9. Shame-Humiliation: eyes down, head down and averted, blush.

7. From www.affectivetherapy.co.uk/affect_emotion08.html.

8. Donald Nathanson, Shame and Pride.

9. Silvan Tomkins, Affect, Imagery, Consciousness, Volumes 1−4(New York: Springer Publishing Company, 1962−1963).

10. Robert Bly, Forty−Four of the Ecstatic Poems of Kabir(Toronto, Canada: Beacon Press Books, 1977).

11. Bruce Klingbeil과 그의 아들 John Klingbeil의 1969년과 1993년 사이 Mount Prospecct, Illinois. 에서 다음과 같은 연구를 행하였다. 다음 사이트를 확인하라. http://spindriftresearch.org. Since the Spindrift research was published there have been several subsequent studies that call into question the healing use of prayer with humans, most notably H. Benson, J. Dusek, J. Sherwood, et al., "Study of the Therapeutic Effects of Intercessory Prayer(STEP) in Cardiac Bypass Patients: A multicenter randomized trial of uncertainty and certainty of receiving intercessory prayer." This study concluded that patients who believed they were being prayed for actually reported more complications post−surgery. It was noted that "overall, their study population had higher levels of complications than typically reported. They also note several limitations to their study such as constraints placed on the intercessors' method of praying." This differed from how prayer was used in the Spindrift studies.

12. Larry Dossey, Recovering the Soul(New York: Bantam, 1989), p. 56.

13. Ibid.

14. Ibid.

15. Ibid.

16. Rebert Owen, Qualitative Research: The Early Years(Salem, OR: Grayhaven Books, 1988), p. 22.

17. Robert O. Becker, MD, and Gary Selden, The Body Electric(New York: HarperCollins/William Morrow Paperbacks, 1998).

18. Mozart quote from Brewster Ghiselin in The Creative Process, edited by Roger Sessions(Berkeley: University of California Press, 1985).

6장. 호흡 물결 위에서 중력서핑

1. Rumi quote from The Essential Rumi, translated by Coleman Barks with John Moyne(New York: HarperOne, 1995).

2. David Bohm, Wholeness and the Implicate Order(Great Britain: Routledge, 1980).

3. Gabriel Cousens, Spiritual Nutrition: Six Foundations for Spiritual Life and the Awakening of

Kundalini(Berkeley, California: North Atlantic Books, 2005). Originally titled Spiritual Nutrition and the Rainbow Diet, published by Cassandra Press, 1986).

4. Michael Winn, from the Foreword to Bone Marrow Nei Kung, by Mantak Chia(Huntington, New York: Healing Tao Books, 1989).

5. David Bohm, Wholeness and the Implicate Order.

6. Posted on www.drweil.com/"Spirit & Inspiration."

7장. 잠자리 수련

1. Rumi quote excerpted from "The Dream That Must Be Interpreted," from The Essential Rumi, translated by Coleman Barks with John Moyne(New York: HarperOne, 1995).

2. Often we think that we feel more comfortable on soft furniture that conforms to us. Unfortunately, because it doesn't provide the firmness that demands us to find support, we can become more rigid in our tensional patterns. This is most important at night, because having firm support is never as critical as when we are going to sleep. The firmness of the surface provides the resistance that allows us to become as fluid as we are.

3. You can download or purchase a CD or DVD from our website www.awakeningsomaticintelligence. com, where you will also find other useful information, resources, and programs to support your evolving practice.

4. Professor James Oschman is the author of two ground-breaking books, Energy Medicine: The Scientific Basis and Energy Medicine in Therapeutics and Human Performance. His writing gives even the most skeptical academic scientists a theoretical basis for exploring the physiology and biophysics of energy medicines.

5. Rumi quote from The Essential Rumi, translated by Coleman Barks with John Moyne(New York: HarperOne, 1995).

6. Risa Kaparo, from the poem "Awake," in the book Embrace(Oakland: Scarlet Tanager Books, 2002).

7. A note on sleeping positions: Generally the safest way to sleep is on your side, with the back slightly curved in a gentle fetal position with the knee and elbows bent. I recommend placing a long pillow(or two smaller pillows) between your knees and your elbows to avoid compressing the hips or shoulders. Be sure to find a pillow that supports the neck and head – so that the line of the spine remains parallel to your mattress all the way through the head. This requires the support of a good mattress and a pillow of the right size, shape, and texture. You can have

yourself measured at a back—support store for a pillow, but generally I find most people do well with a travel—size Tempurpedic®(or similar) pillow, which is easy to adjust as you change positions and to carry with you wherever you go.

8. James and Nora Oschman are directors of Nature's Own Research Association in Dover, New Hampshire. A list of their books and articles can be obtained by writing to P.O. Box 5101, Dover, NH03820. Telephone 603—742—3789.

9. Werner Heisenberg, as quoted in Fritjof Capra, The Turning Point: Science, Society, and the Rising Culture(New York: Random House Digital, Inc., 1983).

8장. 아침 수련

1. Rumi quote excerpted from the poem "Spring Giddiness" in The Essential Rumi, translations by Coleman Barks with John Moyne(New York: HarperOne, 1995).

2. Excerpts from pages 202—204 of The Poetics of Reverie by Gaston Bachelard(Ypsilanti, Michigan: Beacon Press, 1971).

9장. 언제 어디서나 수련: 바로 서기

1. Risa Kaparo, from the poem "Living On Island" in the book Embrace(Oakland: Scarlet Tanger Books, 2002).

2. The term "synesthesia" is generally used in two ways: one to describe a pathological state in which the nervous system crosses senses. The other is used more metaphorically, in poetry for instance, to describe the crossing of metaphors between different senses, like "the taste of green." In the context of Somatic Learning I use the term to speak of the tendency to use a more dominant form of perception to replace a less developed form, even when it doesn't have the same attributes or capacity, such as in the example above.

10장. 언제 어디서나 수련: 걷기

1. Risa Kaparo, from the poem—song "Water," from the CD Grateful, available at www. portalarts.com.

2. Franz Kafka, from "Senses," in Parables & Paradoxes(New York: Schocken Books, 1958).

3. To read more on the method of Ideokinesis, I recomemd: Lulu E. Sweigard, Human Movement

Potential: Its Ideokinetic Facilitation(New York: Harper and Row Publishers, Inc., 1974).

4. For more information on forefoot running, see the articles of Rick Williams.

5. Risa Kaparo, from the poem "Overtones" in the book Embrace(Oakland: Scarlet Tanager Books, 2002).

6. Adrienne Rich, excerpt from "Transcendental Etude," from The Dream of a Common Language(New York: W.W. Norton, 1978), p. 76.

11장. 언제 어디서나 수련: 앉기

1. Risa Kaparo, from the poem "The Invocation," published in theartofawakening.com online poetry journal, 2003.

2. Padmasambhava, Natural Liberation, translated by B. Alan Wallace(somerville, Massachusetts: Wisdom Publications, 1998), pp. 105-109.

3. I deepen the experiment in dialogue in an article on "Integrating Multiple Modes of Intelligence." Check www.awakeningsomaticintelligence.com for continuing exploration into these areas.

4. A non-mechanical thought process whereby relevant meaning elevates spontaneously into consciousness following the flow of meaning. This describes the process of insight.

5. See Risa Kaparo, "Somatic Learning Writing Experiments"(I have used "SomaLogics" for the Somatic LearningSM dialogue and writing practices) in E Prime III, An Anthology, edited by D. Bourland(Concord, CA: International Society of General Semantics, 1997), pp. 289-300.

12장. 자세 변화/패러다임 변화

1. Risa Kaparo, from the poem-song "Exequy" on the album/CD Awaken. Available at www.portalarts.com

13장. 깊은 대화를 나눠라.

1. Risa Kaparo, from the poem-song "Everyone I Touch," from the CD/album Awaken. Availabel at www.portalarts.com.

2. Lao Tsu, as quoted in Ruthie Rosauer, Singing Meditation: Together in Sound and Silence, Unitarian Universalist Association of Congregations, November 2010.

3. Peter Levine, Waking the Tiger: Healing Trauma(Berkeley, California: North Atlantic Books, 1997).

4. Risa Kaparo, phrase from the poem "Querencia"(song version) on the album Awaken(Las Vegas, Nevada: Portal Arts, 2010), www.portalarts.com.

5. A recent study showed that "tactile kinesthetic stimulation"(a scientific term for touch) applied for five minutes a day helped premature babies gain an average of 47 percent more weight on the same formula than other babies die. Journal of Perinatology 29(2009), pp. 352-357. Nature Publishing Group.

6. From Songs of Kabir, translated by Rabindranath Tagore(Samuel Weiser, Inc., 1977).